整形外科
日常診療のエッセンス

上肢

編集
池上博泰
東邦大学医学部整形外科学教授

MEDICAL VIEW

本書では，厳密な指示・副作用・投薬スケジュール等について記載されていますが，これらは変更される可能性があります。本書で言及されている薬品については，製品に添付されている製造者による情報を十分にご参照ください。

Essentials of the orthopaedic clinic: upper limbs
(ISBN978-4-7583-1865-5 C3347)
Editor: Hiroyasu Ikegami

2019. 7. 1　1st ed

©MEDICAL VIEW, 2019
Printed and Bound in Japan

Medical View Co., Ltd.
2-30 Ichigayahonmuracho, Shinjyukuku, Tokyo, 162-0845, Japan
E-mail　ed @ medicalview.co.jp

序　文

　繊細な感覚を有し，俊敏で正確な動きを行う「手」は，私たちの生活に不可欠なものである。科学が飛躍的に進歩し，人工知能が臨床診断の一助を担うようになった現在においても，手と同様の機能をもつ巧妙な機械を作り出すことは困難である。この緻密な構造，機能をもつ手を最大限有効に働かせるためには，肘関節・肩関節の働きが不可欠である。これらを扱う上肢の外科学は，第二次世界大戦以降に急速に発展・進歩した学問であり，基礎的および臨床的研究が大いに行われ，わが国からも世界的な業績が数多く出されている。

　この上肢の外科学は整形外科学の一分野ではあるが，対象の特殊性や専門性の高さから一般整形外科医のなかには上肢疾患に苦手意識をもつ医師も多い。また十分な知識をもたないままに安易な治療を行った結果，残念な結果を招いてしまうケースも散見される。

　上肢疾患のなかには治療に際して非常に高度な専門的知識・技術を必要とする症例もあり，上肢全体を一つの運動ユニットとしてとらえ，上肢疾患についての十分な知識をもって治療を行う必要がある。

　本書では多岐にわたる上肢疾患のなかから，日常診療で遭遇する機会が多く，整形外科専門医として必ず知識を身につけておくべき疾患をとりあげた。執筆は現在，臨床の最前線で活躍している指導医の方々にお願いし，病態，診断，治療などについて重要事項を中心にまとめていただいた。特に保存療法から手術療法を行う際のターニングポイントについても，実際に多くの手術を行っている執筆者の経験から解説していただいた。

　本書は整形外科専門医のみならず上肢の外科学に関心のある研修医や形成外科医，また上肢の外科学に関する知識を深めたい医学部生，看護師，作業療法士，理学療法士などメディカルスタッフにも役立つものと考えている。本書が上肢疾患の理解を深めることの一助になり，日常診療での診断・治療に大いに役立つことを心から念願する。

2019年6月

東邦大学医学部整形外科学教授
池上博泰

Contents

I 診察の進め方

問診と診察 …… 大泉尚美 2
上肢の診察の進め方 *2*　問診 *2*　視診 *5*　触診 *6*　運動診 *6*
神経学的診察 *7*　特殊テスト *8*　診療における患者との接し方と治療の進め方 *9*

肩関節の診察

■ 肩の解剖とバイオメカニクス …… 二村昭元，鈴木志郎，秋田恵一 12
肩甲帯の基本設計と神経支配 *12*　形態からみた腱板の機能 *14*
関節上腕靱帯と関節包 *16*

■ 診察の実際 …… 鈴木志郎，二村昭元 19
視診 *19*　可動域測定 *19*　筋力測定 *19*　腱板に関する検査 *19*
不安定性の検査 *23*　肩関節の機能障害の評価 *24*

肘関節の診察

■ 肘関節の解剖とバイオメカニクス …… 今谷潤也 26
骨構造 *26*　靱帯 *29*　筋肉 *31*　神経，血管 *31*　肘関節のバイオメカニクス *34*

■ 診察の実際 …… 今谷潤也 36
病歴および問診 *36*　視診および触診 *36*　肘関節可動域 *38*
各種ストレステスト，誘発テスト *38*　単純X線撮影 *41*　関節造影 *41*
Hanging arm test *41*　コンピュータ断層撮影（CT）などの特殊な画像診断法 *43*

手関節・手の診察

■ 手関節・手の解剖とバイオメカニクス …… 西脇正夫 44
骨・関節 *44*　筋 *50*　腱 *51*

▌診察の実際 .... 西脇正夫　54
問診　54　視診　54　触診　57

検査① X線撮影，CT，超音波 .... 後藤英之　64
画像検査のポイント　64　単純X線撮影　64　CT検査　66　超音波検査　66

検査② MRI .... 佐志隆士　70
上肢MRIを正しく撮像依頼する　70　上肢MRIの読影法　74

II 疾患別治療法

上肢（全体）

▌関節リウマチ .... 岩本卓士　78
関節リウマチ　78

▌肉ばなれ，筋挫傷，腱損傷 .... 内山善康　84
上腕二頭筋長頭腱断裂・上腕二頭筋腱遠位部皮下断裂　84
大胸筋腱遠位部皮下断裂　88

▌上肢末梢神経損傷 .... 岩堀裕介　92
上肢末梢神経損傷　92

▌腫瘍 .... 弘實　透，中山ロバート　104
軟部腫瘍　104　骨腫瘍　111

▌その他（上肢に痛みを生じる鑑別疾患） .... 岡田貴充　115
＜上位神経由来：頚髄・神経根障害＞
頚椎症性神経根症　115　頚椎症性脊髄症　116　頚椎後縦靱帯骨化症　117
頚椎椎間板ヘルニア　118　脊椎腫瘍　118　脊髄腫瘍　119
＜上位神経由来：腕神経叢障害＞
胸郭出口症候群　120　Pancoast症候群（Pancoast腫瘍）　120　関連痛　121

肩関節

小児肩関節疾患（外傷を除く） ……………………………… 西須 孝 123
小児化膿性肩関節炎 123　Sprengel変形 127

肩関節周囲のスポーツ損傷 …………………… 古屋貫治，西中直也 132
肩関節脱臼 132　投球障害，オーバーヘッドスポーツ障害 137
胸郭出口症候群 142

関節症・炎症性疾患 ………………………………………… 松村 昇 146
変形性肩関節症 146　関節リウマチ 150　腱板断裂性関節症 153
感染性肩関節炎 155　Charcot関節 158　血友病性関節症 160

肩甲帯の外傷 ……………………………………………… 仲川喜之 162
鎖骨骨折 162　肩鎖関節脱臼 169　胸鎖関節脱臼 171　肩関節脱臼 172
上腕骨近位端骨折 176　肩甲骨骨折 186

末梢神経損傷 ……………………………………………… 岩堀裕介 192
胸郭出口症候群 192　腋窩神経損傷 199　肩甲上神経損傷 205
副神経損傷 210　長胸神経損傷 215　橈骨神経損傷（三角形間隙症候群） 220

肘関節

小児肘関節疾患 …………………………………………… 関 敦仁 224
橈尺骨癒合症 224

肘のスポーツ障害 ………………………………………… 船越忠直 233
離断性骨軟骨炎 233　内側側副靱帯損傷 238　上腕骨外側上顆炎（テニス肘） 243

脱臼，骨折ほか（小児） …………………………………… 高木岳彦 246
肘内障 246　上腕骨外側顆骨折 248　上腕骨顆上骨折 250
Monteggia骨折 253

脱臼，骨折ほか（成人） …………………………………… 坂井健介 256
上腕骨遠位部骨折 256　上腕骨小頭・滑車骨折 259　橈骨頭単独骨折 261
肘関節脱臼・複合靱帯損傷 264

関節症・炎症性疾患 ………………………………………… 伊藤 宣 268
関節症・炎症性疾患 268

■ 末梢神経損傷 .... 岡﨑真人 276

肘部管症候群　276　前骨間神経麻痺　282　後骨間神経麻痺　285

手関節・手

■ 小児の手指障害（手の先天異常） .... 射場浩介 289

母指多指症　293　合指症　295　横軸形成障害（合短指症）　296
橈側列形成障害　298　裂手症　300　屈指症　301　短指症　301
絞扼輪症候群　302　握り母指　303

■ 骨端症・骨壊死 .... 鈴木　拓 305

Preiser病　305　Kienböck病　307

■ 手関節・手のスポーツ障害 .... 阿部耕治 312

三角線維軟骨複合体損傷　312　槌指（腱性, 骨性）　318

■ 手の変形 .... 建部将広 321

変形性関節症　321　Dupuytren拘縮　327

■ 橈骨遠位端骨折 .... 森田晃造 330

橈骨遠位端骨折　330

■ 手根骨の外傷 .... 三浦俊樹 338

舟状骨骨折　338　舟状月状骨解離　341　月状骨周囲脱臼　343
三角骨骨折　345　有鉤骨骨折　347　Bennett骨折　349
三角線維軟骨複合体損傷　351

■ 手指の外傷 .... 中山政憲 354

手指部外創（切創・挫創）　354　屈筋腱・伸筋腱損傷　356
骨折・脱臼骨折（指節骨・中手骨骨折）　358

■ 末梢神経損傷 .... 森澤　妥 364

手根管症候群　364　Guyon管症候群　369

索引 374

執筆者一覧

■ 編集

池上博泰
東邦大学医学部整形外科学教授

■ 執筆（掲載順）

大泉尚美
整形外科北新病院上肢人工関節・
内視鏡センター副センター長

二村昭元
東京医科歯科大学運動器機能形態学講座准教授

鈴木志郎
東京医科歯科大学運動器機能形態学講座

秋田恵一
東京医科歯科大学臨床解剖学分野教授

今谷潤也
岡山済生会総合病院副院長

西脇正夫
川崎市立川崎病院手肘外科センター長

後藤英之
至学館大学健康科学部健康スポーツ科学科教授

佐志隆士
AIC八重洲クリニック

岩本卓士
慶應義塾大学医学部整形外科講師

内山善康
東海大学医学部外科学系整形外科学准教授

岩堀裕介
あさひ病院スポーツ医学・関節センター長

弘實透
慶應義塾大学医学部整形外科

中山ロバート
慶應義塾大学医学部整形外科講師

岡田貴充
九州大学病院整形外科診療講師

西須孝
千葉県こども病院整形外科部長

古屋貫治
昭和大学藤が丘病院整形外科，
昭和大学スポーツ運動科学研究所

西中直也
昭和大学スポーツ運動科学研究所，
昭和大学藤が丘病院整形外科准教授

松村昇
慶應義塾大学医学部整形外科講師

仲川喜之
宇陀市立病院病院長

関敦仁
国立成育医療研究センター臓器・
運動器病態外科部整形外科診療部長

船越忠直
慶友整形外科病院整形外科部長

高木岳彦
国立成育医療研究センター臓器・
運動器病態外科部整形外科診療部長

坂井健介
大牟田市立病院整形外科部長

伊藤宣
京都大学大学院医学研究科整形外科学准教授

岡﨑真人
荻窪病院整形外科医長／手外科センター長

射場浩介
札幌医科大学医学部整形外科学准教授

鈴木拓
慶應義塾大学医学部整形外科

阿部耕治
山王病院整形外科／あべ整形外科

建部将広
名古屋大学大学院医学研究科四肢外傷学寄附講座
准教授

森田晃造
国際親善総合病院整形外科・手外科センター部長

三浦俊樹
JR東京総合病院整形外科部長

中山政憲
国際医療福祉大学医学部整形外科学講師

森澤妥
国立病院機構埼玉病院整形外科部長

I 診察の進め方

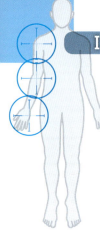

I 診察の進め方

問診と診察

　上肢の診察を行う際には，肩・肘・手のそれぞれに限局した疾患のみならず，広範囲に原因が及ぶもの，原因が上肢以外にあるものなども少なくないことを念頭に置く必要がある．日常の外来診療において，効率よく，かつ見逃しのない正確な診断を行うために，系統立った診察法を身に付ける必要がある．その過程で画像診断と合わせて疑うべき疾患，鑑別すべき疾患を絞り込み，必要に応じてさらに詳しい検査に進むことになる．

　診察手順は個々に自分なりの方法をみつけていただければいいと思うが，本項では，著者が実際の診療において行っている上肢の診察の進め方の流れとポイントを解説する．また，時間の限られた外来診療のなかでいかに患者とコミュニケーションをうまくとりながら診断，治療を進めていくか，著者も日々試行錯誤しながら行っているところではあるが，普段心がけている患者への接し方や治療の進め方のポイントについて述べる．

上肢の診察の進め方

　まず問診から始め，視診，触診，運動診，神経学的診察，特殊テストへと進めていく（**図1**）．それぞれのポイントを順に紹介する．

問診

　問診は非常に重要な診察の第一歩であり，診断の手がかりが得られることも多い．問診の時点である程度疑うべき疾患を絞り込んでいくことが重要である．

● 主訴

　痛み，しびれ，腫れ，運動制限，不安定感などのことが多い．それぞれの主訴に対し，さらに詳しく訴えを確認していくポイントを述べる．

・痛み

　どこが痛いのか，どの程度痛いのか（鎮痛薬が必要か，日常生活や仕事に支障をきたすか，眠れないくらいか，など），運動時痛は特にどのような動作で痛いのか，安静時痛あるいは夜間痛はあるか，1日のうちいつが一番痛いのかを確認する．

　痛い部位は患者に指1本でさしてもらってなるべく特定するようにするが，神経痛や深部の病変などでははっきり患者自身も特定できないこともある．痛みの部位に原因がない

肩 肘 手

I 問診と診察

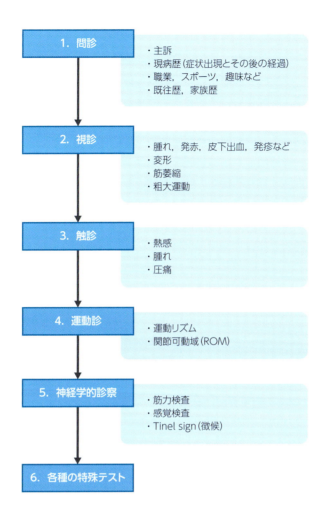

図1 診察の進め方

こともあり，頚椎疾患の患者は肩甲骨・肩・上腕に，肩疾患の患者は上腕外側に痛みをしばしば訴える。複数の上肢関節痛を訴える場合は，関節リウマチやリウマチ性多発筋痛症などの全身疾患も念頭に置き，下肢関節にも症状がないか確認する。

・**しびれ**

どの範囲にあるのか，首あるいは上肢の姿勢によって変化するか，運動障害を伴うかを聴取する。

「しびれ」という言葉は人によってとらえ方が異なるため，触ったときの感覚が鈍いのか（例：「薄皮1枚かぶっているような感じ」），反対に感覚が敏感になっているのか（例：「正座の後のようなビリビリする感じ」），触らなくてもしびれているのか，痛みに近いのか，など詳しく確認する。

> **POINT** 頚椎や上肢の肢位と痛み，しびれの関係は診断の手がかりとなる重要な所見である。頚椎由来の症状としてしばしば頚部から肩，肩甲骨，上腕の痛みを認め，肩疾患との鑑別を要する場合も多い。頚椎を後屈あるいは患側への側屈で増強する肩甲骨部から上肢のしびれや痛みは頚椎疾患を疑う。その場合，肩関節の運動制限や運動に伴う疼痛増強はみられない。頚椎症性神経根症や頚椎椎間板ヘルニアでは，上肢を下垂しているとしびれが増強するため健側の手で患肢を支えたり，頭の上に手を乗せる姿勢で楽になるという訴えも多い。反対にばんざいの姿勢で増強する上肢のしびれや，肩前方から鎖骨部の痛みは胸郭出口症候群を疑う。肘屈曲位で肘内側の痛みや環指・小指のしびれが増強する場合は肘部管症候群を疑う。

・運動制限

　どのような動きが制限されているのか，実際に動きをみせてもらう。制限の原因が痛みなのか，拘縮なのか，筋力低下なのか，引っかかり感なのか，こわばりなのかを鑑別する。手指のこわばりの場合は，関節リウマチでみられる morning stiffness を念頭に置き，どのくらいの時間持続するかを聞く。変形性関節症や手根管症候群でもこわばりを訴えるが，動かすことで短時間で消失したり，症状は朝だけに限らないことが多い。

・腫れ

　痛みや熱感を伴うか，出現してから増強・改善しているか，日によって変化はあるか，外傷があるか，などを聞く。軟部腫瘤を「腫れ」と訴えることもあり，短期間で大きさが急速に増大している，自発痛を伴う，発赤や熱感を伴うなどの場合は悪性腫瘍を念頭に置く必要がある。大きさが小さくなることがある腫瘤では血管性腫瘍やガングリオンなどを考える。

> **POINT** 手指の運動制限を伴う手全体のびまん性の腫れは鑑別が難しいことがあるが，感染が否定できる場合は，複数指の屈筋腱腱鞘炎，手根管症候群，関節リウマチの急性発症，手指屈筋腱滑膜炎，肩手症候群などでも生じることがある。

・不安定感

　どのような肢位・動作で不安定感(関節がはずれそう，ずれる感じ)を感じるか，痛みを伴うか，実際に脱臼歴があるか，などを聞く。

現病歴(症状出現とその後の経過)

　いつからどのような症状があるか，なるべく発症時期を特定してもらい，何月何日から

とはっきり断定できる急性発症か，○○ごろから徐々にという慢性の経過かを聴取する。小さなものであっても外傷のエピソードや，普段と違う作業や動作を多く行ったなど発症のきっかけがあるか，症状は増強しているか，それとも自然に改善しているか，いつがピークだったか，などを聞く。また，感染や悪性腫瘍を念頭に置き，発熱，食欲低下や著明な体重減少などはないかも確認する。石灰沈着性関節炎や偽痛風でも発熱を伴うことがある。

> **POINT** 神経痛性筋萎縮症(neuralgic amyotrophy)では，急性発症の肩から上肢にかけての強い痛みが数日続いた後に，痛みの軽快とともに上肢の麻痺が出現するという特徴的な経過が診断の鍵となる。

職業，スポーツ，趣味など

職業やスポーツ・上肢を使う趣味などが症状の原因となる場合や，治療を進める際に配慮が必要となることがあるため，必ず聴取する。また，利き手がどちらかも確認する。

既往歴，家族歴

上肢運動器に異常をきたす原因となりうる関節リウマチを含む膠原病，皮膚疾患(掌蹠膿疱症，乾癬，帯状疱疹など)，脳疾患(脳梗塞，麻痺性疾患など)，悪性腫瘍などの既往歴を確認する。関節リウマチや膠原病などの家族歴も聴取する。治療を進めるうえで問題となる可能性のある内科的合併症として糖尿病(感染，拘縮などのリスク，ステロイド使用の制限)，喘息(NSAIDs喘息の可能性)，抗凝固薬内服の有無とその原因疾患(易出血性)，肝機能・腎機能障害(NSAIDsや抗菌薬使用の制限)，ペースメーカー(MRI撮影の制限)などについても初診時に聞いておく必要がある。

視診

初診時には必要であれば衣服を脱いでもらい，必ず患部を直接視診し，健側との比較も行う。

腫れ，発赤，皮下出血，発疹など

炎症や外傷の所見がないか確認する。発赤を伴う腫れは，痛風，感染(蜂窩織炎，化膿性関節炎，化膿性腱鞘炎など)，悪性腫瘍などを疑う。外傷エピソードが軽微であったり，はっきりしない場合でも，皮下出血を伴う腫れは骨折，靱帯損傷，腱損傷などの外傷を疑う。

変形

関節脱臼・亜脱臼(外傷性，変性など)，肩甲骨の位置異常(拘縮，筋力低下，Sprengel

変形などの先天異常など)，麻痺による手・手指の変形(鉤爪指など)，外傷や関節リウマチなどに伴う手指の変形(マレット指，スワンネック変形，ボタンホール変形など)，骨棘の突出などによる変形がないか確認する。

筋萎縮

　筋萎縮を認める場合には，麻痺による萎縮か腱断裂や拘縮による廃用性萎縮かを鑑別していく。筋萎縮が特徴的な疾患としては，肩関節周囲から上腕の筋萎縮ではC5神経根障害や頚椎症性筋萎縮症(cervical spondylotic amyotrophy)，棘上筋・棘下筋の萎縮では肩甲上神経麻痺あるいは腱板広範囲断裂，母指球の萎縮では手根管症候群，小指球と背側骨間筋の萎縮では肘部管症候群などが挙げられる。

粗大運動

　主に症状を訴えている関節以外にも，ときに患者の自覚していない運動制限や運動時痛がないか，頚椎・肩・肘・手関節・手指の関節を大まかに動かしてもらって確認する。

触診

熱感

　強い熱感は急性炎症(石灰沈着，感染，痛風，偽痛風など)を疑う。

腫れ

　丹念な触診により，腫れが実質性か波動性か，弾性があるか，硬いか軟らかいか，境界が明瞭かびまん性か，痛みを伴うかなどを調べ，炎症，浮腫(指で押すと圧痕が残るpitting edemaなど)，関節水腫・血腫，関節や腱の滑膜増生(関節リウマチなど)，腫瘍性病変などを鑑別する。

圧痛

　圧痛は非常に大事な所見であり，圧痛がある部位には何か異常があると考えるべきである。正常でも圧痛を訴えやすい部位(鎖骨上窩，橈骨管など，主に神経周囲)もあるので，その場合は健側と比較する。

運動診

　実際に上肢を動かしてもらい，運動リズムやスムーズさ，関節可動域(range of motion；ROM)を調べる。ROMは，必ず自動ROMと他動ROMを比較し，どの方向に制

限があるかを確認する。運動時に痛み，引っかかり感，軋音，不安定感などがあるかを確認しながら動かしてもらう。ROM制限がある場合には，その原因が痛みなのか，拘縮なのか，筋力低下なのか，引っかかり感なのかを鑑別する。

鎮痛薬や局所麻酔薬によるブロックテストなどで，痛みがとれると自動ROMが改善する場合は，痛みによるROM制限と考える。自動ROMと他動ROMがほぼ同様の場合は関節の拘縮あるいは骨棘によるROM制限などを考える。痛みがなく自動ROMが他動ROMに比較して著明に制限されている場合は神経麻痺を疑う。腱断裂によっても自動ROMと他動ROMの乖離を生じ，lag sign陽性と表す。

> **POINT** 麻痺と腱断裂はときに症状が類似していることがあり，圧痛や感覚障害の有無や画像診断（MRIや超音波検査での腱断裂の診断や，MRIでの麻痺筋内信号変化），手指では隣接関節の他動運動によるtenodesis効果の有無などで鑑別を要することもある（例；腱板断裂と肩甲上神経麻痺，母指あるいは示指屈筋腱断裂と前骨間神経麻痺，手指伸筋腱断裂と後骨間神経麻痺など）。軋音は，肩であれば肩峰下インピンジメント症候群や腱板断裂，関節唇損傷，弾発肩甲骨など，肘であれば滑膜ひだ障害や遊離体など，手関節であれば三角線維軟骨複合体（triangular fibrocartilage complex；TFCC）損傷や遠位橈尺関節不安定症，尺側手根伸筋腱の亜脱臼など，手指であればばね指，指伸筋腱亜脱臼，MP関節ロッキングの初期などで認めることがある。

神経学的診察

上肢に症状を生じる神経疾患は中枢性，頚髄性，頚椎神経根性，末梢神経性など多彩である。神経学的異常を認める場合には，いずれの障害パターンであるのかを整理しながら所見をとる必要がある。

筋力検査

徒手筋力テスト（manual muscle testing；MMT）で0から5で評価する。神経麻痺の場合にはMMTの低下を認めるが，痛みのために低下することもあり，なるべく痛みの少ない肢位で何度か評価し直すなどの工夫が必要である。麻痺を認める筋により，その原因が頚椎神経根なのか，末梢神経なのか，あるいは中枢神経なのかの鑑別を行う。その鑑別の際には感覚異常の有無とその範囲や深部腱反射，下肢の筋力評価も併せて診断する。

中枢神経が原因と疑われた場合は，緊急に治療の必要な脳梗塞などの可能性もあり，場合によっては整形外科的精査を進める前に脳神経外科の受診を優先させる。臨床上は末梢神経あるいは神経根障害を疑う麻痺を呈する場合でも頚椎MRIや神経生理学的検査などで診断が確定しないときは，神経内科的疾患の可能性も考える必要がある。

感覚検査

感覚障害のパターンが中枢神経なのか，頚髄なのか，頚椎神経根なのか，末梢神経なのかを考えながら検査を行う。

> **POINT** しかし，ときに脳梗塞でも上肢の末梢神経損傷のような限局した感覚障害をきたすこともあり，所見に矛盾を感じた場合（Tinel signがない，運動障害と乖離がある，など）には脳疾患も疑う必要がある。

感覚検査には痛覚，触角，温覚，位置覚，振動覚などがあるが，まずルーチンに触覚検査とピンプリックテストによる痛覚検査を行う。正常領域あるいは健側と比較した障害の程度（健側と比較して〇〇％，など）と種類［痛覚鈍麻（hypalgesia），痛覚過敏症（hyperalgesia），痛覚脱失症（analgesia），感（触）覚鈍麻（hypesthesia），感（触）覚過敏（hyperesthesia），感覚脱失（消失）症（anesthesia），錯感覚（paresthesia），など］を記録しておき，再診時に経過を比較できるようにする。

必要に応じて他の感覚検査を追加して行う。手・手指などの詳細な感覚評価には2点識別覚（2 point discrimination：2-PD）やSemmes-Weinstein monofilament testなども用いる。

筋力テストと感覚検査の結果から末梢神経損傷を疑った場合は，その神経に沿って腕神経叢から遠位まで障害高位を特定していく。各神経障害が起こり得る部位を知っておくことが重要である（p.92「上肢末梢神経損傷」参照）。

Tinel sign（徴候）

末梢神経損傷において，圧迫あるいは絞扼部位，損傷部位を特定するために特異的で有用な検査である。末梢神経損傷を疑うも予想される障害部位にTinel signを認めない場合は，慎重に鑑別診断を行う必要がある。

特殊テスト

ここまでの診察で疑わしい疾患の確定診断のために，各種の特殊テストを行う（特殊テストの詳細については各項を参照）。

以上に述べてきた手順で診察を行うが，上肢症状をきたす疾患として，まれではあるが整形外科領域以外の疾患も考えなくてはならない。痛みの他には他覚所見に乏しく，関節の運動と関係なく安静時や夜間にも疼痛がある場合は，呼吸器・消化器・循環器疾患などの鑑別も必要である。

> **POINT** 診断の際に最も重要なことは，感染（化膿性関節炎，化膿性腱鞘炎，骨髄炎など）と悪性腫瘍は診断の遅れが重篤な結果をまねきかねない疾患として，いかなる病態の鑑別疾患としても常に念頭に置き，見逃さないようにしなくてはならない。

非常に強い疼痛（特に安静時痛），局所の腫れ・発赤・熱感，発熱，体重減少・易疲労感・食欲不振など全身的な体調の悪さ，などは注意すべき症状である。少しでも疑いがあれば，CT，MRIなどの画像診断や血液検査を速やかに行うべきである。

診療における患者との接し方と治療の進め方

初診時のポイント

初診時には，まずは患者の訴えをよく聞くことが大切である。つらい症状の訴えを受け止めることが信頼関係を築く第一歩であり，また話のなかのちょっとしたエピソードが診断の手がかりとなることも少なくない。診察の際にはなるべく痛みを感じさせないように配慮するが，ときには痛みを伴う診察も必要だということを理解してもらいながら行う。診断がついたら，患者が理解しやすい言葉で丁寧な説明をし，その原因，日常生活での注意点，治療の方針と見通しを伝えることが重要である。

> **POINT** 今の時代は，その良し悪しは別としてインターネットで情報収集をする患者も多く，そのためには正確な病名を伝える必要がある。しかしながら，当然インターネットの情報には誤ったものも多く，注意すべきである。

丁寧な説明は大切だが，一方で患者は医療に関しては素人であり，一度にすべての説明を100％理解してもらうことは不可能であることを心にとめておくべきである。急に難しい病名や手術の話を聞いてパニックに陥り，何も話が頭に入らなかったというのは患者からよく聞く話である。相手の受け入れや理解の状態をみながら，何回かに分けて説明する，家族に同席してもらって説明する，資料（パンフレットや過去の症例など）を用いながら説明する，などの工夫も必要である。

> **POINT** 特に高齢者では，家族にも直接説明をしておくほうが治療への理解と協力が得られやすく安心である。

　診断がついて治療を開始する際には，今後予想される経過と見通しをあらかじめ説明することが最も重要と考える．それにより，患者の不安を和らげ，患者本人が見通しを立てて積極的に治療に取り組みやすくなることが期待される．今後どのような治療を行っていくのか，どの程度の期間で症状が改善する見込みなのか，どのくらいの頻度で通院が必要か，どのような症状の変化で再度受診が必要か，手術が必要になる可能性があるのか，手術を考えなくてはならない目安は何か，などを説明する．

　慢性疾患では数カ月で徐々に改善していくことも多いが，十分な説明がないと患者は不安になりドロップアウトしてしまうこともある．治療開始のはじめには，必要に応じてあまり期間を置かずに再診してもらうことも大切である．

> **POINT** 初診時に正確な診断をすることがもちろん理想であるが，経過をみないと判断がつかない場合もある．また，初診時の症状は軽度で精査がすぐに必要ではないと判断する場合もある．その場合に「様子をみましょう」とだけ説明すると，患者は「何ともないといわれた」「よくわからないといわれた」と受け取り，再受診せず他の病院へと移ってしまうことが多い．そうなると，またはじめから診察，検査ということになり，患者にとっても，医療者側にとっても不必要な時間と費用を費やすことになってしまう．疾患によっては経過をみて診断する必要があることを説明し，具体的に「〇〇日くらいで症状がよくなることが多いですが，〇〇日くらい様子をみて症状が改善しなかったら〇〇，〇〇の検査をしてみますので再度受診してください」と見通しを説明することが重要である．

再診時のポイント

　再診時には，前回受診時と比べた症状の変化，治療の効果について尋ね，痛みについては「一番痛いときを100としたら今はどのくらいですか？」となるべく具体的な変化を把握するようにする．ROM制限や神経症状がある症例ではその変化を記録しておくが，しばしば医療者側は他覚的な所見の改善に目を向けがちである．多くの患者が一番つらいと感じる痛みや，ADLや仕事，スポーツで患者が感じていた不自由さなどの主観的な症状の改善も同じくらい，あるいはむしろより重要であるということを意識する必要がある．また，通院が長くなるとつい漫然と同じ治療を続けがちであるが，症状に応じてそのつど治療内容を見直し，なるべく早期に効率よく治療効果が得られるように考えることが重要である．

> **POINT** 初診時もしくは早期に診断を確定することが望ましいが，その後に予想と異なる経過を辿ったり，他の症状が出てきたりした場合には，はじめの診断にとらわれずに再度系統的な診察をやり直し，改めて鑑別診断を行うことも重要である。

● 手術を考慮する際のポイント

　初診時に手術の絶対適応となる疾患ではもちろん十分な説明を行ったうえで手術を勧めるが，まず保存療法を行い，改善しない場合に手術が必要となる疾患も多い．その場合は，保存療法をいたずらに漫然と長期間続けることは避けるべきであり，適切なタイミングで手術を決断する必要がある．基本的には，治療のゴールは個々の患者の希望により異なり，手術をするかどうかの選択は患者自身に委ねられるべきと考える．しかしそのためには，患者の年齢，活動性，生活背景，手術への考え（手術をしてでもできるだけ完全に治したいか，多少症状が残っても手術はなるべくしたくないか），手術に伴う全身状態などのリスク，などさまざまな要因を考慮したうえで，その選択の機会を適切な時期に提供し考えてもらうことが主治医としての責任である．もし自分自身でその手術を行うことが困難であれば，より経験のある専門医に責任をもって紹介するなどの方法をとるべきである．患者が手術を希望しない場合は，保存療法の限界も示したうえで，できるだけ患者の苦痛と不自由を緩和する方法を考えていく必要がある．

> **POINT** 個々の患者に対して最善の治療を提供するためには，最新の治療の知識を常に得る努力をし，目の前の一人ひとりの患者から学んだことを経験として積み重ねることが大切である．

〔大泉尚美〕

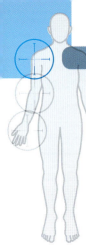

Ⅰ 診察の進め方

肩関節の診察
肩の解剖とバイオメカニクス

肩甲帯の基本設計と神経支配

　ヒトの上肢は四脚動物の前肢や魚類の胸鰭(むなびれ)と同じ起源であると考えられている。そのため，肩甲帯の筋の基本設計を理解するためには，鰭筋(ひれきん)の形成過程を考察する必要がある。胸鰭は体幹の腹側に左右対称性に生じた突起上のひだで[1]，そこへ体幹筋が流入して鰭筋が形成される。鰭は体幹腹側に生じるため腹側筋に由来し，背側筋は鰭の形成には関与しない。次に，鰭の主な運動である挙上と下制に対応するように，鰭の中央に肢骨が形成され，鰭筋は挙筋(背側筋)と下制筋(腹側筋)とに分けられる。それぞれヒトの伸筋と屈筋に対応する。さらに，体幹筋と鰭筋との間に肩甲帯が形成され，その中央に肩甲骨関節窩をもち，上腕骨頭と関節を形成する。肢骨は背腹の境界構造であるため，肩甲帯自身も関節窩を境界に背腹に分けられる。

　仙骨と強固に連結して骨盤を形成する下肢に比べて，上肢は支持性に劣っているが，その分を肩甲帯筋による豊富な連結が補填する。逆に，上肢は下肢に比較して広い可動域をもつことができる。肩甲帯筋では，肩甲骨の板状部が背側に，烏口突起と鎖骨が腹側に由来する。肩甲帯を頭側からながめると肩甲骨の板状部が関節窩よりも背側にあり，烏口突起と鎖骨が腹側に位置する。これは，肩甲帯の背側・腹側要素が後に癒合したことを示している。肩甲帯と体幹の骨性連結は，鎖骨と胸骨が連結されるのみである。**図1**は腹臥位にしたヒトの肩甲帯筋に対する神経支配を示した図である。まず，筋は上肢骨を軸にして背側(dorsal；d)と腹側(ventral；v)に区分され，次に骨の連結を境にして，近位(**図1**のd1，v1)と遠位(**図1**のd2，v2)へと区分すると，肩甲帯の筋は位置と支配神経によって**表1**のようにまとめられる[2]。

　d2に属する肩甲上神経は，腕神経叢の上神経幹より分枝して棘上筋と棘下筋を支配する。烏口突起基部の内側にある肩甲切痕と，それを橋渡す上肩甲横靱帯の下方を前後方向に通過するようにイメージをもたれることが多い。しかし，実際は棘上窩の前壁は烏口突起の基部後壁へと向かっているため，肩甲上神経は肩甲下筋腱深層筋膜と上肩甲横靱帯との間隙を，前内側から後外側へと斜めに走行している(**図2**)。同じくd2に属する腋窩神経は腕神経叢の後束から分枝して，肩甲下筋腱の下縁，腋窩を通過して三角筋と小円筋，肩外側部へと到達する(**図3a**)。特に腋窩の関節包下方においては，神経の走行は隣接している(**図3b**)。

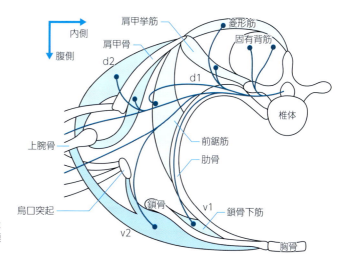

図1 肩甲帯筋の配置と神経支配
d1は体幹と肩甲帯を連結する背側筋群，v1は腹側筋群を示す．d2は上肢帯と自由上肢骨を連結する背側筋群，v2は腹側筋群を表す．

表1 肩甲帯筋と支配神経

位置	分類	筋	支配神経
背側(d)	d1	肩甲挙筋	肩甲背神経
		菱形筋	
		前鋸筋	長胸神経
	d2	肩甲下筋	肩甲下神経
		大円筋	
		棘上筋	肩甲上神経
		棘下筋	
		小円筋	腋窩神経
		三角筋	
		広背筋	胸背神経
腹側(v)	v1	鎖骨下筋	鎖骨下神経
	v2	大胸筋	胸筋神経
		小胸筋	

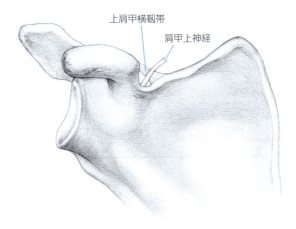

図2 肩甲上神経と上肩甲横靱帯
肩甲上神経は，図のように肩甲下筋腱と上肩甲横靱帯との間隙を前内側から後外側へと斜めに走行している。

（文献10より）

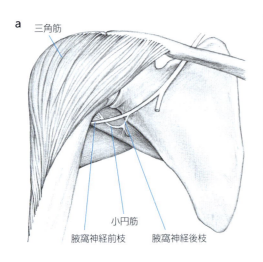
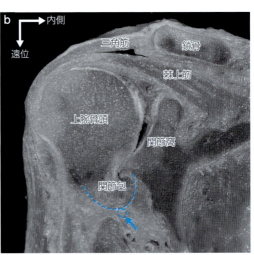

図3 腋窩神経の走行
a：右肩における腋窩神経の走行を示すシェーマ。
b：肩甲骨関節窩の冠状断面。腋窩神経の走行は腋窩嚢関節包に隣接している（**矢印**）。

（文献11より）

形態からみた腱板の機能

　肩甲下筋は肩甲骨前面，つまり肩甲下窩に広い起始部をもち，上腕骨の小結節とよばれる隆起に停止するとされる。しかし実際には，小結節そのものよりも上下に広く停止している（**図4**）。肩甲下筋のなかでは複数の筋内腱が幅広く扇状に広がっている。小結節の粗面には確かに本筋の尾側2/3から集まる腱が強く付着するが，数本ある筋内腱のうち，太くて強い最頭側の腱は小結節と関節軟骨の間の上腕骨頭窩とよばれる窪みに，上外側へ連続する舌部を伸ばしている[3]。この舌部の表面には，後に詳述する上関節上腕靱帯（superior glenohumeral ligament；SGHL）が付着し，上腕二頭筋長頭腱（long head of biceps brachii muscle；LHB）が関節内から結節間溝へと出ていく走行路を形成している[4]。肩甲下筋腱断裂時に破綻した最頭側腱に連続する同部が"comma-shaped arc"を形作る。関節鏡視下に肩甲下筋腱断端の最頭側部を同定できるとする"comma sign"の存在は，このような解剖学的な構造により形成されている[5]。

棘上筋は肩甲骨棘上窩と肩甲棘上面から起始し，上腕骨の大結節の上面に停止している（図5a）。本筋の筋線維の多くが前方に位置する太い筋内腱へと収束しており，その筋内

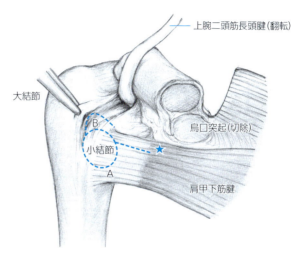

図4 肩甲下筋腱の上腕骨停止部
肩甲下筋腱の最頭側腱は小結節（**A**）よりも頭側の上腕骨頭窩（**B**）に舌部を形成して，上腕二頭筋長頭腱（LHB）の走行路を形成している。

（文献12より）

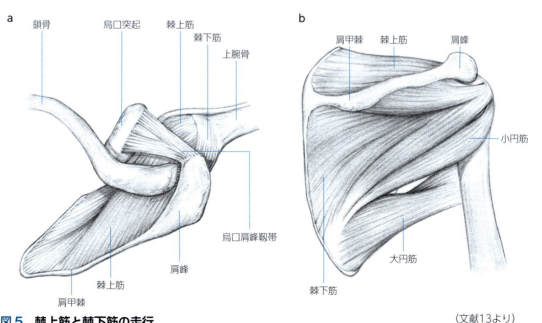

図5 棘上筋と棘下筋の走行
a：右肩関節を頭側から観察したシェーマ。
b：右肩関節を後方から観察したシェーマ。

（文献13より）

腱の停止部は大結節の前内側部に限局している[6]。一方，棘上筋後方の腱性部は細く短くなり，大結節への停止部は後方にいくほど薄くなる。そして，その薄くなった部分の外側を棘下筋の腱線維が取り囲むように走行している。棘上筋は約20％の例では大結節にとどまらず，結節間溝を乗り越えて小結節の前上方にまで達している。一般に，棘上筋の機能は肩関節の外転であるとされているが，その停止部が大結節の前方に限局していることから考察すると，肩関節内旋位では屈曲・内旋，外旋位では外転機能を果たしているのではないかと推測される。

　棘下筋は肩甲骨棘下窩と肩甲棘下面から起始し，上腕骨の大結節の中面，さらには上面と中面の中間・外側にある小さな粗面にまで達して停止している（**図5b**）。棘下筋は肩甲棘下面から起始して背側を横走する部分と，棘下窩から起始して前方を前外側へと斜走する部分から構成される[7]。その横走部は上腕骨頭付近で斜走部の表面に付着しているのみであり，厚い腱性部は含んでいない。棘上筋に類似して，棘下筋も斜走部の腱性部は上半部にみられ，下半部には強い腱性部は存在せず，薄く短い腱がみられるのみである。よって，棘下筋の主たる機能は本筋の上半部に集約していると推測される。この棘下筋の強い腱性部はかなり前方に向かって走行する。つまり棘上筋の外側に回り込み，大結節の上面の前端部付近にまで達している。そのため，大結節の最前方では棘上筋の筋内腱の最も太い部分とほとんど接している。Clarkら[8]は，棘上筋腱と棘下筋腱は大結節停止部付近では癒合しているために分離できないとしている。確かに大結節前方においては烏口上腕靱帯（coracohumeral ligament；CHL）の線維が被っており境界が一見不明瞭であるが，CHLを丁寧に除去し，棘上筋の後半部と棘下筋の腱性部とは走行する方向が違うので容易に区別することができる。ただ両筋の停止部はCHLにより被覆されているので，個々の腱が個別に作用するというよりは，協調的に機能していると考えられる。

関節上腕靱帯と関節包

　肩関節は筋腱の動的作用と，骨性支持や関節包，関節唇などの静的構造との複合機能により安定化されている。これら静的安定化構造で最も重要であるとされるのが，関節上腕靱帯である（**図6**）。関節上腕靱帯には，SGHL，中関節上腕靱帯（middle glenohumeral ligament；MGHL），下関節上腕靱帯（inferior glenohumeral ligament；IGHL）があるとされる。近年の関節鏡手技の発展に伴って，関節内の構造をより詳細に観察できるようになった。そのために，これらの構造のより詳細な理解が求められるようになってきたが，これらの構造については「靱帯」という名称が先行し，それらの組織学的組成については実はあまり理解されておらず，3本の同様な束状構造が関節内を走行している描写を教科書などでは散見する。

　実際，後方から肩関節内を観察すると，SGHLは肩甲骨の関節窩上縁からLHBの底面を横走する線維性構造として確認できる。しかし，関節包および前方のCHLとの境界は肉眼的にも組織学的にも明確ではないために，これらの構造を分別することはできない[9]。MGHLは肩甲骨の関節窩上縁から斜めに下方へと向かう線維束であり，SGHLに比較すると前方の組織から区別しやすく，柔軟性はあるものの比較的太い線維束として認識される。さらにIGHLの前索（anterior band；AB）は肩甲骨の関節窩上縁からMGHLのさらに下方

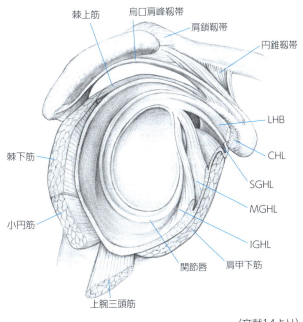

図6　関節上腕靱帯の配置
右肩関節から上腕骨を切除して腱板，関節包，関節窩を外側から観察したシェーマ。

(文献14より)

を下行する線維束であり，SGHL，MGHLと比較して太い。IGHL-ABと後索 (posterior band；PB)，その間の腋窩嚢 (axillary pouch) を合わせて下関節上腕靱帯複合体を形成しているとされる。上腕三頭筋長頭は関節窩下結節のより後方より起始し，その線維は関節包と連続している。上腕三頭筋長頭の付着する部位の関節内に対応する部位は，実はIGHL-PBとほぼ一致している。

　組織学的にはSGHLは明確な線維構造というよりは，LHBに接する部分で色素染色において濃染され，抗原性の高い部分という程度の構造でしかない。それと比較してMGHLとIGHL-ABは，周辺組織と比較して線維の密度や構成が周辺結合組織と異なっている。骨や腱・靱帯に発現することの多いⅠ型コラーゲンに関して，MGHLとIGHL-ABでは比較的豊富に発現しているのに対し，SGHLではほとんど発現していないことから，SGHLはCHLとともにいわゆる「靱帯」とよばれる線維配列が秩序的な構造というよりは，疎性結合組織に近い組織学的特性を示していることがわかる。

　肩甲下筋腱と棘上筋の筋間には腱構造のない部分が存在し，腱板疎部とよばれている。SGHLは腱板疎部にある構造のため，この領域の補強にかかわっていると予想される。関節の内面からはあまり強固な構造としては認められないが，前述の通り，肩関節前上方部がLHBの走行を安定化させるために理にかなった構造である。肉眼的に認識されるSGHLは，関節窩近傍の関節包前上面より外側にむかって捻れるように末梢に至り，肩甲下筋腱の舌部に付着しているが，この部分ではさらに，CHL，SGHL，関節包が相まってLHBと舌部の間にあたかも「樋」のような構造を形成し，LHBが走行する導通路の役目をなしていると考えられる (図7)。

(二村昭元，鈴木志郎，秋田恵一)

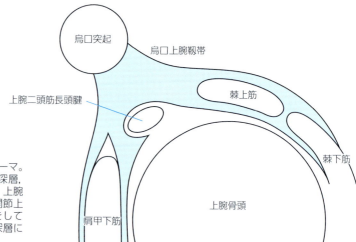

図7 烏口上腕靱帯（CHL）の配置
上腕骨頭レベルにおける矢状断面を表すシェーマ。CHLは，烏口突起と後方は棘上筋の浅層と深層，前方は肩甲下筋腱の浅層と深層を連続する。上腕二頭筋長頭腱（LHB）の尾側においては，上関節上腕靱帯（SGHL）と相まって，LHBの下支えをしている。また，CHLは棘上筋と肩甲下筋腱の深層においては関節包に移行している。

文献

1) Tabin CJ. Why we have (only) five fingers per hand : hox genes and the evolution of paired limbs. Development 1992 ; 116 : 289-96.
2) Kato K, Sato T. Innervation of the levator scapulae, the serratus anterior, and the rhomboideus in crab-eating macaques and its morphological significance. Anat Anz 1987 ; 157 : 43-55.
3) Arai R, Sugaya H, Mochizuki T, et al. Subscapularis tendon tear : an anatomic and clinical investigation. Arthroscopy 2008 ; 24 : 997-1004.
4) Arai R, Mochizuki T, Yamaguchi K, et al. Functional anatomy of the superior glenohumeral and coracohumeral ligaments and the subscapularis tendon in view of stabilization of the long head of the biceps tendon. J Shoulder Elbow Surg 2010 ; 19 : 58-64.
5) Lo IK, Burkhart SS. The comma sign : an arthroscopic guide to the torn subscapularis tendon. Arthroscopy 2003 ; 19 : 334-7.
6) Mochizuki T, Sugaya H, Uomizu M, et al. Humeral Insertion of the supraspinatus and infraspinatus. New anatomical findings regarding the footprint of the rotator cuff. J Bone Joint Surg Am 2008 ; 90 : 962-9.
7) Kato A, Nimura A, Yamaguchi K, et al. An anatomical study of the transverse part of the infraspinatus muscle that is closely related with the supraspinatus muscle. Surg Radiol Anat 2012 ; 34 : 257-65.
8) Clark JM, Harryman DT 2nd. Tendons, ligaments, and capsule of the rotator cuff. Gross and microscopic anatomy. J Bone Joint Surg Am 1992 ; 74 : 713-25.
9) 山口久美子, 加藤敦夫, 秋田恵一, ほか. 関節上腕靱帯の組織学的検討. 肩関節 2009 ; 33 : 253-6.
10) 田﨑 篤. 肩甲上神経麻痺に対する鏡視下横靱帯剥離術. 肩関節手術のすべて. 菅谷啓之編. 東京 : メジカルビュー社 ; 2018. p280-5.
11) 濱田博成, 菅谷啓之. 鏡視下手術における腋窩神経麻痺のリスクとその対策. 肩関節手術のすべて. 菅谷啓之編. 東京 : メジカルビュー社 ; 2018. p286-91.
12) 二村昭元, 秋田恵一. 形態解剖からみた腱板の機能. 関節外科 2012 ; 31 : 773-8.
13) 二村昭元, 加藤敦夫, 秋田恵一. 肩関節の解剖とMRI. 肩関節の解剖とMRI 読影ポイントのすべて. 改訂第2版. 東京 : メジカルビュー社 ; 2011. p2-33.
14) 菊川和彦. 鏡視下soft tissue Bankart法. 肩関節手術のすべて. 菅谷啓之編. 東京 : メジカルビュー社 ; 2018. p2-9.

I 診察の進め方

肩関節の診察
診察の実際

　肩関節疾患の診察の目的は，病名を付けることではなく，病状と病態を把握することである。そのためには，症状が局所の炎症や解剖学的破綻によるものなのか，機能障害によるものなのか，それらの組み合わせなのかを知る必要がある。局所の診察はもちろん重要であるが，下肢〜体幹〜肩甲帯〜肩関節に至る運動連鎖を考慮し診察に当たることが，特に機能障害を把握するには重要である。本項では，一連の診察の流れを示す。各検査の意味を理解し，結果を組み合わせ，解釈することが病態を把握するには必須である。

視診

　立位で，前方から肩の高さの左右差，後方から筋肉の萎縮，肩甲骨の高さの左右差，翼状肩甲の有無，側方から脊椎アライメントなどを確認する。

可動域測定

　日本整形外科学会の関節可動域測定法[1]に従い，自動運動および他動運動を測定する。基本的に座位で測定するが，スポーツ選手など，下肢・体幹の影響を考慮して，立位で測定することもある。可動域の測定に際しては運動痛の有無も調べる。特に外旋可動域は臥位で測定すると，可動域が増大することがある。これは，相対的に肩甲骨が固定される結果，疼痛の影響が軽減されるためで，可動域制限の原因が拘縮ではなく疼痛によるものと推測され，両者の鑑別に有用である[2]。内・外旋は90°外転位，90°屈曲位でも測定する。

筋力測定

　主に肩外転筋力，下垂位外旋筋力，下垂位内旋筋力，左右差を調べる。各筋力は単一の筋肉の評価ではなく，複合的な筋力であることを理解する必要がある。

腱板に関する検査

Impingementに関する検査

　病的な腱板あるいは肩峰下滑液包が，上方にある烏口肩峰アーチおよび肩峰下に形成さ

れた骨棘によって機械的に刺激され(subacromial impingement)，疼痛が生じることによって判断する。

・**有痛弧徴候(painful arc sign)**

　上肢を自動挙上する際，または挙上位から下ろしてくる際に，60〜120°の間で痛みが生じれば陽性である。

・**Neer test(図1a)**

　肩甲骨をおさえながら，内旋位にした上肢を他動的に屈曲させた際に痛みが生じれば陽性である。

・**Hawkins test(図1b)**

　肩関節90°屈曲，回旋中間位で，他動的に内旋させた際に痛みが生じれば陽性である。

外転，外旋，内旋の機能に関するテスト

　疼痛，筋力低下を評価することで，各動作筋の炎症，損傷を評価する。

・**外転**

棘上筋テスト(図2)

　肩甲骨面で90°挙上した位置で前腕遠位部を他動的に押し下げて，疼痛，筋力低下もしくはその両者があれば陽性である。

　腱板断裂の診断においては，疼痛よりも筋力低下の正確性が高いとされている[3]。

　内旋位(母指が下を向く)でのテストをempty can test，外旋位(母指が上を向く)でのテストをfull can testというが，腱板断裂の診断の正確性に関しては，両者で有意差はないとされている[3]。

・**外旋**

Dropping sign(図3a，b)

　下垂位で他動的に最大外旋位とし，検者が手を離した際に保持できずに内旋してしまう場合は陽性である。外旋筋力(棘下筋)の筋力低下と判断する。

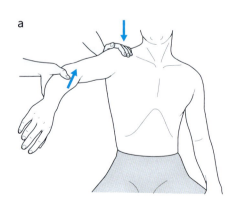 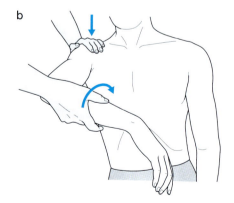

図1　Impingement test
a：Neer test。肩甲骨をおさえながら，内旋位にした上肢を他動的に屈曲させた際に痛みが生じれば陽性である。
b：Hawkins test。肩関節90°屈曲，回旋中間位で，他動的に内旋させた際に痛みが生じれば陽性である。

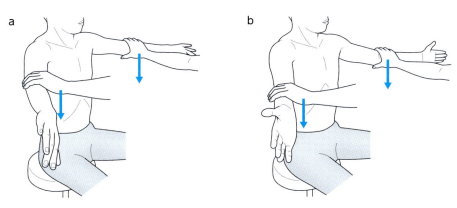

図2　棘上筋テスト
肩甲骨面で90°挙上した位置で前腕遠位部を他動的に押し下げて，疼痛，筋力低下もしくはその両者があれば陽性である。内旋位（母指が下を向く）でのテストをempty can test（a），外旋位（母指が上を向く）でのテストをfull can test（b）とよぶ。

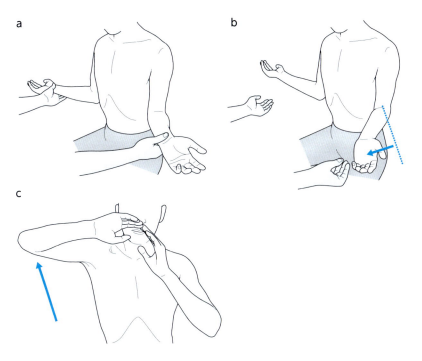

図3　外旋筋力テスト
a，b：Dropping sign．他動的に最大外旋位（a）から手を離した際に（b），矢印のようにその肢位を保持できずに内旋してしまう場合に陽性とする。
c：Hornblower's sign．両手を口の前にもっていくように指示した際に，肘が手よりも高い位置にくるときを陽性とする。

Hornblower's sign（図3c）

　両手を口の前にもっていくように指示した際に，肘が手よりも高い位置にくるときを陽性とする。外旋筋力が著しく低下した際（棘下筋と小円筋両者の断裂）に肘を挙げることで代償するためで，ホルン演奏者の肢位に似ているため，この名が付いている。

・内旋
Lift-off test（図4a）
　手背を下部腰椎に当てた状態から，後方に浮かせるように指示する．手を浮かせることができないときを陽性とする．内旋筋力（肩甲下筋）の筋力低下と判断する．
Bear hug test（図4b）
　肩関節内転内旋位で，手掌を対側の肩の上に当て，検者はその手を胸から離す方向に力を入れた際に，その肢位を保持できないときを陽性とする．
Belly press test（図4c, d）
　手掌を腹部に当てて，肘を冠状面上に保持したまま腹部を押すように指示する．肘が冠状面より後方に移動してしまうときを陽性とする．

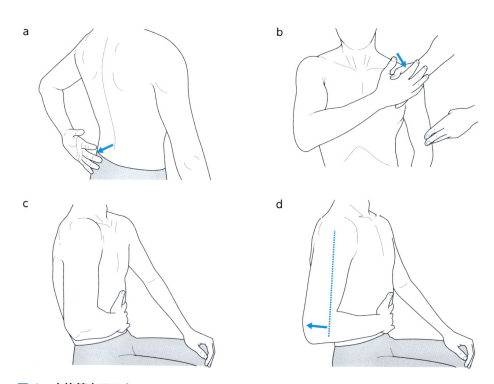

図4　内旋筋力テスト
a：Lift-off test．手背を下部腰椎に当てた状態から，後方に浮かせるように指示する．手を浮かせることができないときを陽性とする．
b：Bear hug test．肩関節内転内旋位で手掌を対側の肩の上に当て，検者はその手を胸から離す方向に力を入れた際に，その肢位を保持できないときを陽性とする．
c, d：Belly press test．手掌を腹部に当てて肘を冠状面上に保持したまま，腹部を押すように指示する（c）．内旋筋力が低下すると，肘が冠状面より後方に移動してしまう（矢印，d）．

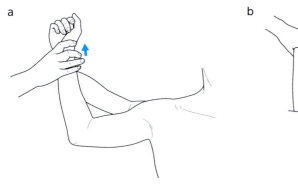
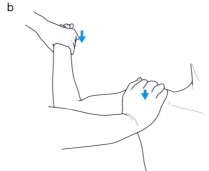

図5　前方不安定性の評価
a：Anterior apprehension test。座位で肩関節を他動的に外転・外旋させ，脱臼に対する不安感が生じれば陽性である。
b：Relocation test。臥位で，肩関節を他動的に外転・外旋させて，前方脱臼不安感が生じた肢位で，検者が上腕骨頭を前方から後方に押すことで不安感が軽減すれば陽性である。

図6　Load and shift test

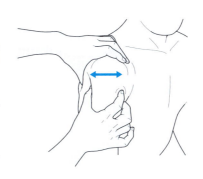

座位で，患者の肩甲骨を固定した状態で，他方の手で上腕骨頭を関節窩に押し付けながら，前方または後方に移動させ，その程度を評価する。
Altchek式上腕骨偏位度[5]
　Grade 1：上腕骨頭が関節窩の斜面上に乗り上げるが，越えることはない。
　Grade 2：上腕骨頭は関節窩に乗り上げるが，ストレスを除くと自然に戻る。
　Grade 3：上腕骨頭が関節窩の斜面上に乗り上げ，ストレスを除いても脱臼したままである。

不安定性の検査

Anterior apprehension test(図5a)

座位で肩関節を他動的に外転・外旋させ，脱臼に対する不安感が生じれば陽性である。

Relocation test(図5b)

臥位で，肩関節を他動的に外転・外旋させて，前方脱臼不安感が生じた肢位で，検者が上腕骨頭を前方から後方に押すことで不安感が軽減すれば陽性である。

Load and shift test(図6)

座位で，患者の肩甲骨を固定した状態で，他方の手で上腕骨頭を関節窩に押し付けながら，前方または後方に移動させ，その程度を評価する。
　全身麻酔下での本検査(evaluation under anesthesia；EUA)は，不安定性の評価として，重要である。

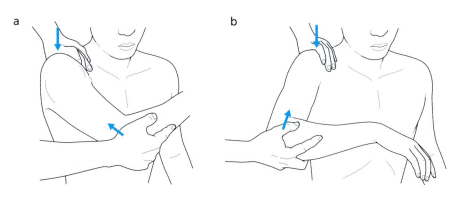

図7 後方不安定性の評価（Jerk test）
上腕骨水平内転位で上腕骨に軸圧をかけることで後方亜脱臼し（a），水平外転することで整復されれば陽性である（b）。

Jerk test（図7）

後方不安定性の評価である．座位で，肩関節90°屈曲，内旋位とし，患者の肩甲骨を固定した状態で，他方の手で肘頭を保持して上腕骨頭を関節窩に押し付けて水平内転させると，骨頭が後方に亜脱臼し，水平外転することで整復されれば陽性である．

肩関節の機能障害の評価

特に投球障害の診断には，下肢・体幹の柔軟性の評価から，肩甲帯～肩甲上腕関節の柔軟性，筋緊張，筋バランスを評価することが必要である．

下肢～体幹の評価

- **Straight leg raising（SLR）test**
  臥位，膝関節伸展位で，他動的に股関節を屈曲させ角度を測定する．
  股関節後方，ハムストリングの柔軟性の評価である．
- **Finger floor distance（FFD）**
  立位で体幹を前屈させて，指と床との距離を測定する．
  股関節後方，脊椎の柔軟性の評価である．
- **Heel buttock distance（HBD）**
  腹臥位で膝関節を他動的に屈曲し，踵と殿部の距離を測定する．
  股関節前方，大腿四頭筋の柔軟性の評価である．
- **股関節内旋角度**
  臥位で，股関節他動内旋角度を測定する．
  股関節回旋筋群の柔軟性の評価である．

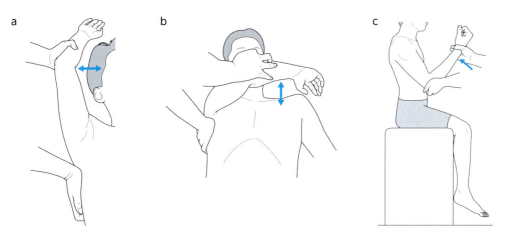

図8 肩関節の柔軟性の評価
a：Combined abduction test（CAT）。患側では健側と比べて上腕と顔の距離が拡大する（両矢印）。
b：Horizontal flexion test（HFT）。患側では健側と比べて前腕と前胸部の距離が拡大する（両矢印）。
c：Elbow extension test（ET）。座位で足を床に着けずに浮かせた状態で，肩関節屈曲90°，肘屈曲位から検者の抵抗に抗して伸展させ，左右差を調べる。

肩甲帯の評価

・Combined abduction test（CAT）[4]（図8a）

臥位で患者の肩甲骨を固定した状態で他動的に外転させ，左右差を調べる。
CAT，後述のhorizontal flexion test（HFT）とも障害側で角度減少があれば陽性である。関節包の拘縮，腱板の筋緊張や筋拘縮，筋機能バランス異常により生じると考えられている。

・Horizontal flexion test（HFT）[4]（図8b）

臥位で患者の肩甲骨を固定した状態で他動的に水平内転させ，左右差を調べる。

・Elbow extension test（ET）[4]（図8c）

座位で足を床に着けずに浮かせた状態で，肩関節屈曲90°，肘屈曲位から検者の抵抗に抗して伸展させ，左右差を調べる。上腕三頭筋の筋力の低下のみならず，肩甲骨の安定性，筋機能バランスの低下の評価にもなると考えられている。

（鈴木志郎，二村昭元）

文献

1) 日本整形外科学会身体障害委員会. 関節可動域表示ならびに測定法（平成7年2月改訂）. 日整会誌 1995；69：240-50.
2) Ueda Y, Sugaya H, Takahashi N, et al. Rotator Cuff Lesions in Patients with Stiff Shoulders：A Prospective Analysis of 379 Shoulders. J Bone Joint Surg Am 2015；97：1233-7.
3) Itoi E, Kido T, Sano A, et al. Which is more useful the "full can test" or the "empty can test" in detecting the torn supraspinatus tendon？ Am J Sports Med 1999；27：65-8.
4) 原 正文. 復帰に向けて何を目安にどう選手を指導したらよいか－肩の投球障害を中心に. 関節外科 2003；22：1189-94.
5) Altchek DW, Warren RF, Wickiewicz TL, et al. Arthroscopic labral debridement. A three-year follow-up study. Am J Sports Med 1992；20：702-6.

I 診察の進め方

肘関節の診察
肘関節の解剖とバイオメカニクス

　肘関節の支持機構は，骨および軟骨からなる骨性構造と，靱帯，筋，腱などからなる軟部組織構造に二分される。これらはお互いに関連し合って機能しており，その解剖学的特徴や位置関係を知ることは，肘関節の正しい診察を実践するために必須である。本項では，肘関節の機能解剖とバイオメカニクスについて概説する。

骨構造

　肘関節は，上腕骨遠位端と尺骨近位端および橈骨近位端からなる（図1）。また小児の肘関節では骨端核の出現時期に個人差があるため，両側の肘関節2方向単純X線撮影を行い，健側と比較するなど読影には注意を要する（図2）。

　上腕骨遠位端の骨性構造は，tie archといわれる関節面がlateral columnとmedial columnにはさまるトライアングル構造となっており（図3a），この構造を再建することが同部の骨折手術では重要である。また，前方には橈骨窩と鉤突窩が，後方には肘頭窩があり（図3b），これらの形状を十分再建できないと，大きな可動域制限が生じる。肘関節の機能的回転軸は，内・外側上顆を結ぶ線であるtransepicondylar lineに対して6～8°外反してお

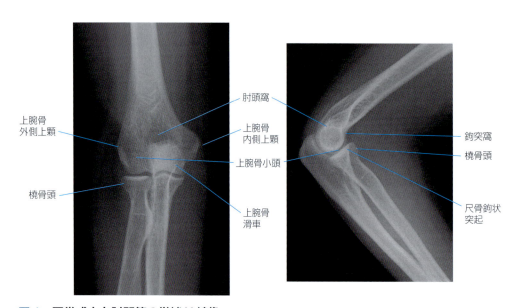

図1　正常成人右肘関節の単純X線像

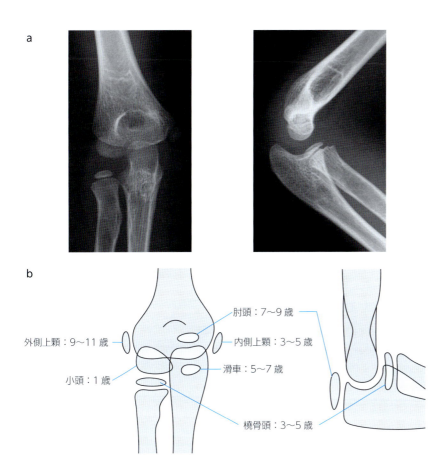

図2 正常小児右肘関節の単純X線像（8歳，男児，a）と骨端核出現年齢（b）

り（図3b），側方からみて小頭・滑車関節面部分は上腕骨軸に対して30〜40°前傾している（図3c）。また同関節面は内・外側上顆を結ぶ線に対して約5°内旋している（図3d）。

橈骨頭は上腕骨小頭とlesser sigmoid notchとで関節を形成しており，橈骨頭の皿状の部分は小頭に対して凹面となっている。橈骨頭は正円ではなく楕円であり，その長軸はlesser sigmoid notchに対して回内・回外中間位で直交する（図4）。このlesser sigmoid notchの前縁および後縁部分は，関節症性変化の好発部位である。

尺骨近位端は尺骨の長軸に対して4°外反し，また関節面は30°後傾している（図5）。また鉤状突起の骨性の先端2mmまでの部位には軟部組織は付着していないが，それを越える部分には輪状靱帯および前方関節包などが付着しており[1]，同部に及ぶ骨折では肘不安定性が増大するリスクが高まる。さらに，鉤状突起骨片が同突起の高さの50％を越える場合には，骨性に不安定となるだけでなく，後述する内側側副靱帯（medial collateral ligament；MCL）の前斜走線維（anterior oblique ligament；AOL）や上腕筋が付着するため，より不安定な病態となる（図6）。

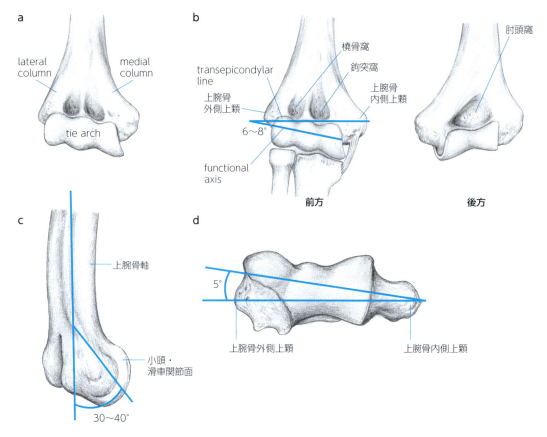

図3 上腕骨遠位端部の骨性解剖の特徴

a：上腕骨遠位端の骨性構造は，tie archといわれる関節面がlateral columnとmedial columnにはさまるトライアングル構造をとっている。
b：前方には橈骨窩と鈎突窩が，後方には肘頭窩があり，これらの形状を十分再建できないと，大きな可動域制限が生じる。機能的回転軸は，内・外側上顆を結ぶ線であるtransepicondylar lineに対して6〜8°外反している。
c：側方からみて小頭・滑車関節面部分は上腕骨軸に対して30〜40°前傾している。
d：小頭・滑車関節面は内・外側上顆を結ぶ線に対して約5°内旋している。

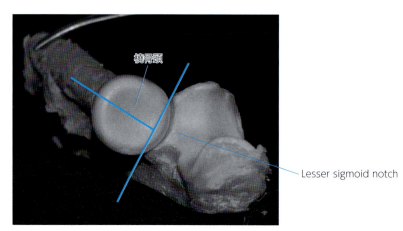

図4 近位橈尺関節

橈骨頭の長軸は，回内・回外中間位でlesser sigmoidに対して直交する。

（東京医科歯科大学運動器機能形態学講座 二村昭元先生よりご提供）

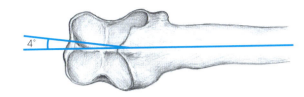
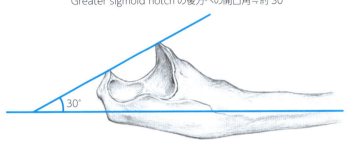

図5 尺骨近位端部の骨性解剖の特徴

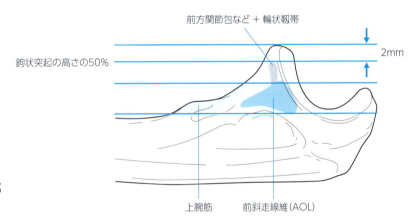

図6 鉤状突起の軟部組織付着部位

靱帯

　MCLは上腕骨内側上顆と尺骨を連結し，外反ストレスに対抗する。前述のAOLに加えて，後斜走線維（posterior oblique ligament；POL），横走線維（transverse ligament；TL）からなり，なかでもAOLは内側上顆基部より起始して鉤状突起内側のsublime tubercleに付着し，肘関節のprimary stabilizerとも称される（**図7**）。さらにこれらの靱帯構造の表層側には，これらを補強するように円回内筋および屈筋群が密着して存在しており，肘関節の安定性に大きく寄与している（**図9a**）。これら靱帯成分と筋・筋膜組織を総称してMCL複合体とよぶ[2]。

一方，外側側副靱帯（lateral collateral ligament；LCL）は橈側側副靱帯（radial collateral ligament；RCL），輪状靱帯（annular ligament；AL），外側尺側側副靱帯（lateral ulnar collateral ligament；LUCL）の三者より構成され，内反および後外側回旋ストレスに対抗する（図8）。LUCLはRCLの後方に位置する肥厚部分として認識され，上腕骨小頭回転軸付近（図8①）と尺骨回外筋稜（図8②）をbone to boneに結ぶ線維である。内側と同様にこれらの表層側には肘筋および伸筋群が密着して存在し，靱帯構造とともにLCL複合体として機能している[3]（図9b）。

　このような解剖学的な特徴により，外傷性靱帯損傷において，狭義の靱帯構造のみの損傷では大きな不安定性を呈さず保存療法の適応となる。一方，複合体全体が一塊として剥脱したような場合には著明な不安定性を呈するため，手術の絶対適応となることが多い。

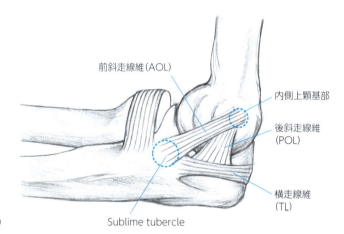

図7　内側側副靱帯（MCL）

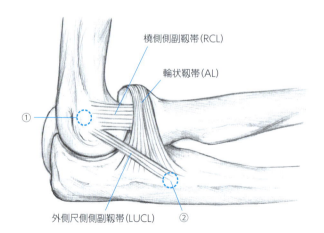

図8　外側側副靱帯（LCL）
①：上腕骨小頭回転軸付近
②：尺骨回外筋稜

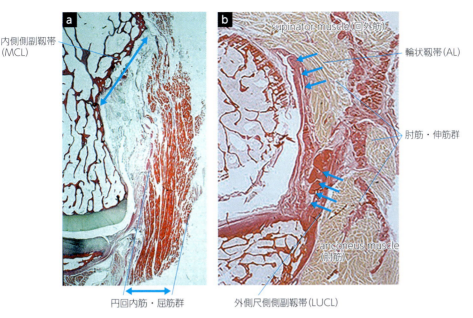

図9　MCLおよびLCL複合体に共通する解剖学的特徴
狭義の靱帯構造と表層側の筋・筋膜組織が複合体として機能している。
a：MCL複合体
b：LCL複合体

筋肉（図10）

　肘関節の主な屈筋は，上腕筋（C5, 6：筋皮神経），上腕二頭筋（C5, 6：筋皮神経），腕橈骨筋（C6, 7：橈骨神経）である．上腕二頭筋腱は橈骨粗面に停止し，回外作用も併せもつ．上腕筋は尺骨前面に付着するため，前腕回旋肢位にかかわらず屈曲に作用する．腕橈骨筋は回内・回外中間位で強靱な肘屈曲作用がある．

　一方，主な伸筋は上腕三頭筋（C5-8：橈骨神経）であり，肘筋も伸筋であるが作用は小さい．前腕回外には回外筋（C5-7：橈骨神経）および上腕二頭筋（C5, 6：筋皮神経）が作用し，前腕回内には方形回内筋（C7-T1：正中神経）および円回内筋（C6-7：正中神経）が作用する．

神経，血管

　正中神経および上腕動脈は上腕二頭筋の内側を走行する．前者は円回内筋の高位で前骨間神経を分枝し，前骨間神経は円回内筋の浅頭と深頭の間を下行する．上腕動脈は肘関節裂隙のやや遠位で橈骨動脈と尺骨動脈に分枝する．一方，橈骨神経は外側筋間中隔を後方から貫通して腕橈骨筋と上腕筋の間を下行する．これもおおむね肘関節裂隙の高位で浅枝（感覚枝）と深枝（運動枝）に分枝する．深枝は回外筋の浅層と深層の間を下行し，後骨間神経とよばれる（図11）．尺骨神経は内側筋間中隔と上腕三頭筋の間を下行し，内側上顆の後方を回って尺側手根屈筋上腕頭と尺骨頭の間をさらに下行していく．同部においては神経の表層側（すなわち「屋根」の部分）にOsborne靱帯（滑車上肘靱帯）および尺側手根屈筋腱膜が存在する．この部を肘部管とよび，尺骨神経の絞扼性神経障害の好発部位である[4]（図12）．

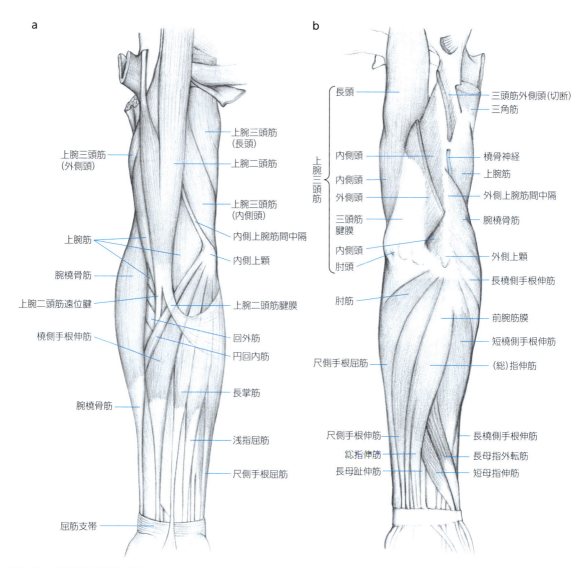

図10　肘関節周辺の筋肉
a：前面
b：後面

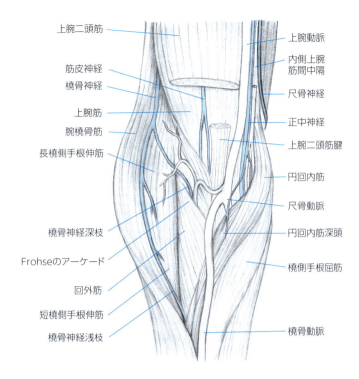

図11 肘関節前面における筋・神経・血管

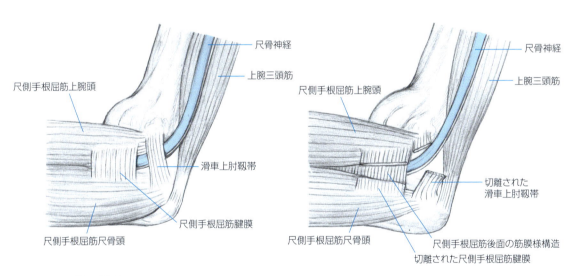

図12 肘部管の構造

肘関節のバイオメカニクス

　肘関節伸展，前腕回外位で上腕と前腕のなす角を肘外偏角（carrying angle）といい，男性は6〜11°，女性は12〜15°外反している。正常以上に肘外偏角が増加している肘を外反肘，肘外偏角が0°未満の肘を内反肘とよぶ（図13）。

　生理的外反を有する正常なアライメントの肘関節では，伸展位で手にかかる負荷の60％が腕橈関節に，残りの40％が腕尺関節を経由して上腕骨に伝わる。しかしアライメントが内反位となったり，過度の外反位となったりすると各関節にかかる軸圧も変化することが知られている。また肘関節の屈伸運動時における応力実験では，伸展位から屈曲を開始して60°の屈曲位までは上腕骨の前下面に強い応力集中が起こり，最大屈曲位から伸展する際には前方から前下方にかけて応力集中が起こるとされる[6]（図14）。

> **POINT**　肘関節の診療を行ううえで，機能解剖を熟知することは，的確な病態把握や手術適応の決定，そして何よりも低侵襲性で正確な手術手技に直結する。これにより安定性と可動性を併せもつ良好な肘関節機能を獲得することができる。

（今谷潤也）

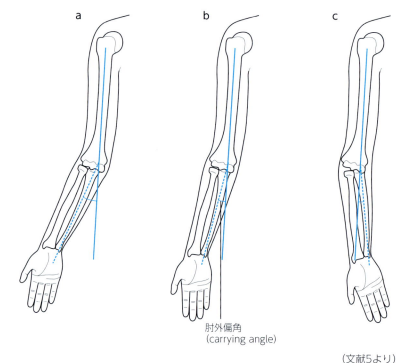

図13　肘関節アライメント
a：外反肘
b：正常
c：内反肘

肘外偏角
(carrying angle)

（文献5より）

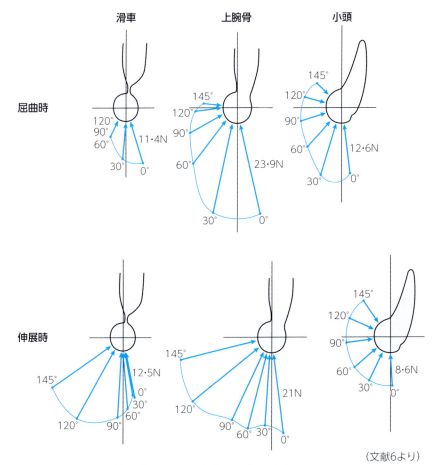

図 14　肘関節の屈伸運動における応力の方向と大きさ

（文献6より）

文献

1) Shimura H, Nimura A, Nasu H, et al. Joint capsule attachment to the coronoid process of the ulna: an anatomic study with implications regarding the type 1 fractures of the coronoid process of the O'Driscoll classification. J Shoulder Elbow Surg 2016; 25: 1517-22.
2) Otoshi K, Kikuchi S, Shishido H, et al. The proximal origins of the flexor-pronator muscles and their role in the dynamic stabilization of the elbow joint: an anatomical study. Surg Radiol Anat 2014; 36: 289-94.
3) Imatani J, Ogura T, Morito Y, et al. Anatomical and histological studies of lateral collateral ligament complex of the elbow joint. J Shoulder Elbow Surg 1999; 8: 508-11.
4) 伊藤恵康著. 肘関節部の末梢神経障害 肘部管症候群. 肘関節外科の実際 私のアプローチ. 東京：南江堂；2011. p335-44.
5) Lanz T, Wachsmuth W. Praktische Anatomie. ARM, Berlin, Springer, 1959.
6) Amis A, Dowson D, Wright V. Elbow joint force predictions for some strenuous isometric actions. J Biomech 1980; 13: 765-75.

I 診察の進め方

肘関節の診察
診察の実際

　肘関節および肘関節周囲の疾患にはさまざまなものがあるが，その好発年齢は疾患により大きく異なることを銘記すべきである[1]（**図1**）．
　本項では肘関節の診断法として，問診，視診，触診，肘関節可動域や各種誘発テストなどの身体所見のとり方のほか，各種画像診断法について述べる．

病歴および問診

　きめ細やかな病歴の聴取・問診が重要である．肘のアライメント異常や成長障害などの可能性も考慮し，外傷の既往歴やスポーツ歴（競技の種類，ポジション，レベル，練習量など），職業歴（労作時の肢位や使用する工具の特徴，長時間不良肢位を強制されるか否かなど）も聴取する．外傷例においては発生のメカニズムを考察するために，受傷時の外力の強さ・方向，受傷時の肘関節や前腕の肢位，肘関節に変形が起こったかなども詳しく聴取するが，小児例や高エネルギー外傷例などでは不明なことも多い．

視診および触診

　肘関節部ではどの部位に，どの程度の腫脹・圧痛・発赤・皮下血腫などの局所所見が存在するかを診察する．他の部位にも愁訴がある場合には，頸椎，胸郭出口部，前腕，手関節，手指などの上肢全体に目を向けて診察しなければならない．
　運動時痛は外傷例をはじめ，変形性肘関節症や関節リウマチなどの変性疾患でも認められる．滑膜ひだ障害では最終伸展時にクリックを認めることが多い．
　骨性の指標としては，外側上顆，内側上顆，肘頭がある．これらは伸展位では一直線上に並び（Hüter線），屈曲位では三角形を形成する（Hüter三角）が，脱臼症例ではこれらに乱れが生じる（**図2**）．
　内・外反変形の有無を確認し，両側のcarrying angle（p.34「肘関節の解剖とバイオメカニクス」参照）も計測する．高エネルギー外傷例などの急性期では，神経血管損傷の合併にも注意，頸部，肩甲骨部，前腕，手関節部などのチェックも重要である．また外傷例において肘関節部に高度の腫脹がある場合には，Volkmann拘縮の発生の可能性も念頭に置くべきである．

| | きわめて頻繁かつ重要な疾患 | | 日常よく遭遇する疾患 | | まれではない疾患 | | まれな疾患 |

疾患名	好発年齢 10 20 30 40 50 60 70	診断のポイント
上腕骨外側上顆炎（テニス肘）		中年の女性に多い。テニスに限らず腕の使いすぎで起こる。タオルしぼり，戸の開閉などで肘の外側から前腕にかけて痛い。
変形性肘関節症		肉体労働を続けた高齢の男性に多い。野球肘の末期像でもある。運動時の関節痛と屈曲・伸展が障害される。
上腕骨内側上顆炎（野球肘，ゴルフ肘）		野球，ゴルフなどの腕の使いすぎによる。肘の内側に痛みが起こる。年少児では上腕骨小頭の骨化核障害も起こる（Little Leaguer's elbow）。
肘内障		親と手をつないでいた小児が，手を引っぱられて急に泣き出し，腕を動かさなくなったら本症を考える。慣れた医師は容易に整復。
関節リウマチ（肘）		関節リウマチの好発部位。朝のこわばり，手指の腫脹，変形に注目。肘頭部にはリウマトイド結節がみられることがある。
肘部管症候群		小指のしびれが初発症状。前腕・手部尺側の放散痛，内在筋の萎縮。利き手に多い。変形性肘関節症，外反肘に続発する。
離断性骨軟骨炎，肘関節遊離体		スポーツ少年に多い。使いすぎによる上腕骨小頭の骨軟骨損傷で，骨軟骨片が遊離して関節ねずみとなる。運動時痛と引っかかり感。
上腕骨顆上骨折		5～10歳のこどもが手をついて転倒して受傷。健側の手で肘をおさえて来院する。局所は強く腫脹。初期治療ではVolkmann拘縮の防止が重要。変形治癒（内反肘）をきたしやすい。
上腕骨外側顆骨折		2～4歳のこどもが転倒して起こりやすい骨折。手術して転位骨片を整復する日必要がある。骨癒合しないと外反肘となる。
肘頭滑液包炎		かつては畳職人など肘頭部をこすりつける仕事の人にみられた。痛風患者や透析患者にもみられる。
上記以外に考慮すべき疾患	内反肘，外反肘，肘関節結核，化膿性関節炎，神経病性関節症（脊髄空洞症によるものが多い），Panner病（上腕骨小頭の骨端症），上腕骨滑車形成不全，骨化性筋炎，橈骨頭脱臼（見逃されたMonteggia骨折）。	

（文献1より）

図1 肘関節および肘関節周囲疾患と好発年齢

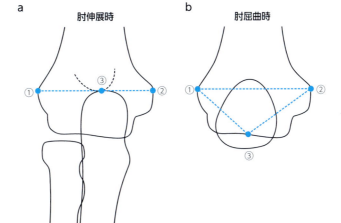

図2 骨性の指標としての Hüter線とHüter三角

a：Hüter線
b：Hüter三角
①外側上顆
②内側上顆
③肘頭

部位名	運動方向	参考可動域角度(°)	基本軸	移動軸	測定肢位および注意点	参考図
肘 elbow	屈曲 flexion	145	上腕骨	橈骨	前腕は回外位とする	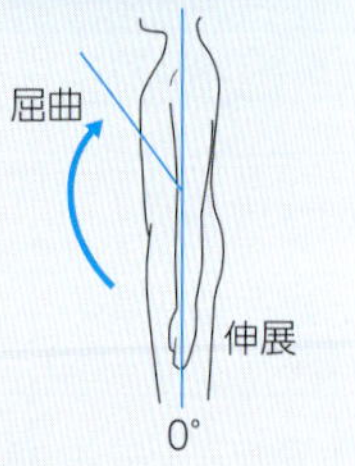
	伸展 extension	5				
前腕 forearm	回内 pronation	90	上腕骨	手指を伸展した手掌面	肩の回旋が入らないように肘を90°に屈曲する	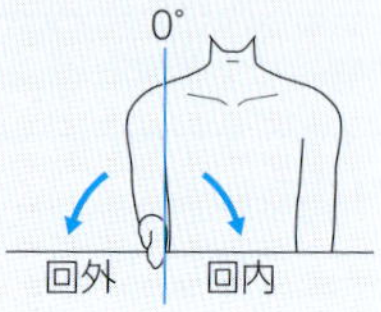
	回外 supination	90				

図3 肘関節可動域測定法（日本整形外科学会，日本リハビリテーション医学会，関節可動域表示ならびに測定法）

（文献2，3より）

肘関節可動域

　日本整形外科学会，日本リハビリテーション医学会が制定した方法で肘関節可動域を測定する[2,3]（図3）。角度計を用いて，屈曲，伸展，回内，回外を正確に測定して左右を比較する。前腕の回旋障害がある場合には手関節も必ずチェックする。

各種ストレステスト，誘発テスト

肘関節不安定症に対する内・外反ストレスおよび後外側回旋不安定症（posterolateral rotatory instability；PLRI）テスト

　無麻酔下でのストレス検査を勧めるものもあるが，疼痛に対する感受性に個人差があることや，無麻酔下では疼痛による筋収縮により不安定性が陰性化する可能性がある。このため，著者らは麻酔下での評価を原則としている。肘関節約20°屈曲位で内・外反ストレス下に肘関節X線正面像を撮影し，各々外側側副靱帯（lateral collateral ligament；LCL）および内側側副靱帯（medial collateral ligament；MCL）損傷の機能不全を評価する（図4）。著者らは内反ストレス下の関節裂隙の傾きをα angle，外反ストレス下の関節裂隙の傾きをβ angleとして評価している（図9b，c参照）。この際，上腕骨が回旋しないように注意する。またPLRIテストは文字通りLCL複合体機能不全により生じるPLRIを評価するもので，軸圧下に前腕回外位で外反ストレスを加えつつ肘関節を屈曲していくと，軽度屈曲位で脱臼を誘発できる。この状態で肘関節X線側面像を撮影する。PLRIテストでは肘屈曲に伴い橈骨頭近位部のくぼみ（dimple）が明瞭となり，約40°を超えたところで突然クリックとともに消失する（dimple sign）。上肢を挙上位で行ったほうが肩関節が固定され，

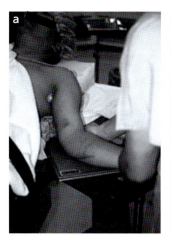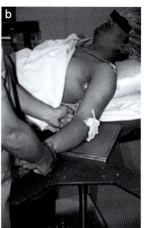

図4 肘関節のストレステスト
a：肘関節外反ストレステスト
b：肘関節内反ストレステスト

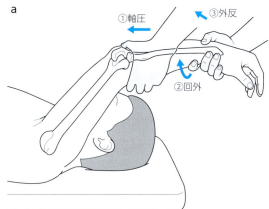

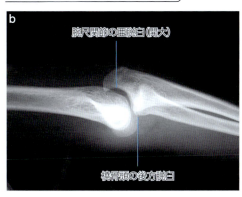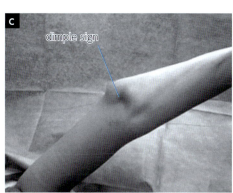

図5 後外側回旋不安定症（PLRI）テストの実際
a，b：軸圧下に（①）前腕回外位で（②）外反ストレスを加えつつ（③）肘関節を屈曲していくと，軽度屈曲位で脱臼を誘発できる（a）。この状態で肘関節X線側面像を撮影する（b）。
c：PLRIテストでは肘屈曲に伴い橈骨頭近位部のくぼみ（dimple）が明瞭となる（dimple sign）。

より不安定性を誘発しやすい。肘関節を後面からみてこのテストを行うと，膝関節のpivot shift testに類似しているので，lateral pivot shift testともよばれる（図5）。LCL複

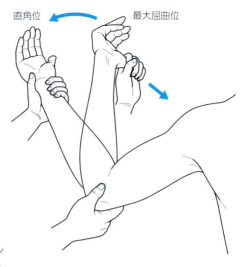

図6 MCL複合体障害に対するmilking test
最大屈曲位もしくは90°屈曲位において，外反ストレスを加え肘関節内側の疼痛が誘発されれば陽性である。

合体に加えMCL複合体も高度に損傷された場合には，この回旋のpivotが失われるため陰性化することが多い。

陳旧性MCL複合体障害に対するmilking test

最大屈曲位もしくは90°屈曲位で外反ストレスを加えることで，肘関節内側部の疼痛が誘発されれば陽性である（図6）。

陳旧性MCL複合体障害に対するmoving valgus stress test

Milking testと同様に外反ストレス下に最大屈曲位から伸展していく際，どの肢位で最も肘関節内側部の疼痛が誘発されるかをみる。

外側上顆炎に対する誘発テスト

・Thomsen test（図7a）
　肘関節伸展・手関節伸展で被検者にこぶしを握らせ，検者が第3中手骨部背側で手関節を掌屈するように力を加えた際に，上腕骨外側上顆部に疼痛が生じれば陽性である。
・Chair test（図7b）
　肘関節伸展・手関節伸展・前腕回内位で椅子を持ち上げさせ，上腕骨外側上顆部に疼痛が生じれば陽性である。
・Middle finger test（図7c）
　肘関節伸展・手関節伸展・前腕回内位で伸展した中指を掌屈させるような力を加えて，上腕骨外側上顆部に疼痛が生じれば陽性である。

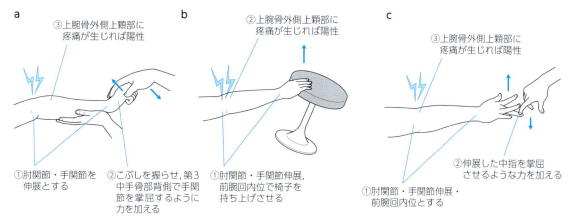

図7　外側上顆炎に対する誘発テスト
a：Thomsen test
b：Chair test
c：Middle finger test

単純X線撮影

　正確な正・側面像を撮影することが重要である。必要があれば斜位像を加えた4方向撮影を行う。また，肘関節では健側との比較が必要な場合も多い。脱臼症例では可及的早期に整復し，整復後にも撮影を行うことで，外側上顆や内側上顆基部の軽微な剝離骨折などの骨性損傷を発見できる。明らかな骨折線がなくても，側面像で上腕骨遠位端部に脂肪体が押し上げられてみえるfat pad signを認める場合には，転位のない亀裂骨折などの存在を考慮しなければならない。

関節造影[4]

　ウログラフィン®注60％（バイエル薬品）2mLを後外側穿刺法で肘関節内に注入する（図8）。軽く肘関節を屈伸させ肘関節X線正・側面像を撮影する。著者らはMCLおよびLCL部分の造影剤の漏出部分の縦径と横径の積をM値およびL値として算出し，その結果と前述したα angle，β angleおよびPLRIテストの結果から肘関節靱帯損傷の状態を判定している（図9，表1）。

　また，小児の上腕骨外側顆骨折，遠位骨端離開，肘関節脱臼の鑑別にも有用である。

Hanging arm test[5]（図10）

　著者らはterrible triad injuryをはじめとするcomplex elbow instabilityの不安定性の術中評価として，修復前と修復後に本法を用いている。すなわち，上腕下に枕を敷き，前腕回外位でイメージ下に肘関節側面像を確認しつつ，伸展させていく。これを前腕回外位・中間位・回内位で評価する。前腕および手部の重みが脱臼方向への力となるが，それでも肘関節運動の求心性が維持されていればよい。

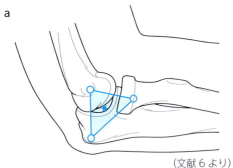
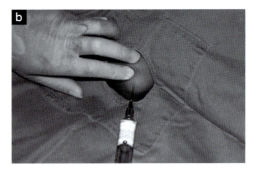

(文献6より)

図8　肘関節造影の実際
a：上腕骨外側顆部，橈骨頭部，肘頭部をメルクマールとした後外側穿刺法。
b：皮膚消毒を行い敷布で被覆し，造影剤を注入(後外側穿刺法)する。

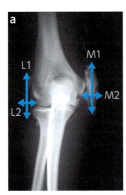
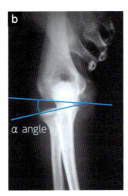
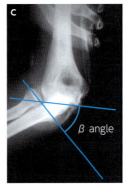
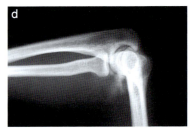

L値＝L1×L2
M値＝M1×M2

図9　肘関節造影およびストレス検査
a：関節造影
b：内反ストレス
c：外反ストレス
d：PLRIテスト

表1　著者らの肘関節靱帯損傷判定基準と手術適応

MCL・屈筋群	LCL・伸筋群
MCL損傷のみ：M1群 （M値＜100，β angle＜10°） **保存療法**	LCL損傷のみ：L1群 （L値＜100，α angle＜10°） **保存療法**
MCL＋屈筋群部分断裂：M2群 （β angle：10〜25°，end point＋） **多くは靱帯修復** （重労働者，スポーツ愛好者など）	
MCL＋屈筋群完全断裂：M3群 （M値≧600，end point−） **靱帯修復の絶対適応**	LCL＋伸筋群完全断裂：L2群 （L値≧100，α angle≧10°） **多くは靱帯修復** （内反肘，重労働者など）

(文献7より)

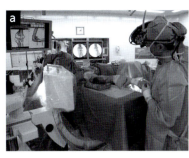
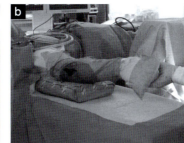
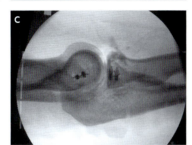

図10　Hanging arm test
上腕下に枕を敷き(a, b),前腕回外位でイメージ下に肘関節側面像(c)を確認しつつ,伸展させていく.前腕および手部の重みが脱臼方向への力となるが,それでも肘関節運動の求心性が維持されていればよい.

コンピュータ断層撮影(CT)などの特殊な画像診断法

　Complex elbow instabilityなどの骨折合併症例では,水平断像のみならず三次元CT画像(3D-CT)や矢状断像,multiplanar reconstruction(MPR)像などの各種再構成画像から鉤状突起や橈骨頭頸部の骨折状態を確認でき,より正確な診断が可能となる.超音波,MRIなどもよく用いられる画像診断法である.

> **POINT**　肘関節の診察においては,きめ細やかな病歴の聴取や問診を行う.視診・触診では肘関節周辺の機能解剖を熟知し,上肢全体をチェックすることが重要である.また各種誘発テストや単純X線,関節造影,コンピュータ断層撮影などの画像診断法に精通しておくべきである.

（今谷潤也）

文献

1) 中村利孝,松野丈夫,井樋栄二,ほか編.主症状から想定すべき疾患.標準整形外科学.第11版.東京:医学書院;2011. p82-95.
2) 日本整形外科学会.関節可動域表示ならびに測定法.日整会誌 1995;69:240-50.
3) 日本リハビリテーション医学会.関節可動域表示ならびに測定法.リハ医 1995;32:207-17.
4) 今谷潤也.肘関節造影.上腕・肘関節・前腕 最新整形外科学大系 第14巻.東京:中山書店;2008. p1463-9.
5) Garrigues GE, Wray WH 3rd, Lindenhovius AL, et al. Fixation of the coronoid process in elbow fracture-dislocations. J Bone Joint Surg Am 2001;93:1873-81.
6) Rockwood CA Jr, Green DP, Wilkins KE, et al, authors. Fractures in Adults(Vol.1). 2nd ed. Philadelphia:Lippincott;1984. p634.
7) 今谷潤也.肘関節後外側回旋不安定症の病態および診断・治療.別冊整形外 2004;46:28-37.

I 診察の進め方

手関節・手の診察

手関節・手の解剖とバイオメカニクス

骨・関節

手関節

　手関節は，①大菱形骨，小菱形骨，有頭骨，有鈎骨で構成される遠位手根列と舟状骨，月状骨，三角骨で構成される近位手根列の間の手根中央関節（midcarpal joint），②近位手根列と橈骨の間の橈骨手根関節（radiocarpal joint），③豆状骨と三角骨の間の豆状三角関節（pisotriquetral joint），④橈骨尺骨切痕と尺骨頭の間の遠位橈尺関節（distal radioulnar joint；DRUJ）の4つの関節で成り立っている（**図1**）。

　手関節を構成する多くの骨は，複雑な靱帯の配置によって結合されている。これらの靱帯のほとんどは関節包内靱帯であり，関節包外靱帯は屈筋支帯（flexor retinaculum）［横手根靱帯（transverse carpal ligament）］のほか，豆状骨と有鈎骨鈎および第5中手骨基部を結ぶ靱帯のみである。関節包内靱帯は前腕骨と手根骨を結合する外在靱帯（extrinsic ligament）と手根骨間を結合する内在靱帯（intrinsic ligament）に分類される。ほとんどの外在靱帯は骨に付着し，内在靱帯は軟骨に付着しており，断裂時には外在靱帯は実質部で断裂し，内在靱帯は付着部より剥離する傾向がある。靱帯の名称は研究者によって異なるが，本項では『日本手外科学会の手外科用語集（改訂第5版）[1]』での名称を用いる。

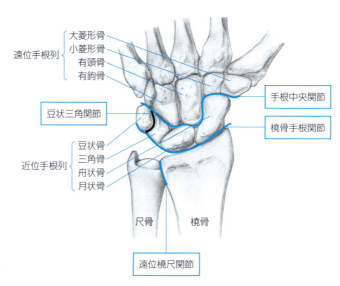

図1　手関節を構成する骨

・外在靱帯

　掌側の外在靱帯には，橈骨と手根骨を結ぶ靱帯として橈骨舟状骨靱帯（radioscaphoid ligament），橈骨有頭骨靱帯（radiocapitate ligament），長橈骨月状骨靱帯（long radiolunate ligament），短橈骨月状骨靱帯（short radiolunate ligament）があり，尺骨と手根骨を結ぶ靱帯として尺骨有頭骨靱帯（ulnocapitate ligament），尺骨月状骨靱帯（ulnolunate ligament），尺骨三角骨靱帯（ulnotriquetral ligament）がある（図2a, b）。

　背側の橈骨と手根骨を結ぶ唯一の外在靱帯として橈骨三角骨靱帯（radiotriquetral ligament）があり，尺骨と手根骨を結ぶ背側の靱帯はない（図2c）。

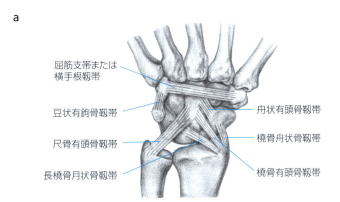

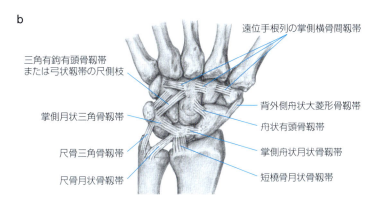

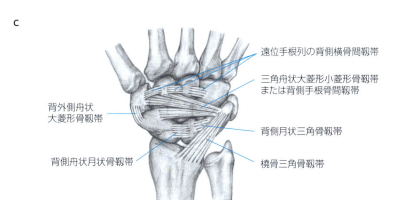

図2　手関節の靱帯
a：掌側浅層の靱帯
b：掌側深層の靱帯
c：背側の靱帯

・内在靱帯

　近位手根列の手根骨間を結ぶ内在靱帯には，舟状月状骨靱帯（scapholunate ligament），月状三角骨靱帯（lunotriquetral ligament）があり，これらは背側と掌側の靱帯と近位の線維軟骨膜で構成され，舟状月状骨靱帯は背側靱帯，月状三角骨靱帯は掌側靱帯が強靱である。遠位手根列の手根骨間は横骨間靱帯（transverse interosseous ligament）で強固に連結されている。遠位手根列と近位手根列を結ぶ内在靱帯として，掌側に舟状有頭骨靱帯（scaphocapitate ligament），三角有鉤有頭骨靱帯（triquetral-hamate-capitate ligament）[弓状靱帯の尺側枝（ulnar limb of arcuate ligament）]があり，背橈側に舟状大菱形骨靱帯（scaphotrapezial ligament），背側に三角舟状大菱形小菱形骨靱帯（triquetrum-scaphoid-trapezium-trapezoid ligament）[背側手根骨間靱帯（dorsal intercarpal ligament）]がある。

　尺骨と手根骨の間には三角線維軟骨複合体（triangula fibrocartilage complex；TFCC）とよばれる靱帯・線維軟骨複合体がある（図3）。TFCCは三角線維軟骨，橈尺靱帯，尺骨手根靱帯，尺側手根伸筋腱腱鞘床とその掌側の関節包により構成され，尺骨手根骨間およびDRUJの安定と尺骨手根骨間の荷重の緩衝に寄与している。TFCCの近位側で橈骨尺骨切痕と尺骨小窩を結ぶ靱帯構造を有する橈尺靱帯がDRUJの安定性に最も重要であり，橈尺靱帯が尺骨小窩から断裂するとDRUJは不安定となる。

・手関節の動き

　手根中央関節の運動方向は橈背屈から掌尺屈方向，つまりダーツスロー方向である。橈骨手根関節は，橈骨の舟状骨窩と月状骨窩に対して舟状骨と月状骨がそれぞれ適合する楕円関節であり，手関節の屈伸運動や橈尺屈運動は手根中央関節でのダーツスロー運動を橈骨手根関節で補正して達成される。すなわち，手関節橈屈時には手根中央関節はダーツスロー運動により橈背屈するため，橈骨手根関節は掌屈して背屈方向のベクトルを相殺し，手関節尺屈時には手根中央関節は掌尺屈するため橈骨手根関節は背屈する。従って，手関節がダーツスロー方向の運動をするときにはほとんどの動きは手根中央関節で生じており，それとは逆の背尺屈から掌橈屈方向のリバースダーツスロー方向の動きをするときにはほとんど橈骨手根関節のみで動いている。

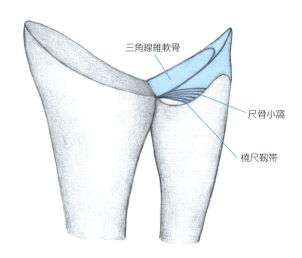

図3　三角線維軟骨複合体（TFCC）の構造

遠位手根列は内在靱帯による靱帯性結合が強いため一塊として動くのに対し，近位手根列では舟状月状関節と月状三角関節で可動性がある．舟状月状骨靱帯が断裂すると舟状骨はその形状と位置関係により掌屈し，月状骨は月状三角骨靱帯で三角骨と連結されているため三角骨とともに背屈する近位手根列背側回転型手根不安定症（dorsal intercalated segment instability；DISI）を呈する（図4）．一方，月状三角骨靱帯が断裂すると三角骨は背屈し，舟状月状骨靱帯で舟状骨と連結されている月状骨は舟状骨とともに掌屈する近位手根列掌側回転型手根不安定症（volar intercalated segment instability；VISI）を呈する．

　DRUJでは主に前腕回内・外運動が行われる．回内・外運動の回転中心は，遠位では尺骨小窩，近位では橈骨頭中心を通る．尺骨頭の曲率半径は橈骨尺骨切痕より小さいため，回内・外運動時にDRUJ高位では尺骨は橈骨の掌背方向にも移動しており，回内時には背側，回外時には掌側に移動する（図5）．

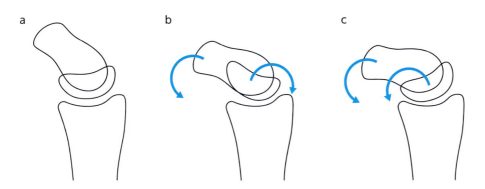

図4　手根不安定症の手関節単純X線側面像
a：正常
b：DISI（dorsal intercalated segment instability）．舟状月状骨靱帯が断裂すると舟状骨は掌屈し，月状三角骨靱帯で三角骨と連結されている月状骨は三角骨とともに背屈する．
c：VISI（volar intercalated segment instability）．月状三角骨靱帯が断裂すると三角骨は背屈し，舟状月状骨靱帯で舟状骨と連結されている月状骨は舟状骨とともに掌屈する．

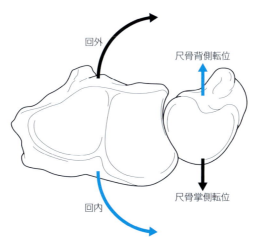

図5　DRUJでの橈尺骨の運動
尺骨は橈骨に対して回内時には背側，回外時には掌側に移動する．

手指関節

示中環小指は中手骨,基節骨,中節骨,末節骨で構成され,手根中央(carpometacarpal;CM)関節,中手指節(metacarpophalangeal;MP)関節,近位指節間(proximal interphalangeal;PIP)関節,遠位指節間(distal interphalangeal;DIP)関節をもつ。母指は中手骨,基節骨,末節骨で構成され,CM関節,MP関節,指節間(interphalangeal;IP)関節をもつ。

・CM関節

第2CM関節は第2中手骨と大菱形骨,小菱形骨および有頭骨の一部で構成され,第3CM関節は第3中手骨と有頭骨,第4CM関節は第4中手骨と有頭骨の一部と有鉤骨,第5CM関節は第5中手骨と有鉤骨で構成される。第2・3CM関節にはほとんど可動性がないが,第4・5CM関節にはそれぞれ約20°,44°の屈伸可動域があり,力強い握り動作の際に屈曲する[2]。

母指CM関節は,鞍状の形状をした大菱形骨関節面と第1中手骨基部関節面が互いにほぼ直交するように組み合わさることにより,屈伸と内・外転のみならずそれらの組み合わせによる分回し運動も可能であり,大きな可動域を有する(図6)。しかも大菱形骨は第2~5中手骨に対して屈曲・外転・回内した位置にあることにより,母指は他の指に対して対立位に保たれている。これらのことにより,母指は他の指との対立運動が可能となり,物を握る,つかむ,つまむなどの動作が可能となっている。母指CM関節の靱帯の分類にはさまざまな報告があるが,大菱形骨結節と第1中手骨基部背側を結ぶ背側手根中手靱帯(dorsal carpometacarpal ligament),大菱形骨掌側と第1中手骨基部掌側を結ぶ掌側手根中手靱帯(volar carpometacarpal ligament),第1中手骨基部と第2中手骨基部を結ぶ中手骨間靱帯(intermetacarpal ligament)の3つに分けると理解しやすい。背側手根中手靱帯が最も厚く強靱な靱帯であり,背側脱臼の制動に最重要と考えられている。母指CM関節は安静時には緩く不安定で亜脱臼位にあるが,他の指との対立位で握り動作やつまみ動作を行うと対向性のよい安定した位置となる。母指CM関節には大きな力が加わり,70kgの人の握り動作では120kgまでの力が加わり,側方つまみ動作では母指や示指の指尖部の12倍の力が加わる[3]。

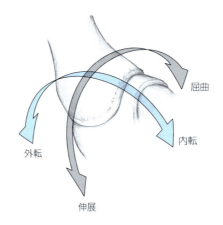

図6 母指CM関節の構造
2つの鞍が互いに組み合ったような構造をしているため,各方向に大きな可動域を有する。

・MP関節

　MP関節は中手骨と基節骨で構成される顆状関節であり，屈伸運動と橈尺屈運動およびわずかな回旋運動を行う．MP関節の側副靱帯は，中手骨頭背側から基節骨基部掌側に斜めに走行している（図7）．その掌側を副靱帯が中手骨頭背側から掌側に走行し，掌側板（volar cartilage plate）に停止している．側副靱帯の起始部が骨頭中心より背側にあり，中手骨頭の掌側には凸状の結節があるため，側副靱帯はMP関節屈曲時に緊張し，橈尺屈は不能となる．MP関節伸展時には，側副靱帯が緩むため橈尺屈運動が可能であるが，副靱帯が緊張している．MP関節伸展位で長期間の外固定を行うと弛緩した側副靱帯が短縮してMP関節が屈曲不能となるため，MP関節の伸展位固定は避ける必要がある．

・PIP関節・DIP関節

　PIP関節は基節骨と中節骨で構成される蝶番関節であり，屈伸運動のみを行い，側方動揺性はほとんどない．側副靱帯は基節骨頭側方の陥凹部の近位から背側にかけての領域から起始し，中節骨基部側方に停止している（図8）．基節骨頭には中手骨頭のような掌側側方の結節を認めないため，屈曲伸展でその靱帯の緊張は変わらず，PIP関節を伸展位で固定してもMP関節と異なり靱帯性の伸展拘縮は生じにくい．副靱帯はその掌側を走行し，掌側板に停止している．PIP関節の掌側を覆う掌側板の橈尺側近位端には細いが強固な靱帯である手綱靱帯（checkrein ligament）が基節骨頚部掌側に付着しており，PIP関節の過伸展を防いでいる．

　DIP関節もPIP関節と同様に屈伸運動のみを行う蝶番関節であり，中節骨と末節骨で構成される．

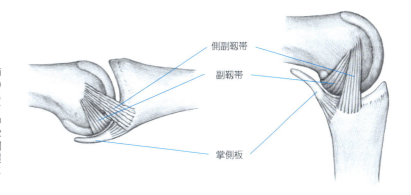

図7　MP関節の靱帯構造
側副靱帯が中手骨頭背側から基節骨基部掌側に斜めに走行し，その掌側を副靱帯が中手骨頭背側から掌側に走行し，掌側板に停止している．側副靱帯の起始部が骨頭中心より背側にあり，中手骨頭の掌側には凸状の結節があるため，側副靱帯はMP関節伸展時には弛緩しているが（a），MP関節屈曲時に緊張する（b）．

a　　　　　　　　　　b

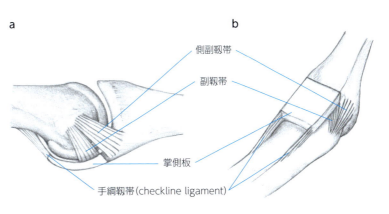

図8　PIP関節の靱帯構造
側副靱帯が基節骨頭側方から中節骨基部側方に走行し，副靱帯がその掌側を走行して掌側板に停止している．掌側板の橈尺側近位端と基節骨頚部掌側を手綱靱帯（checkrein ligament）が連結し，PIP関節の過伸展を予防している．

筋

前腕以遠の筋は，前腕に筋腹をもつ前腕筋と手内に起始と停止をもつ手筋に分類される。

前腕筋

　前腕筋は，手指と手関節の伸展および前腕回外運動を行う伸展回外筋群と屈曲および回内運動を行う屈曲回内筋群に分けられる。伸展回外筋群はすべて橈骨神経支配であり，屈曲回内筋群は正中あるいは尺骨神経支配である。

　伸展回外筋群の主な機能は，腕橈骨筋は肘屈曲，長橈側手根伸筋は手関節伸展および橈屈，短橈側手根伸筋は手関節伸展，総指伸筋は指MP関節伸展，小指伸筋は小指MP関節伸展，尺側手根伸筋は手関節伸展および尺屈，回外筋は前腕回外，長母指外転筋は母指CM関節外転および伸展，短母指伸筋腱は母指MP関節伸展，長母指伸筋は母指IP関節伸展，固有示指伸筋は示指MP関節伸展である。

　屈曲回内筋群の主な機能は，円回内筋および方形回内筋は前腕回内，橈側手根屈筋は手関節屈曲および橈屈，長掌筋は手関節屈曲，尺側手根屈筋は手関節屈曲および尺屈，浅指屈筋は指PIP関節屈曲，深指屈筋は指DIP関節屈曲，長母指屈筋は母指IP関節屈曲である。

手筋

　手筋は母指球の隆起を形成して母指の運動を司る母指球筋，小指球の隆起を形成して小指の運動に関与する小指球筋，深指屈筋腱から起始して指背腱膜に停止する虫様筋，中手骨に起始する骨間筋に分類される。

　母指球筋は，短母指外転筋，短母指屈筋，母指対立筋，母指内転筋で構成され，短母指屈筋深頭と母指内転筋が尺骨神経支配であり，その他は正中神経支配である。母指球筋の主な機能は，短母指外転筋と母指対立筋は母指CM関節外転および母指回内，短母指屈筋は母指MP関節屈曲および母指回内，母指内転筋は母指内転およびMP関節屈曲である。

　小指球筋は，短掌筋，小指外転筋，短小指屈筋，小指対立筋で構成され，尺骨神経支配である。短掌筋は，指の運動には関与せず，手掌尺側の皮膚を緊張させ，尺骨神経・動脈を保護する役割がある。その他の小指球筋の主な機能は，小指外転筋は小指外転，短小指屈筋は小指MP関節屈曲，小指対立筋は第5CM関節屈曲および小指回外である。

　虫様筋は第1～4虫様筋があり，第1，2虫様筋は1本の深指屈筋腱に起始し，正中神経支配である。第3，4虫様筋は隣接する2本の深指屈筋腱に起始し，尺骨神経支配である。MP関節の屈曲とPIP関節およびDIP関節の伸展を行う。

　骨間筋は第1～4背側骨間筋と第1～3掌側骨間筋があり，尺骨神経支配である。虫様筋と同様にMP関節の屈曲とPIP関節およびDIP関節の伸展を行うが，それと同時に背側骨間筋は指の外転，掌側外転筋は指の内転を行う。

腱

屈筋腱

示中環小指の屈筋腱には浅指屈筋腱と深指屈筋腱があり，前腕から中手部までは浅指屈筋腱が深指屈筋腱の浅層にあるが，浅指屈筋腱は基節部で橈尺に二分してスリットを形成し，深指屈筋腱を浅層に出す（図9）。浅指屈筋腱の二分した腱線維は深指屈筋腱の深層で一部互いに交叉して末梢で再び二分して中節骨に停止してPIP関節を屈曲させる。深指屈筋腱は末節骨に停止してDIP関節を屈曲させる。この浅指屈筋腱の交叉部位を腱交叉（chiasma tendinum）とよぶ。

示中環小指の屈筋腱が中枢に滑走するとMP関節，PIP関節，DIP関節の3つの関節が屈曲するが，その際屈筋腱が滑走床から浮き上がる弓づる形成（bowstringing）を防止して効率よく屈曲させるために，屈筋腱は強固な靱帯性腱鞘により骨に押さえつけられている。この靱帯性腱鞘は，MP関節部から末節まであり，A1～5の5つの強固な輪状の腱鞘とC1～3の3つの薄くて柔軟なX型の腱鞘がある（図10）。なかでもA2 pulleyとA4 pulleyは弓づる形成を予防して，PIP関節とDIP関節を効率よく屈曲させるのに最も重要である。ばね指は，A1 pulleyの肥厚炎症とともに屈筋腱自身にも炎症と肥厚が生じるために発生する病態である。

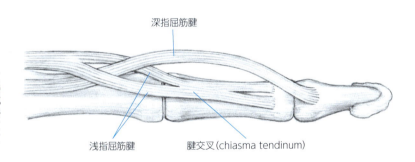

図9 腱交叉（chiasma tendinum）
浅指屈筋腱は基節部で二分して深指屈筋腱の両側からその深層に回り，二分した腱線維の一部は腱交叉で交叉してその末梢で再び二分して中節骨に停止して深指屈筋腱の滑走床を形成している。

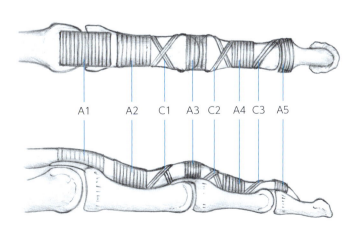

図10 靱帯性腱鞘
A1～5の強固な輪状の腱鞘とC1～3の薄くて柔軟なX型の腱鞘がある。

伸筋腱

伸筋腱は手関節高位で弓づる形成を防ぐために伸筋支帯（extensor retinaculum）で覆われている。伸筋支帯は6つの区画に隔壁で隔てられており，第1区画には長母指外転筋腱および短母指伸筋腱，第2区画には長・短橈側手根伸筋腱，第3区画には長母指伸筋腱，第4区画には総指伸筋腱および固有示指伸筋腱，第5区画には小指伸筋腱，第6区画には尺側手根伸筋腱が通過する（図11）。

示中環小指の伸筋腱は，MP関節部で掌側に薄い腱膜を分岐して基節骨基部に停止する。MP関節を越えた伸筋腱は基節中央で伸筋腱中央索と伸筋腱側索とに分かれ，伸筋腱中央索は骨間筋腱中央索と合流して中央索（central band）となり中節骨基部背側に停止する（図12）[1]。伸筋腱側索は骨間筋腱側索と合流して側索（lateral band）となり，橈尺の側索が中節部で合流して終止腱（terminal tendon）を形成して末節骨に停止する。

伸筋腱は，MP関節高位で深横中手骨靱帯より起始して伸筋腱側面に停止する幅7〜8mmの腱膜である矢状索（sagittal band）と，その遠位で骨間筋腱の背側より起始して伸筋腱側面に停止する骨間筋腱帽（interosseous hood）により指伸展構造（extension apparatus）とよばれる特殊な伸展機構を構成している。矢状索は伸筋腱を中手骨頭の中央部に固定し，伸展時には伸筋腱の過伸展を制御し，屈曲時には末梢に約20mm移動して指の屈曲を円滑にする。骨間筋腱帽は，伸筋腱を指背中央で固定し，同時に骨間筋腱が掌側に落ちないように保持しており，伸筋腱と骨間筋腱の相対的な位置を保持している。側索は指伸展時にPIP関節高位で回転中心軸の背側に移動してPIP関節伸展に作用し，屈曲時には掌側に移動してPIP関節屈曲に作用する。

（西脇正夫）

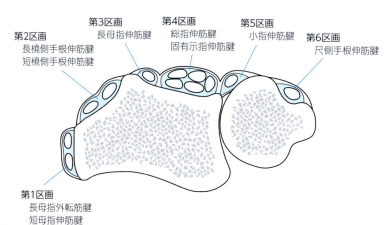

図11 伸筋腱区画

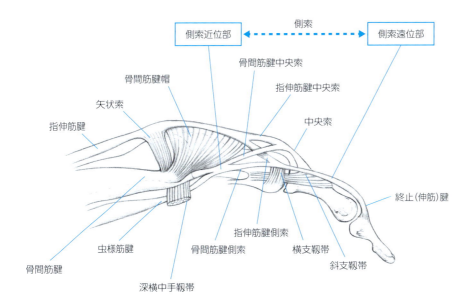

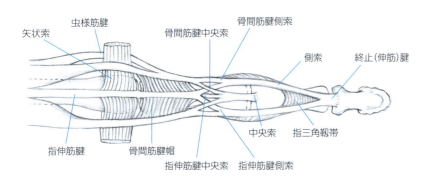

図12 指の伸展機構(指背腱膜)

文献

1) 日本手外科学会(編). 手外科用語集 改訂第5版. 電子版, 2016.
2) El-Shennawy M, Nakamura K, Patterson RM, et al. Three-dimensional kinematic analysis of the second through fifth carpometacarpal joints. J Hand Surg Am 2001；26：1016-29.
3) Edmunds JO. Current concepts of the anatomy of the thumb trapeziometacarpal joint. J Hand Surg Am 2011；36：170-82.

Ⅰ 診察の進め方

手関節・手の診察
診察の実際

　手関節・手の疾患は多岐にわたるが，診断にあたってはまず詳細な問診よりはじめ，視診・触診を行う。その後，画像検査や検体検査，生体検査などの各種の必要な検査を行い，これらの結果を総合的に判断して最終診断に到達するが，機能解剖を十分に理解して問診・視診・触診を行えば，その時点で診断をほとんど絞り込むことができる。

問診

　発症時期や様式，その原因を注意深く聞く。単一の外力により急に発症する場合，スポーツや労働などの繰り返しの外力により徐々に発症する場合，誘因なく急にあるいは徐々に発症する場合などがあり，これらの発症様式によって考えられる疾患が異なる。疼痛のある患者では疼痛の性状や安静時痛があるか，どのような動作で疼痛が増悪するか，症状の日内変動があるかなどを注意深く聞く。年齢や性別で頻度の高い疾患を絞り込むことができることも少なくない。高齢女性が転倒して手をついた場合には，骨粗鬆症による橈骨遠位端骨折を生じることが多く，妊娠中や閉経後の女性の手のしびれや痛みでは手根管症候群や腱鞘炎の頻度が高い。仕事内容やスポーツ，楽器は発症と関連することが多く，また治療ゴール設定にあたっても重要である。既往歴の聴取も重要であり，糖尿病やステロイド治療，ホルモン治療など手の疾患との関連が深いものもある。

視診

　診察の際には手指の腱鞘炎や外傷などの明らかに手のなかに病変が限局している場合を除き，肘の上までは衣服を脱がせて上肢全体を観察する。

創

　開放創の位置から腱損傷，神経損傷，血管損傷の可能性を推測することができる。安静時の指位を観察することも重要であり，深指屈筋腱が断裂した指は他の指より伸展位をとる（図1）。また，擦過傷がある場合にはその位置から受傷機転を推測できる。

色調

　骨折，靱帯損傷，筋損傷などでは斑状出血を伴うことが多い。斑状出血は受傷後数日経

過すると受傷部位から離れた部位にも広がることが多い。発赤がある場合には急性炎症を疑う。化膿性腱鞘炎では腱鞘に沿った腫脹と圧痛に加え，発赤がある。チアノーゼ状や蒼白である場合には循環障害を疑う。

腫脹

骨折がある場合，受傷直後は腫脹がないが，数時間以内に損傷部に一致して腫脹が出現する。手や前腕に浮腫性腫脹を生じることもある。外傷なく関節が腫脹している場合には関節炎を疑い，原因として関節リウマチが代表的であるが，痛風，Kienböck病，変形性関節症などでも生じる。手指屈筋腱腱鞘に沿った腫脹は関節リウマチなどによる屈筋腱腱鞘滑膜炎を疑う。結核菌や非定型抗酸菌感染が原因のこともあり，発赤や熱感などの急性炎症症状を伴っていれば化膿性腱鞘炎を疑う。屈筋腱腱鞘滑膜炎は手関節部に生じ，手根管の近位の前腕遠位掌側面が腫脹し，手根管症候群を伴うことも多い。

筋萎縮

手内筋では，母指球筋，小指球筋，第1背側骨間筋の萎縮がないか観察する。母指球筋萎縮のみある場合には手根管症候群などによる低位正中神経麻痺を疑うが(図2)，母指IP関節と示指DIP関節・PIP関節の自動屈曲もできなければ高位正中神経麻痺を疑う。第1背側骨間筋と小指球筋の萎縮があれば，肘部管症候群やGuyon管症候群などによる尺骨神経麻痺を疑う(図3)。すべての手内筋が萎縮している場合には頚髄症など中枢での病変を疑う。

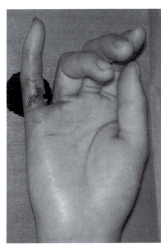

図1 小指浅指屈筋腱・深指屈筋腱断裂

手の力を抜いた状態で小指はほかの指より伸展位をとる。

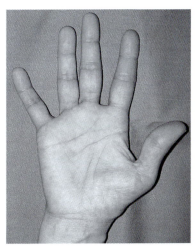

図2 手根管症候群による母指球筋萎縮

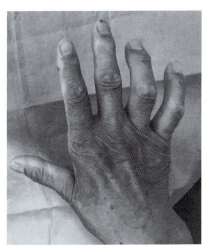

図3 肘部管症候群による第1背側骨間筋萎縮と環小指鉤爪変形

前腕では，前面で屈筋回内筋群，後面で伸筋回外筋群の萎縮がないか観察する。上腕で上腕二頭筋，上腕三頭筋，三角筋，肩甲部で棘上筋や棘下筋の萎縮がないか観察する。

変形

・DIP関節部の変形
腫脹なくDIP関節の屈曲変形がある場合には腱性槌指を疑う（図4）。DIP関節が膨隆している場合にはHeberden結節の可能性が高く，屈曲変形や尺屈変形を伴うことも多い。

・PIP関節部の変形
PIP関節が膨隆している場合にはBouchard結節を疑うが，関節リウマチの場合もある。

・スワンネック変形（swan-neck deformity，図5）
PIP関節過伸展とDIP関節屈曲変形であり，関節リウマチでのMP関節の滑膜炎による掌側亜脱臼や痙性麻痺手での骨間筋機能亢進により中央索への緊張が亢進することや，PIP関節掌側板の断裂や伸長，腱性槌指などが原因となる。

・ボタンホール変形（buttonhole deformity，図6）
PIP関節屈曲とDIP関節過伸展変形であり，関節リウマチでのPIP関節滑膜炎やPIP関節背側の切創などにより指背腱膜中央索が伸長し，両側側索が掌側転位することにより生じる。

・ダックネック変形（duck-neck deformity，図7）
母指のスワンネック変形であり，IP関節が屈曲，MP関節が過伸展する。関節リウマチや変形性関節症でCM関節が内転することにより生じる。

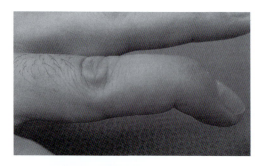

図4　環指腱性槌指によるDIP関節屈曲変形

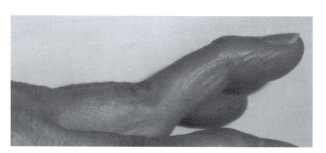

図5　中指スワンネック変形

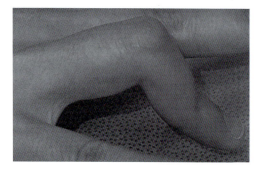

図6　環指ボタンホール変形

- **尺側偏位（ulnar drift，図8）**
 示中環小指のMP関節尺屈かつ屈曲変形であり，関節リウマチで生じる。
- **鉤爪変形（claw deformity，図3）**
 DIP関節・PIP関節屈曲，MP関節過伸展変形であり，低位尺骨神経麻痺で環指小指に生じる。肘部管症候群などの高位尺骨神経麻痺でよくみられるが，深指屈筋腱も麻痺するためその程度は軽くなる。低位正中神経麻痺を合併した場合には示中環小指とも変形する。

触診

問診と視診により診断をある程度絞り込んだうえで圧痛点，感覚検査，筋力評価，関節可動域計測，徒手検査などの必要な触診を行う。

圧痛点

局所の圧痛は，その部位に病変が存在することを示しており，圧痛点を詳細に調べることはきわめて重要である。

指関節の圧痛点は掌背側と橈尺側に分けて調べる必要がある。関節炎では全周性に圧痛があることが多いが，PIP関節の橈尺側の一方のみに圧痛があるときは側副靱帯損傷を疑い，MP関節の掌側のみに圧痛があるときは，ばね指を疑う。

手関節の圧痛点も橈骨手根関節，手根中央関節，遠位橈尺関節（distal radioulnar joint；DRUJ），豆状三角関節をそれぞれ調べ，病変部位を絞り込む必要がある。手関節部では，背側では橈骨茎状突起，Lister結節，尺骨頭，尺骨茎状突起が触れやすく，掌側では舟状骨結節，有鉤骨鉤，豆状骨が掌側に隆起しておりメルクマールとなる。圧痛点が橈骨茎状

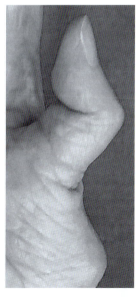

図7　ダックネック変形

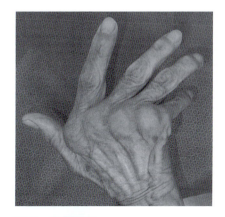

図8　尺側偏位

突起にあり，伸筋腱第1区画の特に短母指伸筋腱に限局していればde Quervain病を疑う。転倒して手をついた場合には舟状骨骨折を鑑別するために舟状骨結節のほか，短母指伸筋腱と長母指伸筋腱の間の嗅ぎタバコ窩(snuff box)の圧痛も調べる必要がある(図9)。DRUJの安定性に最も重要な三角線維軟骨複合体(TFCC)の橈尺靱帯の尺骨小窩での剥奪損傷では，尺骨茎状突起基部，尺側手根屈筋，尺骨頭掌側，豆状骨の間のsoft spotに圧痛がある(ulnar fovea sign，図10)[1]。

手指の屈筋腱や橈側手根屈筋腱，尺側手根屈筋腱に沿った圧痛も調べる必要があり，これらに沿った圧痛があれば屈筋腱腱鞘炎を疑う。

感覚検査

一般的には柔らかい毛筆などを用いて触覚検査を行うが，脊髄空洞症に代表されるような温痛覚のみ低下して触覚異常がない解離性感覚障害を呈する疾患もあるので，安全ピンなどを用いた痛覚検査が必要なこともある。触覚の経時的な変化をみる場合には，触覚検査を定量化できるセメスワインスタインモノフィラメント(Semmes-Weinstein Monofilament)を用いたテストが有用である(図11)。神経断裂縫合後はmisdirectionによる中枢物体認識能の再構築を要するため，その評価には表在感覚と深部感覚の総合感覚検査である静的および動的2点識別覚テスト(static 2PDおよびmoving 2PD)が有用である。

感覚検査を行う際には各末梢神経の感覚支配野の知識が不可欠であるが，それぞれの神経の感覚支配野は互いに重複しているため，単一の神経の支配を受ける固有支配野での検

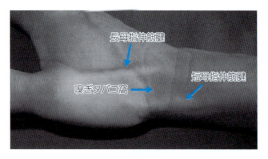

図9 嗅ぎタバコ窩(snuff box)
短母指伸筋腱と長母指伸筋腱の間にできる空間であり，舟状骨骨折ではこの部位に圧痛があることが多い。

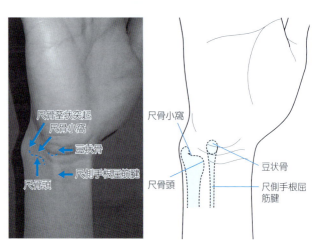

図10 Ulnar fovea sign
尺骨茎状突起基部，尺側手根屈筋腱，尺骨頭掌側，豆状骨の間のsoft spotに圧痛がある場合にはTFCCの橈尺靱帯の尺骨小窩での剥奪損傷を疑う。

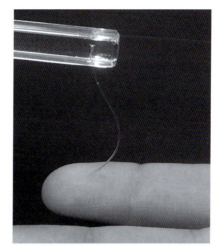

図11 セメスワインスタインモノフィラメント (Semmes-Weinstein Monofilament) を用いた触覚検査

太さの異なるナイロンモノフィラメントを皮膚に下ろしてたわませて，感じることのできたフィラメントの色（緑：触覚正常，青：触覚低下，紫：防御感覚低下，赤：防御感覚脱失，赤・黒斜線：測定不能）でマッピングを行う。

査が重要である。正中神経では示指中指指腹部，尺骨神経では小指指腹部，橈骨神経では母指示指間の背側に固有支配野がある。

感覚異常の範囲がある特定の神経の支配領域に限定されているか，脊髄髄節性であるか，あるいは手袋状であるかを判断することにより原因疾患を絞り込むことができる。

小児では感覚検査が困難であるが，指をお湯に約10分つけておくと正常では指先に皺が寄るが，感覚脱失のある場合には変化がないことにより感覚障害の有無を判断することができる（Wrinkle test）。

筋力評価

各筋の筋力は一般的に徒手筋力テスト（manual muscle test；MMT）によって0～5の6段階に評価される。手関節・手の診察では，その他に握力計を用いた握力測定やピンチメーターによるピンチ力測定が客観的に定量的な評価ができるためよく用いられている。

関節可動域計測

自動運動関節可動域と他動運動関節可動域の両方を測定する。

手指関節の自動運動可動域が制限されているが他動運動可動域は良好な場合には，筋力低下や神経麻痺のほか，その関節より近位での腱の断裂や癒着を疑う。

他動運動可動域にも制限がある場合，動的腱固定効果（dynamic tenodesis effect）を調べる。可動域制限のある関節と隣接した関節の屈曲角度を変えるとその関節の可動域が変わる場合は動的腱固定効果陽性であり，それらの関節より近位での腱癒着や筋拘縮を疑う。一方，可動域制限の程度が隣接関節の屈曲角度を変えても変化しない場合は動的腱固定効果陰性であり，その関節を構成する関節包，側副靱帯，掌側板などにも可動域制限の原因がある。

可動域には個人差があるため，必ず健側も計測して比較する必要がある。

徒手検査

手関節・手の診察で使う代表的な徒手検査を示す。

・母指CM関節症

Grind test：母指中手骨を把持して圧迫を加えながら分回しを行い母指CM関節痛の再現性があれば陽性である。母指CM関節症の診断によく用いられているが感度は低い[2]。

Lever test (図12)：母指中手骨基部を把持して橈尺方向に最大限動かして母指CM関節痛の再現性があれば陽性であり，母指CM関節症での感度特異度とも高い[2]。

・舟状月状骨間靱帯損傷

Scaphoid shift test (図13)：舟状骨結節を掌側からしっかりと押さえた状態で手関節を尺屈位から橈屈強制する。健常者では舟状骨結節を掌側から押さえられているため舟状骨が掌屈できない。舟状月状骨間靱帯損傷がある場合には舟状骨近位極が疼痛を伴って舟状骨窩から背側に亜脱臼するのが触知され，舟状骨結節への圧迫を解除すると整復音を伴って整復される[3]。

・DRUJ不安定性

DRUJ ballottement test (図14)：前腕回旋中間位で橈骨と手根骨を把持して固定し，尺骨頭を掌背方向に移動させた際の橈骨に対する尺骨頭のずれの程度を調べる。個人差が大きいので健側と比較することが重要である。

・尺骨突き上げ症候群

Ulnocarpal stress test (図15)：手関節を他動的に尺屈し，軸圧をかけた状態で前腕を回内・外して手関節尺側部痛の再現性があれば陽性である。尺骨突き上げ症候群での感受性は高いが特異度が低く，TFCC損傷や月状三角骨間靱帯損傷でも陽性となる[4]。

・尺側手根伸筋腱 (ECU) 腱鞘炎

ECU synergy test[5] (図16)：肘関節90°屈曲位・前腕最大回外位・手関節中間位・手指

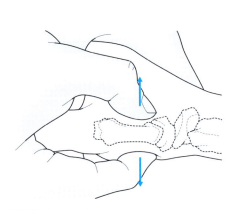

図12　Lever test
母指中手骨基部を把持して橈尺方向に最大限動かして母指CM関節痛を誘発する。

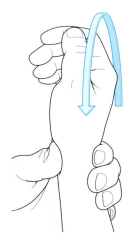

図13　Scaphoid shift test
舟状骨が掌屈できないように舟状骨結節を掌側からしっかりと押さえた状態で手関節を尺屈位から橈屈強制する。舟状月状骨間靱帯損傷がある場合には舟状骨近位極が疼痛を伴って舟状骨窩から背側に亜脱臼するのが触知される。

伸展位で母指と中指が離れないように押さえた状態で母指を抵抗下に橈側外転させる。ECUは長母指外転筋とsynergistic effectを有しているため，この動作によりECU腱のbowstringing（弓づる形成）が触知され，ECU腱鞘炎では疼痛が誘発される。特異度が高く，TFCC損傷との鑑別に有用である。

・De Quervain病

Finkelstein test：母指を把持して手関節を他動的に尺屈させて短母指伸筋腱に沿った疼痛を誘発する。

・浅指屈筋腱断裂

浅指屈筋腱テスト（図17）：隣接指のDIP関節とPIP関節を伸展位で保持した状態でPIP

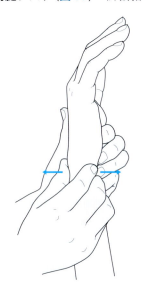

図14　DRUJ ballottement test
前腕回旋中間位で橈骨と手根骨をしっかりと把持した状態で尺骨頭を他動的に掌背方向に移動させて橈骨に対する尺骨頭のずれの程度を調べる。

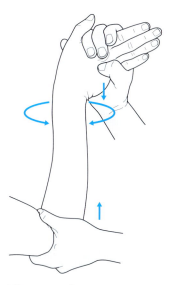

図15　Ulnocarpal stress test
手関節を他動的に尺屈して軸圧をかけた状態で前腕を回内・外することにより手関節尺側部痛を誘発する。

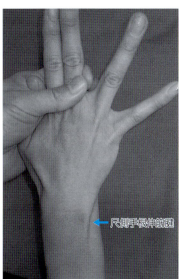

図16　ECU synergy test
前腕最大回外位で母指と中指が離れないように押さえた状態で母指を抵抗下に橈側外転させるとECU腱のbowstringing（弓づる形成）が触知され，ECU腱鞘炎では疼痛が誘発される。

尺側手根伸筋腱

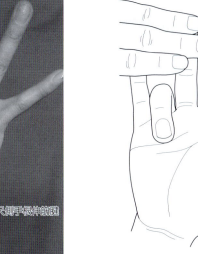

図17　環指の浅指屈筋腱テスト

関節を自動屈曲させる。筋腹の分離が悪い深指屈筋腱は，他指を伸展位に保持すると末梢に牽引されて作用できないため，浅指屈筋腱はPIP関節の自動屈曲ができれば正常に機能しており，自動屈曲できない場合には断裂を疑う。

・内在筋（intrinsic muscle）拘縮

Bunnell intrinsic tightness test：MP関節屈曲位より伸展位のときにPIP関節の屈曲が制限されている場合には内在筋の短縮や拘縮がある。

・手根管症候群

Phalen test[6]（図18）：手関節最大掌屈位を約1分間保持したときに正中神経領域のしびれが増強すれば陽性である。手根管症候群での感度・特異度は報告により50〜90％とばらつきがある。

・尺骨神経麻痺

フローマン（Froment）徴候（図19）：母指と示指で紙を把持させると，尺骨神経麻痺で母指内転筋と第1背側骨間筋が麻痺している場合にはMP関節の固定性を得るためにMP関節を過伸展位とすることによりロックして長母指屈筋腱で紙を押さえようとしてIP関節を屈曲させる。

・末梢循環障害

Allen test：手指を強く握って挙上することにより手のなかの血液を少なくした状態で，手関節部で橈骨動脈と尺骨動脈を圧迫して閉塞した後，手指を伸展させると手は蒼白となる。この状態で一方の動脈の圧迫を解除したときに動脈の閉塞がない場合には血液が流入し，蒼白部位が紅潮する。橈骨動脈と尺骨動脈の血流障害を調べる検査であるが，指Allen testは同様の手技であり，指根部で両側の指動脈の血流障害の有無を判定する。

（西脇正夫）

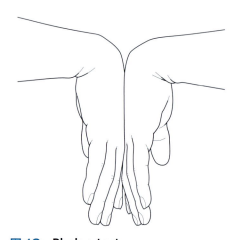

図18　Phalen test
手関節最大掌屈位を約1分間保持させて正中神経領域のしびれを誘発する。

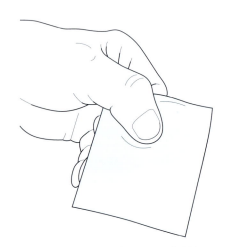

図19　フローマン（Froment）徴候
母指と示指で紙を把持させると，尺骨神経麻痺で母指内転筋と第1背側骨間筋が麻痺している場合には代わりに長母指屈筋腱で紙を押さえようとしてIP関節を屈曲させる。

文献

1) Tay SC, Tomita K, Berger RA. The "ulnar fovea sign" for defining ulnar wrist pain：an analysis of sensitivity and specificity. J Hand Surg Am 2007；32：438-44.
2) Model Z, Liu AY, Kang L, et al. Evaluation of Physical Examination Tests for Thumb Basal Joint Osteoarthritis. Hand (N Y) 2016；11：108-12.
3) Watson HK, Ashmead D, IV, Makhlouf MV. Examination of the scaphoid. J Hand Surg Am 1988；13：657-60.
4) Nakamura R, Horii E, Imaeda T, et al. The ulnocarpal stress test in the diagnosis of ulnar-sided wrist pain. J Hand Surg Br 1997；22：719-23.
5) Ruland RT, Hogan CJ. The ECU synergy test：an aid to diagnose EUC tendonitis. J Hand Surg Am 2008；33：1777-82.
6) Phalen GS. The carpal-tunnel syndrome. Seventeen years' experience in diagnosis and treatment of six hundred fifty-four hands. J Bone Joint Surg Am 1966；48：211-28.

I 診察の進め方

検査①
X線撮影，CT，超音波

画像検査のポイント

　上肢は非荷重関節であり，スポーツや労働作業はもちろん，日常生活でも，その広い可動範囲や指先の繊細な動きが利用されている。また，そのため負荷は低いものの同一作業を繰り返すこととなる。よって，上肢の日常診療においては外傷や腫瘍性病変を除けば，骨・関節疾患よりも腱や靱帯，筋肉，神経といった軟部組織の異常に遭遇することが多い。そこで，画像検査においてもこのような上肢の可動性と細やかな機能を評価する意識をもつことが大切である。

単純X線撮影

　整形外科診療において，画像検査は骨や筋肉，靱帯の状態を把握するために必須の検査である。なかでも単純X線撮影は骨の輪郭および骨内部の構造の描出に優れ，骨・関節疾患の診断では第一選択の検査となる。しかし，単純X線撮影は平面での透過像となるため，1方向のみですべての情報を得るのは困難である。よって最低でも2方向（通常は正面像と側面像）での画像評価が基本となる。また，部位に応じて斜位撮影や軸位撮影など多方向からの撮影による評価を行う（図1）。また，関節の動的変化をとらえるために，肩関節で

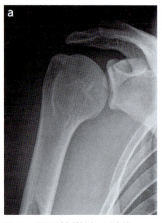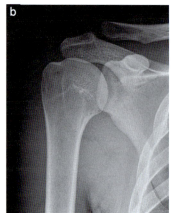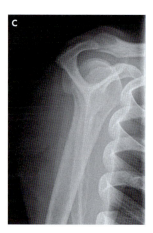

図1　肩関節単純X線像
21歳，男性。
a：正面像（true AP像）。肩甲骨面に垂直に照射し関節裂隙を描出する。
b：斜位像。正対した状態で撮影すると，上腕骨頭と肩甲関節窩が重なって描出される。
c：Scapula Y像。肩峰の形態，上腕骨頭の前後位置関係，骨折の転位の評価が可能であり，外傷診療では本撮影と正面像とを合わせた撮影（trauma series）が推奨されている。

は挙上位撮影(**図2**)やストレス負荷での撮影を行う。肘の上腕骨小頭部では前方部分を標的とするため、肘関節を屈曲させた状態での撮影も行う(**図3**)[1]。そのほかにも特定の病変を描出するためのさまざまな特殊撮影があり、**表1**にまとめた[2,3]。

> **POINT** 単純X線像の読影では、骨の輪郭、皮質骨の構造、海綿骨の骨梁構造、関節における骨と骨の位置関係のほか、骨周囲の軟部組織の陰影の変化などにも注意して読影を行う。

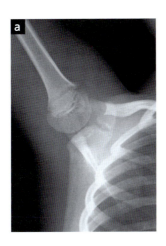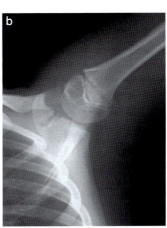

図2 肩関節の機能撮影(ゼロポジション撮影)

10歳、男児。肩甲骨面に150°挙上し正面像を撮影する。肩甲上腕リズムや肩甲上腕関節の拘縮の有無、スリッピングの有無、肩甲上切痕の形態の把握が可能である。
a:健側
b:患側(肩甲上腕関節の可動性低下)

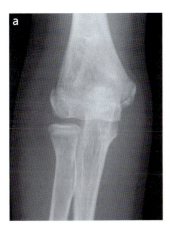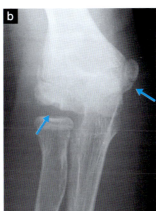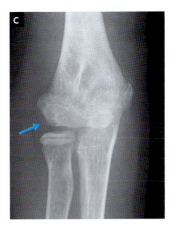

図3 肘関節45°屈曲位撮影(45° tangential view)、斜位撮影

11歳、男児。上腕骨小頭部の離断性骨軟骨炎(osteochondritis dissecans;OCD)。上腕骨を撮影面に対して45°屈曲して撮影することで、上腕骨小頭部前方に対して接線方向にX線が照射される。よってこの部位の骨軟骨病変の評価に適している。また内側上顆の裂離の評価もできるため、投球肘障害の撮影法として有用である(**矢印**)。
a:正面像
b:肘関節45°屈曲位撮影像
c:肘関節斜位像。初期の上腕骨小頭部OCDでは斜位像でも描出が可能である(**矢印**)。

表1　特殊な単純X線撮影法

撮影法	部位	撮影方法	対象疾患
ゼロポジション撮影	肩関節	肩関節正面像（true AP） 肩甲骨面を150°挙上	肩甲上腕関節の拘縮 肩関節不安定症
Stryker notch view	肩関節	仰臥位，尾頭30°から照射 肩を屈曲して手掌を頭に乗せる	反復性肩関節脱臼における Hill-Sachs病変の評価
正投影撮影法[2]	肩関節	前挙135°，内旋15°	反復性肩関節脱臼における Hill-Sachs病変の評価
Bernageau撮影[3]	肩関節	前挙160°（手を後頭部に付ける） 頭尾30°で肩甲骨面に平行に照射	反復性肩関節脱臼における 肩甲骨関節窩骨欠損の評価
45° tangential view	肘関節	撮影面から上腕骨を 45°屈曲位にして撮影	上腕骨小頭部OCD 肘関節内側部障害
肘部管撮影	肘関節	正面像で肘関節屈曲， 肩関節20°外旋上腕軸に20°斜入	肘部管症候群
舟状骨撮影	手関節	手関節正面で最大背屈，尺屈して撮影	舟状骨骨折
手根管軸位	手関節	手関節正面で最大背屈し， 尾頭30°から照射	手根管症候群
有鉤骨基部撮影	手関節	手関節側面前腕を25°挙上し，橈屈する （痛みがあるときは回外50°でもよい）	有鉤骨鉤部骨折

CT検査

　X線を多方向から照射することによって得られた情報を，コンピュータで画像に再構成する検査である．特に関節の複雑な骨格構造の評価や骨同士が重なり合う部分での評価，亀裂骨折，骨腫瘍の評価に有用である（図4）．また，再構成画像によって得られる三次元CT（3D-CT）は，複雑な構造体である関節および周囲組織を立体的に把握することを可能とした（図5）．必要であれば骨同士を分離して評価することで，骨が重なり合う部分をなくし，関節面の詳細な評価が可能となる（図6）．

超音波検査

　身体に超音波を当てることで，音響インピーダンス（組織中を伝わる音速と組織密度の積で表される）の異なる境界面での反射が起こる．この現象を利用して画像化したものが超音波像である．特に運動器における超音波検査では，Bモード撮影によって標的組織の形態評価を行う．超音波検査は放射線被ばくもなく低侵襲な検査であり，リアルタイムの観察が可能で，動態評価，血流評価，組織弾性評価ができることから，組織の質的診断が可能である（図7〜9）[4]．

　特に，単純X線撮影では評価できない筋肉，靱帯，腱，神経の状態を把握することができるため，運動器を扱う医師には単純X線撮影と合わせて，撮影・診断のための技術習得が望まれる．

〈後藤英之〉

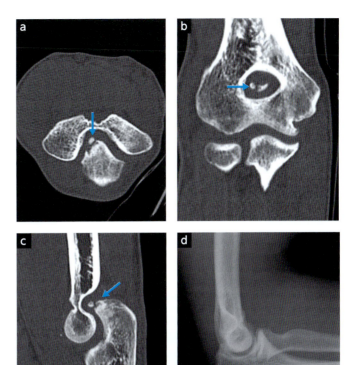

図4 肘関節CT
20歳，男性。横断像（a），冠状断像（b），矢状断像（c）いずれにおいても肘関節後方に遊離体が明瞭に描出されている（矢印）。単純X線側面像（d）では判別できない。

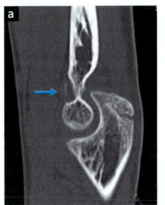
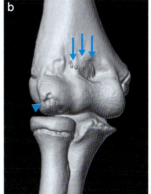

図5 肘関節CT，3D-CT
12歳，女児。
a：CTでは肘関節前方に関節内遊離体が描出される（矢印）。
b：3D-CTによって関節内遊離体が複数あることがわかる（矢印）。さらに同時に上腕骨小頭部の軟骨下骨の陥凹を認め（矢頭），OCDによる遊離骨片が疑われる。

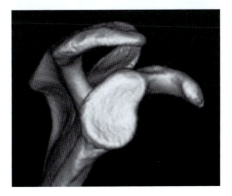

図6 肩甲関節窩の3D-CT
26歳，男性。上腕骨と分離した画像を得ることによって，肩甲関節窩関節面の形状，大きさ，骨折の有無などが評価できる。

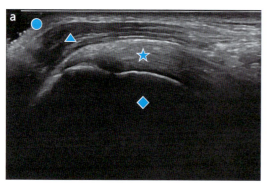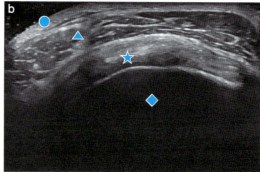

図7 肩関節超音波断層像

50歳，男性。表層から皮下脂肪（●），三角筋（▲），棘上筋腱（★），上腕骨頭（◆）が描出される。
a：棘上筋腱長軸像
b：棘上筋腱短軸像

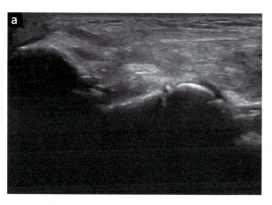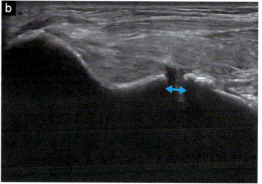

図8 肘関節内側超音波断層像（長軸走査）

22歳，男性。尺側側副靱帯損傷。
a：外反ストレス負荷前
b：外反ストレス負荷後。内側関節裂隙の開大を認める（矢印）。

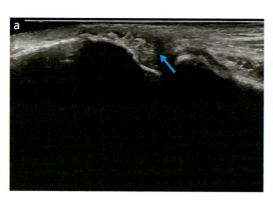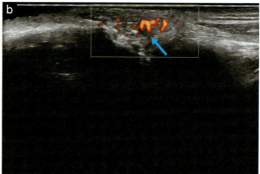

図9 肘関節前外側超音波断層像（長軸走査）

46歳，女性。上腕骨外側上顆炎。
a：短橈側手根伸筋腱内の低エコー領域と腱線維の不連続性を認める（矢印）。
b：同パワードプラー像。短橈側手根伸筋腱付着部の血流増加を認める（矢印）。

文 献

1) Takahara M, Ogino T, Sasaki I, et al. Long term outcome of osteochondritis dissecans of the humeral capitellum. Clin Orthop Relat Res 1999；363：108-15.
2) 伊藤博元, 白井康正, 大場俊二, ほか. Postero-Lateral Notch 撮影法の試み－正投影撮影法による－. 肩関節 1977；1：279-86.
3) Bernageau J, Patte D, Debeyre J, et al. Value of the glenoid profil in recurrent luxations of the shoulder. Rev Chir Orthop Reparatrice Appar Mot 1976；62(2 Suppl)：142-7.
4) Goto H, Sugimoto K, Kobayashi M, et al. Evaluation of the medial elbow injury in youth baseball players by valgus stress ultrasonotomography. J. JaSOU 2010；22：14-20.

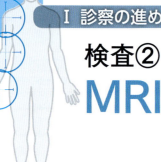

I 診察の進め方

検査②
MRI

はじめに，本項のポイントを以下にまとめる．

> **POINT**
> - MRIは，際限なく良質な画像となりうる．
> - MRI撮像依頼は，読める字で必要事項を記載する．
> - MRIは，病変部位に受信コイルを置いて撮像する．的を絞って依頼する．受信コイルは小さいほど，きれいな画像が得られる（**図1，2**）．
> - T1強調像（T1 weighted image；T1WI）は骨損傷，T2WIは水（≒病変），脂肪抑制T2WIでは滲出液，炎症性線維化，軟部浮腫，骨髄浮腫がさらにみえる（**図3**）．T2*画像はヘモジデリン沈着，石灰沈着（**図4**），骨輪郭・骨梁がみえる．T1WIは造影剤を使用して病変の血行状態を知ることができる（**図5，6**）．
> - MRIは三方向［軸位断（axial；Ax），冠状断（coronal；Cor），矢状断（sagittal；Sag）］，連続画像読影で正常解剖，病変（正常，範囲）を認識し，臨床と矛盾しない画像診断をする．

上肢MRIを正しく撮像依頼する

悲しい現実

多くの整形外科医が，正しくMRIの撮像依頼ができない悲しい現実がある．MRIは撮像方向が自由に選べ，撮像シークエンスもT1WI，プロトン密度（proton density；PD）WI，T2WI，脂肪抑制画像，T2*画像と多くある．撮影法は無数に存在し，撮像の質もピンからキリまで選べる．MR画像の空間分解能，撮像範囲，撮像時間との間にはtrade-offが存在する．与えられた撮像時間内（30分前後）で適切な撮像をすることはしばしば難しい．患者にとっても検査時間は短いほどよく，最低必要限度の撮影依頼が望ましい．依頼範囲が広く，依頼内容が多い場合は，画質を落として撮像時間を短くする必要が生じる．

撮像技師と仲良くする

正しい撮像をするためにはMRI装置の性能，付属する受信コイルの種類，性能を熟知

している必要がある。一般論として，整形外科医がMRI撮像原理・技術を熟知することは時間的に難しく，無駄も多い。日ごろから撮像技師と相談し，適切に撮像目的を伝えるのがよい。

可能な限り，皮膚マークを置くように依頼する（図2～5）

肩関節を除けば，上肢の疾患は問診，視診，触診，身体所見で病変部位はおおよそ見当が付く。病変の左右もしくは上下，one point 病変でも左右，大きな病変には上下左右，さらに一番痛いところに皮膚マーク[※1]を置くように指示する。マークを置くことで撮像技師はどの方向で撮像したら病変が適切に描出されるかがわかるようになってくる。皮膚マークを置くことで撮像技師は患者と会話し，病変部位を触ることにもなる。またマーク部位を画像で確認する習慣は，撮像技師の読影能力も高める。MRI上で病変をみつけながら適切に撮像できる技師が最強である。よい撮像技師を育てるのもベテラン整形外科医の努めである。逆に若手整形外科医はベテラン撮像技師から多くを学ぶ。

※1 皮膚マークは，薬剤部に行って期限切れのアダラート®カプセル（バイエル薬品）をもらう。コンビニで購入可能なブレスケア®（小林製薬）でもよい。T1，T2 high signal の油性溶剤が入っていると想像される。MRI専用皮膚マークの市販品も販売されている。

撮像範囲（FOV）は小さければ小さいほど良質な画像が撮像できる

上肢では肩関節と手関節に専用コイルが存在する（専用コイルをもたない施設も多数ある）。それ以外は汎用のコイルを使用する。**図1**は手指の撮像であるが，**図1a**は8cm single loop コイルの画像，最適撮像視野（field of view；FOV）は8cmで，深さ4cmくらいまで撮像できる。**図1b**は14cmコイルを4枚使用した高価な4チャンネル汎用コイルの画像である。最適FOVは14cmで，深さ方向にも14cmほど撮像できる。最も簡易な single loop コイルのほうが皮下動静脈を明瞭に描出している（**図1a**）。

撮像技師は撮像部位を「前腕」としてしまうと，前腕すべてを撮像してしまう傾向にある。目的部位は細かく高質画像で撮像し，病変位置がわかるように近傍の関節を含めた大きな

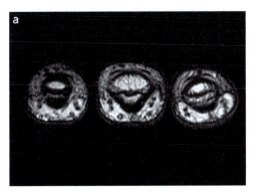 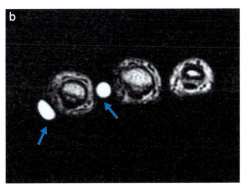

図1　コイルの大きさ
a：8cm single loop コイル撮像。FOV 8cm，軸位断T2WI。皮下の血管が明瞭に観察できる。
b：4チャンネル汎用コイル撮像。FOV 14cm，軸位断T2WI。皮膚マーク（**矢印**，ブレスケア®）（病変は不明）。

FOV撮像を追加することもできる（図2c）。依頼医は「ついでに」と撮像範囲を広げる傾向がある。この「ついでに」の一言が，虻蜂取らずのpoor studyの原因となる。

上肢MRIでは受信コイルを体表に設置して撮像する。しかもその撮像視野の中央が最も高画質となる。依頼範囲は可能な限り狭くする。臨床的に広い範囲の撮像が必要な症例は，予約の段階であらかじめ撮像者と相談をする。ちなみに保険診療で認められているMRI撮像は1日1部位のみである。

撮像方向（軸位断，矢状断，冠状断）

上肢の場合，肩から指先方向に長軸が存在し，長軸に直交するのが軸位断である。肩関節，肘関節，手関節，「病変」にはそれぞれの冠状断，矢状断が存在する。母指（第1指）は独立して長軸をもつ。例えば，疼痛肩では冠状断と矢状断，不安定肩の場合は軸位断，野球肘の離断性骨軟骨炎では上腕骨外側顆を含む矢状断が必須である。疾患によって最適撮像方向はさまざまである。撮像には想定される疾患に関する知識が要求される。整形外科医がこれらを撮像技師に依頼時に伝えることで適切・良質なMRI撮像が可能となる（一般論として教科書の症例MRI画像は，その疾患の最適画像方向，シークエンスであることが多い）。

腫瘤，腫脹（炎症），圧痛病変の場合は皮膚マークが重要であることは前述した。まず撮影角度（斜位）を考慮する必要のない軸位断で病変をとらえる。次に病変と正常構造を多く含む斜位矢状断を優先する。病変と正常構造が接する面に対して垂直断面が病変の形態性状（被膜，浸潤性）を最も表現する（図3, 6）。

病変の広がりの診断は，軸位断，冠状断，矢状断の三方向を合わせて評価できればそれで十分である。長い病変の短軸画像を多数枚撮像するのは無駄で情報も少ない。極論すれば，広がりの診断のためだけには病変の最大径部が1スライスずつ3ないし2方向あればよい。

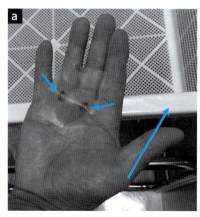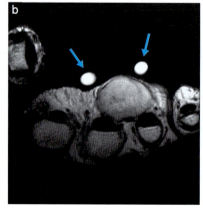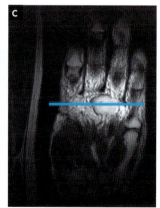

図2　手掌腫瘤例
穿刺でガングリオンと診断した。8cm single loopコイルで撮像した。
a：皮膚マーク（ブレスケア®）を腫瘤の左右に設置（**矢印**）。
b：撮像視野8cm，軸位断T2WI。腫瘤の性状，範囲を観察するための撮像。
c：撮像視野14cm，冠状断T2WI。腫瘤の位置，広がりを知るための撮像。

撮像シークエンス[T2, T2(PD)脂肪抑制, T2*, T1WI]

　T2, T2(PD;プロトン密度)脂肪抑制WIでは水(滲出液)が高信号となる[2,3]。腱, 靱帯, 関節唇などの欠損(病変)部位にfilling inした滲出液を高信号として観察できる。脂肪抑制を併用したT2(PD)WIは, さらに感度が高くなり, 骨髄浮腫, 肉ばなれ, 神経原性浮腫も描出できる(図3)。脂肪抑制画像の欠点は解剖構造周囲の脂肪信号がなくなり, 輪郭が不明瞭になることである(脂肪抑制併用画像でもTE時間を60msec程度に短くするとT2WIでも輪郭がみえてくる)。

　T2*画像は石灰沈着, 出血(ヘモジデリン)の描出に優れている。手関節の三角線維軟骨複合体(triangular fibrocartilage complex；TFCC)の損傷は三次元T2*画像で評価する。肩関節の前下方関節唇損傷(Bankart損傷), 後上方関節唇損傷(SLAP損傷)部位ではT2*画像で関節唇はやや高信号(magic angle現象[4])となるので注意が必要である。

　T1WIは骨髄浮腫を低信号として描出できる(図3b)。腫瘍など病理が未知の病変もT1WIは必須のシークエンスである。また造影剤も使用することができる。造影効果を知るためには同一方向, 同一シークエンスでの比較が必須である(図4)。脂肪抑制T1WIは造影効果が目立つが, 造影の有無の程度を知るためには造影前後で同一シークエンスで撮影する必要がある。悪性腫瘍が疑われた場合には, 生検部位を決めるためにも手術前造影検査は必要である。脂肪腫は単純MRIで診断できるので造影は不要である(図5)。

※2 PD強調画像はMRI画像の元となる水素の原子核(プロトン)密度に依存する画像で, PDWI脂肪抑制画像は病変感度も高く, 解剖構造もよく観察できるので整形領域では有用である。Magic angle現象が出現しないようにTE時間を30msec以上にするとよい。
※3 STIR(short τ inversion recovery)は脂肪信号を消した反転回復法撮像である。T2WI脂肪抑制がうまく撮像できない場合の代用としての撮影である。
※4 Magic angle 現象：腱, 靱帯, 関節唇の線維方向と静磁場方向とが55°となる部位で短いTE撮像(T2*画像)で信号が上昇する現象。

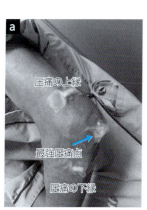 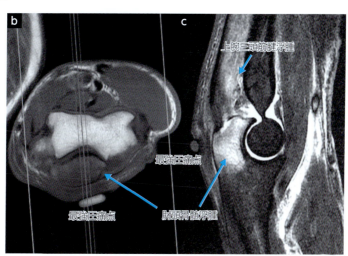

図3　肘部腫大例
左肘部腫大疼痛のためMRIの依頼があった。尺骨肘頭に骨髄浮腫, 上腕三頭筋腱浮腫(腱損傷, 広義の肉ばなれ), 皮下浮腫を認める。マーク設置時, 「思い当たることは何もないですか」と質問すると, 「しいていえば1カ月前に稲刈りをしました」とのことであった(4チャンネル汎用コイル)。
a：皮膚マーク(アダラート®カプセル)
b：軸位断T1WI
c：斜位(oblique)冠状断STIR

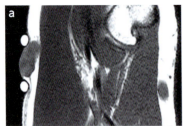
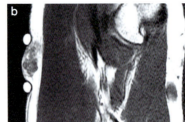
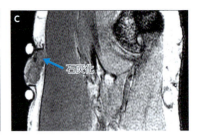
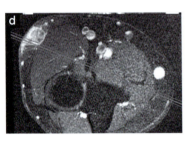
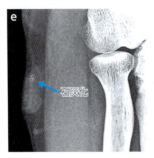

図4　左肘部，石灰化上皮腫例

軸位断（d）で観察される皮下腫瘤に対して直交（矢状）する平面a，b，cで撮像（肘関節に対しては冠状断）。T1WI（a）で筋肉と等信号，造影後（b）腫瘤辺縁にわずかに造影される。造影後T1WI脂肪抑制（d）では周囲脂肪織浮腫が高信号に観察されている。T2*画像で石灰化を示唆するlow spotを認め（c），単純X線像（e）で石灰化を確認。触診でコリコリと固く，凹凸のある腫瘤を触れ，視診では薄く青黒い色調変化を認めた。石灰化上皮腫と診断できる（4チャンネル汎用コイル使用）。

a：斜位冠状断T1WI
b：斜位冠状断造影T1WI
c：斜位冠状断T2*画像
d：脂肪抑制軸位断造影T1WI
e：腫瘤接線方向単純X線像

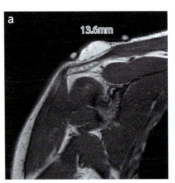
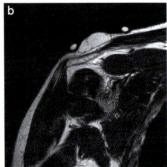

図5　右肩皮下脂肪腫例

すべての撮像スライスで周囲正常皮下脂肪と同一高信号で，脂肪以外の成分を認めない。T1WIで造影される可能性のある低信号コンポーネントを有さない腫瘤を造影する必要はない。触診で柔らかく，増大傾向はきわめて緩徐。皮下脂肪腫と診断できる（肩専用コイル使用）。
a：斜位冠状断T1WI
b：斜位冠状断T2WI

上肢MRIの読影法

連続断層MR画像の読影法

　読影の手順は，①正常画像を覚える，②異常所見を発見する，③異常所見と臨床診断との双方を矛盾なく説明する画像診断をする，④追加検査，治療（手術），経過観察などで診断を確認する，である。

肩 肘 手

　外傷などの単純X線像は，多くの患者を診察・治療しながら，痛い部位の画像を大量にみているうちに自然に読影できるようになるらしい。しかし，3方向連続断層，多シークエンス画像が多量に存在するMRIでは，1枚，1枚とめくり（paging）ながら，連続観察する訓練をしないと，正常画像を脳裏に焼き付けることは難しい。最初は時間がかかるが，ある日突然，正常解剖構造とともに病変もみえてくる。ひとたび，画像がみえてくると，読影能力が加速的に向上する雪崩現象を生じる。読影者がMR画像のなかに病変を探すのではなく，MR画像のなかから「病変」が読影者にその存在を訴えるようになってくる。肩，肘，手の解剖・病態は違っていても，正常解剖構造の認識，病変の発見，画像診断のパターンは同一である。この読影法・能力は全身のMRI・CT画像診断に応用できる。

　図6の症例は40歳，男性，右手関節背部腫瘤である。ガングリオン疑いで穿刺するも

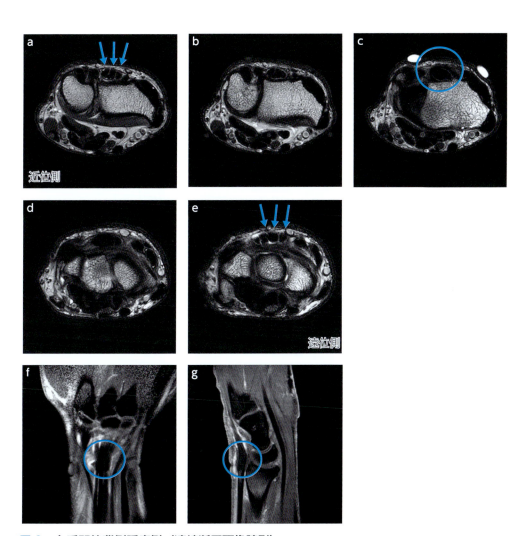

図6　右手関節背側腫瘤例（連続断層画像読影）
cで皮膚マークの間に腫瘤を認める。近位側b→a，遠位側d→eとたどっていくと3本に別れ，伸筋腱であることがわかる。fでは伸筋腱の癒着が明瞭，gでは伸筋腱の肥厚が観察される（手関節専用コイル）。
a〜e：軸位断T2WI
f：脂肪抑制冠状断造影後T1WI
g：脂肪抑制矢状断造影後T1WI

内容物が引けず，MRI撮像の依頼があった．10カ月前に寝ぼけて同部を床に痛打し，手首が曲げづらく，疼痛がある．**図6c**の軸位断（Ax）で皮膚マーク（ブレスケア®）の間にT2WI low signalの腫瘤を認める．近位側**b→a**，遠位側**d→e**へとたどっていくと，それぞれ3本に別れ，伸筋腱であることがわかる．**図6f**の冠状断では伸筋腱の癒着が明瞭，**図6g**の矢状断では伸筋腱の肥厚が観察される．

> **POINT** 病変の候補をみつけたら，なくなるまでスライスを追いかけていく訓練をする．1スライスだけでは，軸位断には長軸方向，冠状断には背腹方向，矢状断には左右方向の情報がない．そのため，病変の候補をみつけたらスライスを追いかけて病変を三次元的に確認する．これが連続断層撮影読影のコツ（極意）である．

　病変であれ，正常解剖であれ，それぞれに認識しやすい断層方向が存在する．筋腱は1つの骨に起始し，関節をまたいで，他の骨に停止をする．CT読影をする放射線科医は「消化管は口から肛門まで途切れることなくつながっている．動脈は左心室を出て枝分れをして細くなり，静脈は合流して太くなり，右房にたどり着く…」と修行をしている．整形外科医にとっても1スライス，1スライスと病変（解剖構造）を端から端まで追いかけて同定する訓練が，読影力を獲得する早道である．

（佐志隆士）

II 疾患別治療法

上肢（全体）
肩関節
肘関節
手関節・手

II 疾患別治療法

上肢（全体）
関節リウマチ

上肢の症状を初発として整形外科を受診する患者は多いため、診断のポイントをおさえることは重要である。

関節リウマチ
rheumatoid arthritis

Profile 関節リウマチ（rheumatoid arthritis；RA）は、遺伝因子・環境因子が複雑に関与することで発症する全身性炎症性疾患である。明らかな発症原因はいまだ不明であるが、環境因子としては喫煙やウイルス感染などが推測されており、ある種の遺伝的背景をもった人に環境要因が加わることにより、免疫寛容が破綻して発症すると考えられている。
RAの有病率は0.5～1.0％（わが国での患者数は50万～100万人）とされる。女性に多く、好発年齢は30～50歳である。

診断

問診

初期症状として、朝のこわばり、手指関節痛を自覚して受診するため、上肢を診療する際にはRAの特徴を正しく認識して念頭に置くことが重要である。朝のこわばりは、女性ホルモンが変動する中年以降の女性に多くみられる症状ではあるが、一般的にRAの炎症によるこわばりは持続時間が長い（起床後1時間以上）とされている。またRAには遺伝性があることが証明されており、家族歴についても聴取する。

身体所見

診察において最も重要な点は、関節腫脹の有無である。RAによる関節炎を生じた関節は関節滑膜の異常増殖により腫脹し、触診により関節腫脹を確認可能なことが多い。アメリカリウマチ学会／ヨーロッパリウマチ学会による関節リウマチ分類基準[1]（表1）においても、滑膜炎の存在がまず前提となる重要な要素である。

関節腫脹を触診する際には、膝関節において膝蓋跳動を確認する際の手技と同様に、検者は片側の指で患者の関節を両側から保持し、反対側の指で上方から関節を圧迫する（図1）。硬い腫脹を触知する場合には変形性関節症（osteoarthritis；OA）に伴う骨棘の可能性が高いが、軟らかい腫脹を触知する場合には活動性の滑膜炎の存在を疑う。

表1 アメリカリウマチ学会／ヨーロッパリウマチ学会による関節リウマチ分類基準（2010年）

①1関節以上で臨床的に滑膜炎を認める，②滑膜炎の原因を説明しうる他の疾患を除外できる，以上2つの症状がみられる患者を対象にスコアリングを行い，合計6点以上で関節リウマチ（RA）と分類する．

		スコア
A. 罹患関節数	大関節が1箇所	0
	大関節が2〜10箇所	1
	小関節が1〜3箇所	2
	小関節が4〜10箇所	3
	1つ以上の小関節を含む11箇所以上	5
B. 血清学的検査（自己抗体）	RF，抗CCP抗体ともに陰性	0
	RF，抗CCP抗体のいずれかが弱陽性	2
	RF，抗CCP抗体のいずれかが強陽性	3
C. 炎症反応	CRP，血沈ともに正常	0
	CRP，血沈のいずれかが異常高値	1
D. 症状の持続期間	6週間未満	0
	6週間以上	1

RF：リウマトイド因子
CRP：C反応性蛋白

（文献1より）

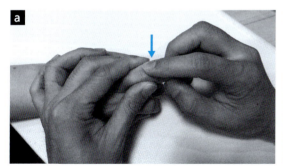
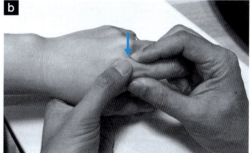

図1 手指滑膜炎の触診法

片側の指で患者の関節を両側から保持し，反対側の指で上方から関節を圧迫して腫脹の有無を確認する．各関節を十分に触診することが重要である．
a：PIP関節の触診
b：MP関節の触診

血液生化学所見

　RAの診断においては必須の検査である．古くから知られているリウマトイド因子（rheumatoid factor；RF）はRAの診断上有用であるが，RF陰性のRA患者も約20％存在し，逆に偽陽性も多く存在する（高齢者，慢性肝炎患者など）ことに注意が必要である．近年では抗環状シトルリン化ペプチド抗体（anti-cyclic citrullinated peptide antibody；抗CCP抗体）が感度・特異度ともに高く，早期診断にきわめて有用である．赤沈，C反応性蛋白（C-reactive protein；CRP）は炎症の程度を評価するために重要であるが，疾患特異的ではない．

画像検査

・単純X線

単純X線検査は簡便であり多数の関節を評価できるため，まず行うべき検査である．手術適応や経時的変化を評価するためにも単純X線検査が基本となる．関節裂隙の狭小化や骨びらんの有無を確認するが，発症早期には所見がない場合が多いことに注意が必要である．

単純X線検査での関節破壊評価としては，Larsen grade分類がよく知られている（**表2**）．高度に進行したLarsen grade分類grade 5はムチランス変形とよばれるが，薬物療法により近年ではここまで進行する症例は減少しつつある．

・超音波

早期の滑膜炎をとらえるためには関節超音波検査が近年急速に普及している．触診では検知できない滑膜の肥厚をとらえることが可能であり，パワードプラー法により滑膜組織内の血管増生の描出も可能である（**図2**）．

表2　単純X線検査におけるLarsen grade分類

Grade 0	正常
Grade 1	軽度の変化あり（関節周囲組織の腫脹，骨粗鬆症性変化）
Grade 2	明らかな初期変化
Grade 3	中等度破壊性変化
Grade 4	高度破壊性変化
Grade 5	ムチランス変形

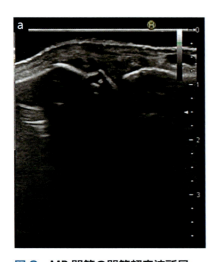 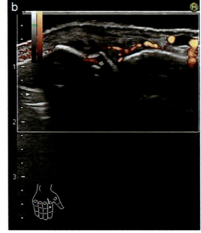

図2　MP関節の関節超音波所見
グレースケール（a）では滑膜の肥厚はわずかであるが，パワードプラー法により滑膜組織内の血管が確認され（b），活動性の炎症が存在すると考えられる．

診断

鑑別診断

関節炎をきたす疾患，すなわち，OA，乾癬性関節炎，化膿性関節炎，結核性関節炎などが代表的な鑑別すべき疾患である。

OAは中年以降の女性の遠位指節間関節（DIP関節）に好発し，Heberden結節とよばれる骨性隆起を生じる変形を呈する。DIP関節に関節破壊が限局する場合にはHeberden結節の可能性が高い。一方，中手指節間関節（MP関節），手関節に関節破壊を認める場合にはRAの可能性が高い。近位指節間関節（PIP関節）にはBouchard結節とよばれるOAを生じる場合もあり，RAとの鑑別に苦慮する場合もある（図3）。

乾癬性関節炎では，DIP関節に好発するpencil-in-cup変形とよばれる末節骨の骨増殖と，中節骨の先細りを伴う骨吸収が特徴である。多発性関節炎，ムチランス変形を生じるものもあり，RAとの鑑別が困難な場合もある[2]（図4）。

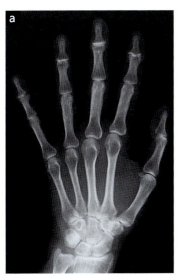
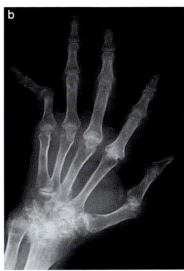
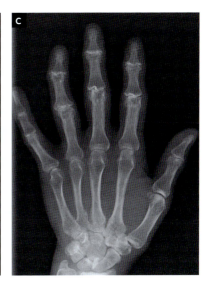

図3　手の単純X線正面像の特徴
a：遠位指節間関節（DIP関節）に骨硬化を伴う変形が限局しており，Heberden結節に特徴的な所見である。
b：MP関節および手関節に高度の変形を認めるが，DIP関節には変形を認めない。RAの所見である。
c：DIP関節およびPIP関節に関節破壊を生じている。本例は変形性関節症（Bouchard結節）であるが，RAでも同様の所見を呈する場合もある。

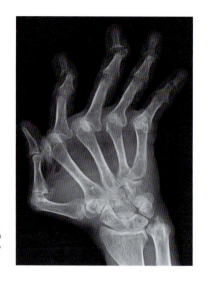

図4 乾癬性関節炎の単純X線像
MP関節の尺側偏位を生じておりRAと似ているが，DIP関節にpencil-in-cup変形とよばれる中節骨の先細りを伴う骨吸収を認める。

治療

STEP 1 治療戦略

　RAの治療の原則は生物学的製剤を中心とした薬物療法である。関節の疼痛および機能障害により，食事，整容，更衣，トイレ，入浴などの日常生活動作（ADL）に制限が生じている場合に，整形外科的な治療介入を検討する必要がある。特に肩・肘関節は上肢においてリーチ機能（目的とするところまで手を届かせる）を担い，関節炎による運動制限や疼痛は，食事，洗顔，結髪といったADLを著しく制限する。手指においては高度な変形を生じていても機能的には維持されている場合もあり，手術の適応には注意が必要である。一方で，手指では整容的な問題も患者の心理面に大きく影響しており，整容面の改善を目的とした治療介入も考慮する必要がある。

STEP 2 保存療法

　内科的治療に抵抗性の滑膜炎に対しては，保存療法として懸濁性ステロイドの関節内注入が有効であるが，骨関節の脆弱性を惹起する可能性があるため長期にわたる頻用は避けるべきである。関節の不安定性が強い場合には装具療法も有効であり，リハビリテーション科や義肢装具士との連携も重要である。

STEP 3 手術療法

　肩関節および肘関節に対する手術は滑膜切除術と人工関節置換術があるが，近年の生物学的製剤を中心とした強力な薬物療法により，高度な滑膜炎による滑膜切除術を必要とする症例は減少傾向にある。上肢人工関節においては除痛と同時に可動域の獲得が非常に重要であり，特に肘関節では

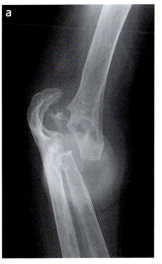
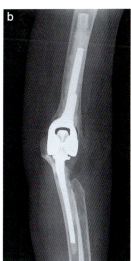

図5 ムチランス変形の単純X線像
a：肘関節に生じたLarsen grade分類grade 5のムチランス変形．適切な薬物療法を行わなければ高度の関節破壊を生じうる．
b：人工肘関節全置換術(total elbow arthroplasty；TEA)により関節機能を再建した．

120°以上の屈曲が得られることがADLにおいて理想的である(図5)．

手関節では遠位橈尺関節の関節炎と，それに起因する伸筋腱皮下断裂は最も頻繁に遭遇するRA上肢障害である．伸筋腱皮下断裂が生じた際には，断裂腱の本数が増加するほど再建後の成績も不良となるため，可及的早期の手術が望ましい．手術は伸筋腱の再建と再断裂予防のための尺骨頭の処置を要する．

手指はきわめて多彩な変形を呈するが，代表的なものは，尺側偏位，ボタンホール変形，スワンネック変形である．RAによる手指変形の特徴として，側副靱帯，掌側板，屈筋腱，伸筋腱といった軟部組織が滑膜炎によって損傷され，軟部組織バランスが破綻していることが挙げられる．これらの変形を治療する場合には解剖学的な構造を十分に理解し，破綻した軟部組織のバランスを再建することが必須である．

〔岩本卓士〕

文献

1) Aletaha D, Neogi T, Silman AJ, et al. 2010 Rheumatoid arthritis classification criteria：an American College of Rheumatology/European League Against Rheumatism collaborative initiative. Arthritis Rheum 2010；62：2569-81.
2) 岩本卓士，桃原茂樹．【関節リウマチの画像診断】関節リウマチ手部変形の画像的特徴．MB Orthop 2010；23(6)：63-9.

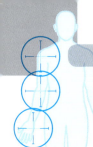

Ⅱ 疾患別治療法

上肢（全体）
肉ばなれ，筋挫傷，腱損傷

　「肉ばなれ」とは骨格筋（筋肉）が収縮した際に，収縮方向とは反対に牽引され生じる損傷である。多くの場合，伸張性収縮（エキセントリック）運動時に発生し，自家筋力で発生する場合と過伸展動作で生じる場合がある。肉ばなれの場合，力学的に弱い筋腱移行部で損傷すると報告されている[1]。ほとんどの症例（98％）が下肢で発生し上肢ではまれであるが，前腕や上腕二頭筋，上腕三頭筋，大胸筋（1.5％）で発生することがある[2]。また「筋挫傷」は大きな外力で叩かれた際に生じる筋損傷に伴う筋肉内出血であり，コンパートメント症状を生じることがある。これらの疾患はスポーツ外傷として生じることが多く，発生状況や受傷機転で診断可能なことが多い。

　本項では上肢の肉ばなれと筋挫傷，それに付随して発生する腱損傷についての診断と治療法について解説する。

上腕二頭筋長頭腱断裂・上腕二頭筋腱遠位部皮下断裂
tendon tear of long head of biceps, tendon tear of distal biceps

 Profile　筋損傷（肉ばなれ，筋挫傷）は，一般的に保存療法で治療されることが多い。しかし，腱断裂や剥離骨折がみられれば手術療法を考慮しなければならない。従って，その鑑別を行うことが非常に重要となる。筋挫傷はまれに骨化性筋炎（myositis ossificans）を併発することがあり，筋損傷部での皮下出血が原因と考えられている。腫脹の増大によるコンパートメント症状がみられた場合，大量の皮下出血を考慮し，切開による排血が勧められる。

診　断

身体所見

　多くの症例はスポーツ外傷で発生する。外見上は損傷部周囲の皮下出血が生じ，経時的に腫脹が強くなり，疼痛も強くなることが多い。また腱断裂の場合，筋収縮はあるものの動作困難となり，損傷筋の腫大がみられることがある。

徒手検査

肉ばなれや筋挫傷では，損傷した局所の陥凹がみられることがある．損傷部位を中心とした圧痛と腫脹がみられる．腱断裂では断裂部が筋収縮によって牽引され，筋の腫大がみられることがある．上腕二頭筋長頭腱（long head of biceps；LHB）断裂の場合，上腕外側の筋腫大（Popeye sign，図1）がみられる．

画像検査

単純X線像では，筋損傷（肉ばなれ，筋挫傷）と腱断裂において異常所見はないことが多く，診断不可能である．非侵襲検査としては超音波断層（ultrasonography；US）検査が有効であり，外来に超音波診断装置を常備していれば早期に診断可能である．また，MRIも筋内出血や断裂，腱損傷部位を診断するうえで有用であると考える．肉ばなれや筋挫傷はUS検査で筋線維の走行不良や途絶，筋内の低エコー域，筋腱移行部に剥離所見がみられることがある．また，LHB断裂や上腕二頭筋腱遠位部皮下断裂においてもUS検査は有効であり，結節間溝内の腱不整（図2）や遠位腱の連続性の途絶をみることができる．さらに上腕二頭筋腱遠位部皮下断裂のMRIでは，腱断裂部（図3）の確認が可能である．

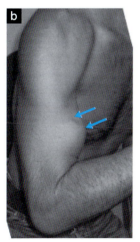

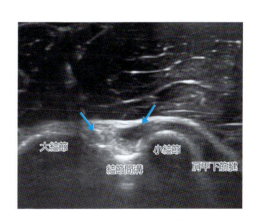

図1　右上腕二頭筋長頭腱（LHB）断裂
28歳，男性．総合格闘技選手．関節をとられ，右腕一本で相手を持ち上げた際に右肩痛と轢音を感じ，右肩前方に圧痛を認めた．
a：右肩外観の左右比較．左と比べ右上腕二頭筋の筋腫大（Popeye sign）がみられる（矢印）．
b：局所拡大．上腕前部外側に筋腫大（Popeye sign）がみられる（矢印）．

図2　右LHB断裂の超音波短軸像
結節間溝にLHBの不整がみられる（矢印）．

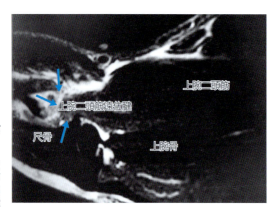

図3　左上腕二頭筋腱遠位部皮下腱断裂

33歳，男性。ウエイトトレーニング中に左肘前方に疼痛と轢音がみられた。皮下出血と肘屈曲障害がみられた。左肘のMRI T2強調像で上腕二頭筋腱遠位部の断裂像がみられる（**矢印**）。

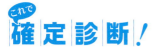

臨床所見やUS検査で腱断裂が疑われた場合，MRI検査で確定すべきである。特に上腕二頭筋腱遠位部皮下断裂は絶対的手術適応であり，腱短縮が生じない時期に手術を施行すべきである。

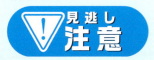

腱断裂を見逃がした場合，筋短縮のため修復が困難となる。なるべく早期に診断し，治療することが重要となる。

STEP 1　治療戦略

　肉ばなれや筋挫傷であれば保存療法を選択する。しかし血腫増大や骨化性筋炎がみられ症状が増悪した場合，血腫除去や骨化筋切除を行うことがある。また腱断裂がみられれば手術療法を検討するが，LHB断裂では上腕二頭筋短頭が存在するため，保存療法でも大きな筋力の低下は生じない。そのため最近では保存療法を推奨する報告も散見される。しかし，上腕二頭筋腱遠位部皮下断裂では上腕二頭筋筋力が低下してしまうため，手術療法が推奨されている。

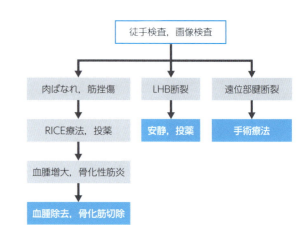

STEP 2 保存療法

　肉ばなれや筋挫傷は原則保存療法であり，受傷早期は鎮痛と局所炎症沈静化のためrest, icing, compression, elevation（RICE）療法と非ステロイド性抗炎症薬（NSAIDs）を投与する。損傷筋の遠位・近位の2関節（上腕であれば肘関節と肩関節）をスリング（三角巾）で固定し（図4），1〜2週間程度の安静を指導する。治療経過中に肘関節可動域制限が顕著であれば骨化性筋炎を疑う必要がある。

　LHB断裂は疼痛軽減まで安静を指導し，疼痛が強ければNSAIDsを投与する。

> **保存療法 → 手術療法 のターニングポイント**
>
> 　上腕二頭筋腱骨複合体のどの部位で損傷しているのかを判断することが重要である。肉ばなれや筋挫傷では，経過中に可動域制限が生じれば骨化性筋炎を疑う必要がある。遠位部断裂はできるだけ早く手術療法を行うことが勧められる。

STEP 3 手術療法

　血腫増大がみられれば血腫を除去し，ドレーンを留置する。また，骨化性筋炎がみられ痛みや可動域制限が著明であれば切除手術も行われる。しかしこの場合，再発の危険もあり慎重な治療法選択が必要である。

　上腕二頭筋腱遠位部皮下断裂（図5a）では断裂部を腱付着部である橈骨近位内側部にアンカーを使用し縫着する（図5b）。骨に直接縫合することも可能だが術野は深いため骨への直接縫合は困難な場合が多い。アンカーを使用すると容易に縫着可能である。

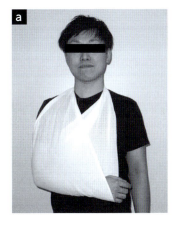 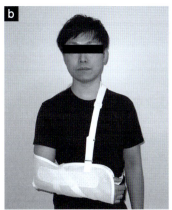

図4　三角巾またはスリング固定
肘関節を90°で保持させ，肩関節内旋位で固定する。短期間であれば三角巾で十分である。長期間使用する場合は自分で取りはずし可能なスリングであれば日常生活も楽に使用できる。
a：三角巾固定
b：スリング固定（東海大式）

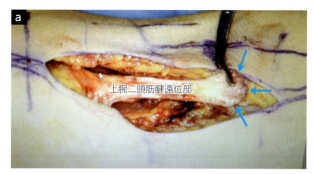
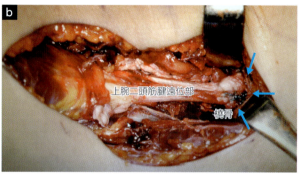

図5　上腕二頭筋腱遠位部皮下断裂の手術所見（肘内側切開部）
a：上腕二頭筋腱遠位部の腱断裂部（矢印）。
b：アンカーを橈骨近位に挿入し，上腕二頭筋腱遠位部を縫合した（矢印）。

大胸筋腱遠位部皮下断裂
tendon tear of pectoralis major muscle

Profile　大胸筋損傷（肉ばなれ，腱断裂）は損傷部位により分類されている。筋実質部，筋腱移行部では保存療法が推奨されているが，大胸筋上腕付着部腱断裂である大胸筋腱遠位部皮下断裂（大胸筋腱断裂）はスポーツ復帰を希望する場合，手術療法を早期（6週間以内）に行わなければならない。従って断裂部の鑑別を行うことが非常に重要となる[3]。

診断

身体所見

　多くの症例はスポーツ動作（大胸筋の伸張性収縮）やトレーニング（ベンチプレスなど）による自家筋力で発生することが多い。外見上は損傷部周囲の皮下出血が生じ経時的に腫脹が強くなり，疼痛も強くなる。また，大胸筋腱断裂は上腕部での皮下出血と大胸筋の腫大（損傷腱の引き込み）がみられる（図6）。

徒手検査

　大胸筋実質部損傷では，局所の陥凹がみられることがある。損傷部位を中心とした圧痛と腫脹がみられる。大胸筋腱断裂では断裂部が筋収縮によって牽引され，大胸筋の腫大がみられることがある。肩関節水平内転運動が困難であり，疼痛と筋力低下がみられる。

画像検査

単純X線像では異常所見はないことが多い。US検査は有効であるが、大胸筋遠位部腱は非常に薄く、断裂を診断するには左右を比較し検討すべきである。また、MRIも筋内出血や断裂、腱損傷部位を診断するうえで有用である。MRIで腱断裂部位を同定するためには、腱の連続性途絶や出血（図7）を確認することが重要である。

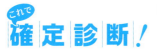
臨床所見やMRIで筋・腱断裂がみられれば確定診断可能である。特に大胸筋腱断裂はスポーツ継続を希望した場合、手術適応であり筋腱短縮が生じない時期（6週間以内）に手術を施行すべきである。

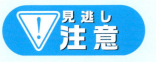
腱断裂を見逃がした場合、筋短縮のため修復が困難となる。なるべく早期に診断し治療することが重要となる。

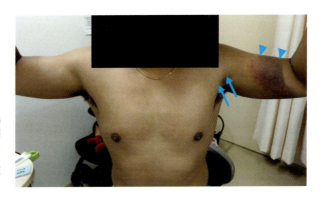

図6 大胸筋遠位部腱断裂
25歳、男性。ラグビー選手。スクラムの際に左上腕の過伸展損傷のため、左肩前方に痛みと皮下出血を認めた。出血部と痛みから大胸筋遠位部腱断裂が疑われる。左大胸筋レリーフの消失（**矢印**）と上腕皮下出血（**矢頭**）を認める。

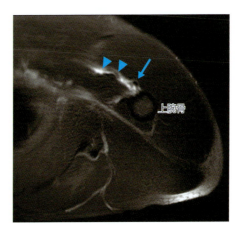

図7 大胸筋遠位部腱断裂のMRI T2強調軸写像
上腕二頭筋長頭腱（**矢印**）内側に連続性に欠ける大胸筋遠位部腱（**矢頭**）がみられ、皮下出血（腱周囲の高輝度領域）がみられる。

治療

STEP 1 治療戦略

肉ばなれや筋挫傷であれば保存療法を選択する。大胸筋腱断裂がみられれば手術療法を検討するが，保存療法でも日常生活に不自由を生じるような筋力の低下は生じない。コスメチックな修復や，肩水平内転筋力を必要とするスポーツ復帰（柔道，ラグビー，総合格闘技，相撲など）を目指していれば手術を勧める。

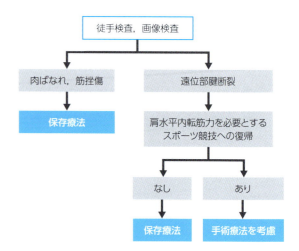

STEP 2 保存療法

肉ばなれや筋挫傷は原則保存療法である。遠位部腱断裂でも，コスメチックな修復や十分な筋力回復を希望しなければ保存療法となる。受傷早期は鎮痛と局所炎症沈静化のため，安静とNSAIDsを投与する。局所の除痛目的にスリング（三角巾）で固定（図4）し，3～4週間程度の安静を指導する。治療経過中には肩・肘関節可動域訓練を疼痛の生じない範囲内で行わせる。

保存療法 → 手術療法 のターニングポイント

大胸筋腱骨複合体のどの部位で損傷しているのかを判断することが重要である。肉ばなれや筋挫傷と診断すれば，経過中に可動域制限が生じれば骨化性筋炎を疑い保存療法を前提に治療を行う。しかし，大胸筋腱断裂は手術を希望すればできるだけ早く（6週以内）手術を行うことが勧められる。陳旧性（6週以降）になれば術後成績は悪くなり，スポーツを行ううえでの肩水平内転筋力は十分に得られない。

STEP 3 手術療法

大胸筋腱断裂（図8a）でのみ手術療法が必要となる。上腕骨腱付着部に骨孔を作製して断裂部を縫着する。縫合法にはさまざまな方法が報告されているが，アンカーを使用すると容易に縫着可能である（図8b）。どの手術法でも術後成績は安定している。

（内山善康）

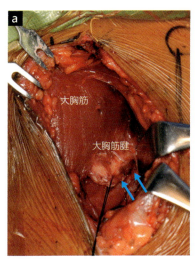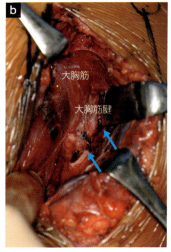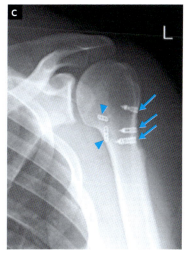

図 8　左大胸筋腱遠位部皮下断裂の手術所見と術後単純 X 線像
a：上腕骨付着部で断裂した腱断端がみられる (**矢印**)。
b：骨溝を作製し，メタルアンカーと ENDOBUTTON™ (Smith & Nephew 社) を使用して腱断端を骨溝に圧着させた[3] (**矢印**)。
c：術後左肩単純 X 線正面像。使用したメタルアンカー (**矢印**) と ENDOBUTTON™ (**矢頭**) がみられる。

文献

1) Uchiyama Y, Tamaki T, Fukuda H. Relationship between functional deficit and severity of experimental fast-strain injury of rat skeletal muscle. Eur J Appl Physiol 2001；85：1-9.
2) 武田　寧．スポーツ損傷における肉離れの疫学的調査－スポーツ特性と問題点－．臨スポーツ医 2004；21：1109-16.
3) Uchiyama Y, Miyazaki S, Tamaki T, et al. Clinical results of a surgical technique using endobuttons for complete tendon tear of pectoralis major muscle：report of five cases. Sports Med Arthrosc Rehabil Ther Technol 2011；3：20.

Ⅱ 疾患別治療法

上肢（全体）
上肢末梢神経損傷

　末梢神経損傷とは，神経根から末梢神経のいずれかの部位に病変を生じる疾患の総称である。病因として遺伝性，機械的，感染性，代謝性などがある。発症様式として急性，亜急性，慢性があり，症状には運動障害，感覚障害，自律神経障害がある。障害の分布により単神経障害，多発性単神経障害，多発神経障害，病理学的に軸索変性型，節性脱髄型，神経細胞障害型，間質型，血管障害型に分類される。

　病因の大部分を占める絞扼性神経障害の機械的刺激は，圧迫・牽引・滑走・しごき・摩擦などである（図1，2）[1, 2]。これらの機械的刺激の繰り返しや持続により，神経の浮腫・血流障害・バリア機能低下を生じ，線維化，脱髄，軸索変性，Waller変性へと神経障害が進行していく。

　上肢末梢神経損傷のうち主に単神経障害について概説するが，肩関節・肘関節・手関節から手の末梢神経損傷の詳細については各項を参照していただき，本項では，上肢末梢神経損傷の損傷・絞扼部位とその臨床症状を概観し，鑑別診断のポイントに重点を置きたい。

上肢末梢神経損傷
peripheral neuropathy of the upper extremity

Profile　上肢に発生する末梢神経損傷の損傷部位とその臨床症状を表1，2に示す[3, 4]。胸郭出口症候群は斜角筋三角部・肋鎖間隙部・小胸筋腱部，腋窩神経損傷は広背筋腱部・四辺形間隙部，肩甲上神経損傷は肩甲切痕部・棘窩切痕部，副神経損傷は側頸部，長胸神経損傷は中斜角筋貫通部から第2肋骨弯曲部，筋皮神経は烏口腕筋部，橈骨神経は三角形間隙（または三頭筋間隙）部・螺旋溝から外側筋間中隔部・Frohseアーケード，正中神経は円回内筋部・前骨間神経部・手根管，尺骨神経はStruthersアーケード・肘部管・Guyon管において損傷・絞扼を受け，その障害高位の違いにより発生する運動・感覚障害は同じ神経でも異なってくる。

診 断

　上肢末梢神経損傷を診断するうえでの，留意点を2つ上げる。1番目は，上肢末梢神経損傷と同様に上肢の痛み，しびれを含む感覚障害，運動障害，自律神経障害を生じうる頸椎疾患（神経根症，脊髄症），神経痛性筋萎縮症（腕神経叢炎），Pancoast腫瘍などとの鑑別診断である。また，2

肩　肘　手

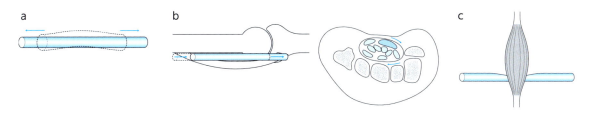

（文献1より）

図1　末梢神経に加わる機械的刺激
a：緊張（tension）
b：滑走（sliding）
c：圧迫（compression）

II 上肢（全体） 上肢末梢神経損傷

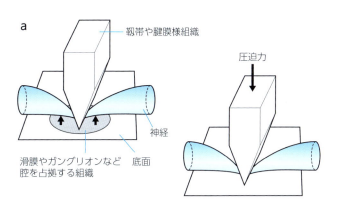

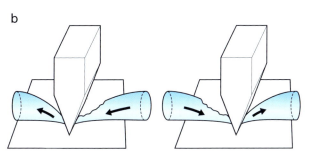

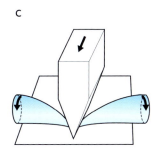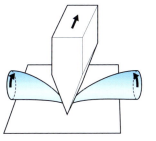

図2　末梢神経絞扼部位で神経にかかる外力
a：圧迫
b：擦過や神経長軸方向のしごき
c：神経長軸に対して横方向のねじれ

（文献2より）

93

表1 上肢の末梢神経損傷の損傷・絞扼部位と症状（上腕部まで）

損傷・絞扼部位		臨床診断名	罹患神経	運動障害	感覚障害
胸郭出口	斜角筋三角 肋鎖間隙 小胸筋腱	胸郭出口症候群	主に尺骨神経 主に尺骨神経	尺骨神経支配筋 尺骨神経支配筋 尺骨・正中神経支配筋	尺骨神経領域 尺骨神経領域 尺骨・正中神経領域
広背筋腱		広背筋腱症候群	腋窩神経	三角筋・小円筋（まれ）	肩外側
四辺形間隙		四辺形間隙症候群	腋窩神経	三角筋・小円筋（まれ）	肩外側
肩甲切痕		肩甲上神経麻痺	肩甲上神経	棘上筋・棘下筋	肩甲骨背側
棘窩切痕		肩甲上神経麻痺 （ペッコリ病）	肩甲上神経 棘下筋枝	棘下筋	肩甲骨背側
側頸部		副神経麻痺	副神経	僧帽筋	なし
中斜角筋貫通部 〜第2肋骨弯曲部		長胸神経麻痺 （リュックサック麻痺）	長胸神経	前鋸筋	なし
三角形間隙 or 三頭筋間隙		三角形間隙症候群 or 三頭筋間隙症候群	橈骨神経	腕橈骨筋以下の橈骨 神経支配筋（まれ）	下外側上腕皮神経 後上腕皮神経 後前腕皮神経 橈骨神経浅枝
烏口腕筋		筋皮神経麻痺	筋皮神経	上腕筋・烏口腕筋 上腕二頭筋（まれ）	外側前腕皮神経
螺旋溝〜外側筋間中隔		橈骨神経上位麻痺 （ハネムーン麻痺）	橈骨神経	腕橈骨筋以下の橈骨 神経支配筋	三頭筋間隙症候群と 同様

表2 末梢神経損傷の損傷・絞扼部位と症状（肘関節以遠）

損傷・絞扼部位	臨床診断名	罹患神経	運動障害	感覚障害
Struthersアーケード	Struthersアーケード	尺骨神経	尺骨神経支配筋	尺側前腕皮神経 尺骨神経感覚枝
肘部管	肘部管症候群	尺骨神経	尺骨神経支配筋	尺骨神経感覚枝
Frohseアーケード	回外筋症候群 後骨間神経麻痺	橈骨神経深枝	総指伸筋以下の橈骨 神経支配筋	なし
上腕二頭筋腱膜 円内筋両頭間 浅指屈筋腱弓	円回内筋症候群	正中神経	正中神経高位麻痺 　低位麻痺に加えて 　前骨間神経支配筋 　円回内筋・方形回 　内筋	掌側枝（母指球部）を 含む正中神経支配領域
正中神経本幹からの 分岐後	前骨間神経麻痺	正中神経	前骨間神経支配筋 （FDP2&3, FPL）	なし
手根管	手根管症候群	正中神経	正中神経低位麻痺	掌側枝（母指球部）を 含まない正中神経支 配領域
Guyon管	Guyon管症候群	尺骨神経深枝	尺骨神経深枝支配筋	なし

番目は1つの末梢神経の複数箇所に障害を生じる重複性神経障害(double crush syndrome, multiple crush syndrome)⁵⁾や，2つ以上の末梢神経に障害を生じる複合性絞扼神経障害(multiple entrapment neuropathies)の存在である．

鑑別診断

・頸部神経根症

頸椎の椎間板病変・頸椎症性変化などにより神経根が圧迫されて臨床症状をきたした病態で，好発部位はC4/5とC/6である．頸椎は胸椎や腰椎に存在しない特殊な鉤椎関節(Luschka関節)が椎間孔の前方に位置していて，この部位に生じる骨棘により神経根障害が生じやすい[6]．神経根症障害の臨床的特徴として，①頸部痛の存在，②肩甲部(C5・6神経根では肩甲上部，C7・8神経根では肩甲間部または肩甲骨部)から上肢へ放散する神経根支配領域の疼痛・しびれ，③支配領域に一致した感覚・運動障害，④深部腱反射の異常，⑤頸椎運動による症状の誘発(Jackson test, Spurling test)，⑥Shoulder abduction sign陽性(上肢挙上位で症状が軽減する)などが挙げられる[7]．画像検査では，単純X線像で椎間板腔狭小化，椎間孔狭小化，頸椎症性変化，前後の不安定性，MRIでは脊柱管や椎間孔の狭小化が確認される．神経根造影・ブロックは，神経根症の障害部位診断と治療に有用である．感覚障害，運動障害，深部腱反射，画像所見などを総合的に検討し障害神経根を判定する(図3)．

・頸部脊髄症

頸部脊髄症の初発症状として手指のしびれや感覚障害を生じることが多い．特に環指・小指のしびれを生じる可能性が高く，頸部神経根症・肘部管症候群との鑑別が重要となる．脊髄症のしびれの出現部位については，両側性が多いことが特徴ではあるが，神経根症が障害根の皮膚分節に一致するのに対して脊髄症では一致しないことが多く，障害高位診断に利用するのは困難である．一方，運動障害の発生部位や深部腱反射の異常は障害部位の特定に有用な情報となるため，徒手筋力テスト(MMT)，手内在筋萎縮，finger escape sign，側索(錐体路)障害の指標として巧緻運動機能低下の指標である手指屈伸10秒テストや歩行障害(痙性歩行，失調歩行)などを入念にチェックする．

以上の身体所見と単純X線，MRI，脊髄造影CT上の脊髄圧迫部位や程度を総合的に評価して，脊髄の横断面における横位診断(図4)[9]と高位診断[10,11]を行う(図5, 6)．このうち前方障害型には頸椎症性筋萎縮症と平山病がある．頸椎症性筋萎縮症はKeegan型頸髄症ともいわれ，中・高年者において一側のC4/5高位に好発し(C5〜C6障害)，肩の急性疼痛とともに肩の挙上困難を生じる(図7〜9)．感覚障害はほとんどなく膀胱直腸障害もないため，腱板断裂・凍結肩といった肩関節疾患や腋窩神経麻痺との鑑別が必要となる．腱板断裂との鑑別には上腕二頭筋の筋力低下の存在が有用である(図7)．平山病は若年者において成長に伴い脊髄の長軸方向の緊張が増加して上肢近位筋萎縮(一側性または両側性)を生じる．胸郭出口症候群や腋窩神経・肩甲上神経麻痺との鑑別が必要となる．

・神経痛性筋萎縮症 (neuralgic amyotrophy)

ParsonageとTurner[12]が1948年に命名した，肩周囲の疼痛と主に肩周囲筋に弛緩性麻痺と萎縮を続発する疾患で，腕神経叢炎(brachial plexus neuropathy, brachial neuritis)ともよばれる．感冒症状・過労・手術などが誘因になると報告され，病因として感染・外傷・アレルギーなど諸説あるが，いまだ不明である．三角筋・棘上・棘下筋などの肩甲帯筋に好発するが，前骨間神経麻痺や後骨間神経麻痺を生じることもある．感覚障害はないか軽微で，一側性が70〜80％を占める．予後について肩周囲筋麻痺は良好で，大部分が2年以内に麻痺の回復が得られるが，前骨間神経・後骨間神経麻痺は回復不良といわれている．典型的には中高年者が感冒症状の後に突然，肩の激痛を生じ，2〜3日で激痛が消失した後に肩の挙上困難

支配神経根	C5	C6	C7	C8	T1
主な責任椎間高位	C4-C5間	C5-C6間	C6-C7間	C7-T1間	T1-T2間
筋	三角筋 上腕二頭筋	上腕二頭筋 手根伸筋	上腕三頭筋 手根屈筋 指伸筋	掌内固有筋 指屈筋	掌内固有小筋
深部腱反射	三角筋腱反射 上腕二頭筋腱反射	上腕二頭筋腱反射 腕橈骨筋腱反射	上腕三頭筋腱反射	なし	なし
感覚領域	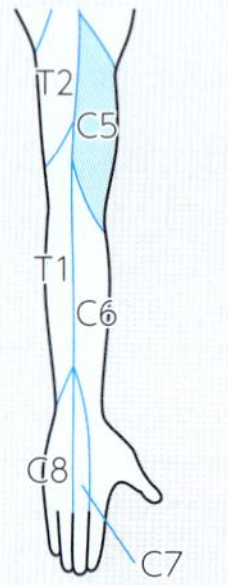 ①上腕外側腋窩神経	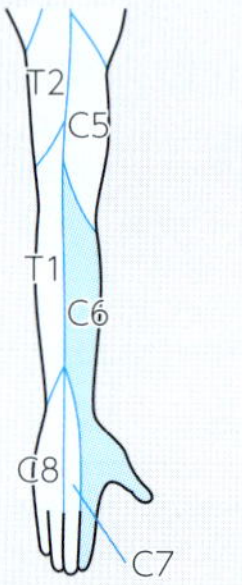 ②前腕内側腋窩神経	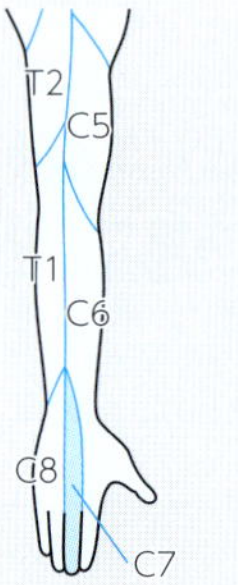 ③中指	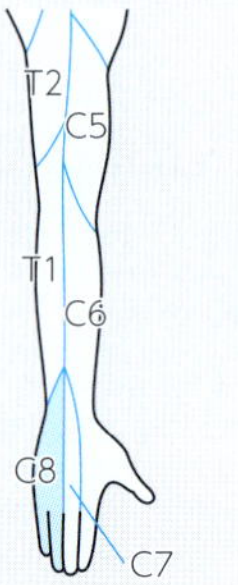 ④前腕中央 前腕内側皮神経	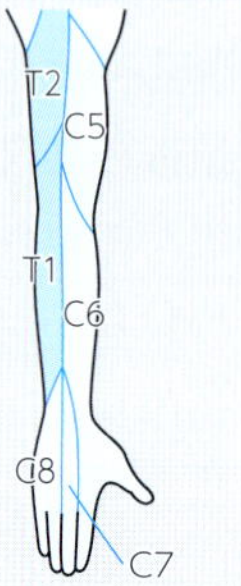 ⑤上腕内側 上腕内側皮神経
支配運動	肩の外転	肘屈曲 手関節背屈	肘伸展 手関節掌屈	手指内転・外転	
筋電図	三角筋・上腕二頭筋のfibrillationまたはpositive sharp wave*1	上腕二頭筋のfibrillationまたはpositive sharp wave*2	上腕三頭筋のfibrillationまたはpositive sharp wave*3	掌内固有小筋のfibrillationまたはpositive sharp wave*4	手筋のfibrillationまたはpositive sharp wave
脊髄造影像	C4-C5間で脊髄への突出像	C5-C6間で脊髄への突出像	C6-C7間で脊髄への突出像	C7-T1間で脊髄への突出像	
鉤突起	C5	C6	C7		

図3 C5〜T1の神経根の支配領域

(文献8より)

*1：その他に菱形筋，棘上筋，棘下筋．
*2：その他に長・短橈側手根伸筋．
*3：その他に橈側手根伸筋，総指伸筋．
*4：その他に総指伸筋．

が生じるという特徴的な臨床経過を示す(図10)。急性期には肩関節や頚椎部の局所に外観上異常を認めないが，MRIで麻痺した三角筋や棘上筋・棘下筋がT2高信号を呈する(図11)。慢性期になると麻痺した三角筋や棘上筋・棘下筋の筋萎縮を認め，電気生理学的検査で神経原性所見が確認される。腱板断裂・凍結肩といった肩関節疾患や腋窩神経・肩甲上神経の絞扼性障害との鑑別が必要となる。

・Pancoast腫瘍

Pancoast[13]が1932年に肺尖部腫瘍により肩を含む上肢の疼痛，Horner徴候，手の筋萎縮などを生じる10例を報告した。解剖学的位置関係からC8・Th1神経根症状を呈することが多く，下

病型	推定障害域	特徴的症候	運動障害の左右差
anterior 前方障害型	前角〜前根 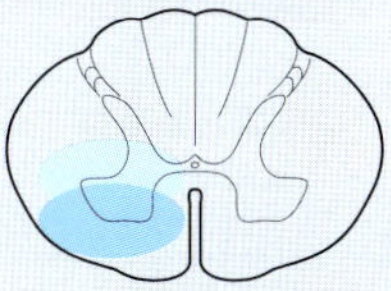	・片側上肢の運動障害・筋萎縮 上下肢とも知覚障害はほとんどない 膀胱直腸障害はない	ほとんどが片側性
central 中心障害型	脊髄中心部 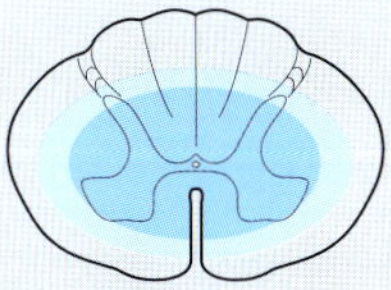	・両上肢主体の運動障害 知覚障害も両上肢に優位 下肢症状や膀胱直腸障害は軽い	両側性
posterior 後方障害型	後索 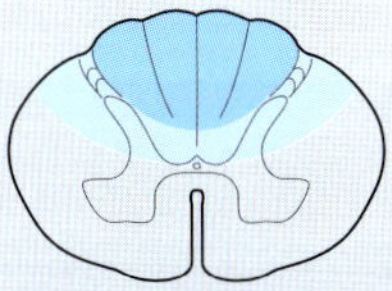	・失調性の歩行障害が主体 深部感覚障害が四肢にみられる 深部腱反射の亢進はない	両側性
unilateral 片側障害型	脊髄片側 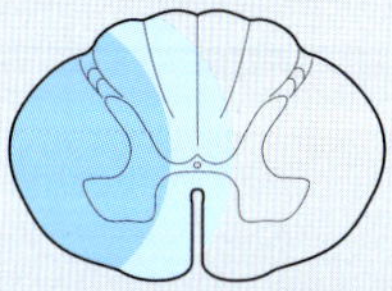	・片側上下肢の運動障害 典型例では解離性知覚障害 障害側の腱反射が亢進	片側性
transverse 横断性障害型	脊髄横断面全域 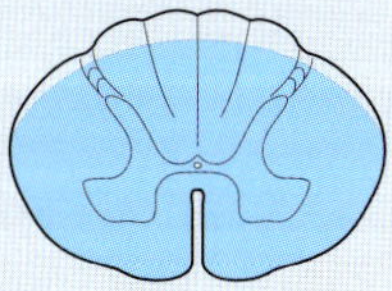	・両側上下肢の運動障害 四肢・体幹に広範な知覚障害 膀胱機能障害を伴うことも多い	両側性

(文献9より)

図4 頚部脊髄症
椎体高位と神経根と頚髄の位置関係。

位頚椎の神経根症，肘部管症候群，胸郭出口症候群などとの鑑別が必要となる．Horner徴候，体重減少，進行性の症状，喫煙歴などが診断のポイントとなる．画像診断では，頚椎X線正面像で肺尖部の異常陰影を見逃さないことが重要である[14]（**図12**）．

・**重複神経障害**
(double or multiple crush syndrome)

Double crush syndromeは，同一神経が1つの部位で軽度の絞扼を受けているが無症候であったところに，さらに別の部位で絞扼を受けた場合に2つのいずれかの部位の神経障害の症状が顕著に現れる現象で[5]，multiple crush syndromeとは同

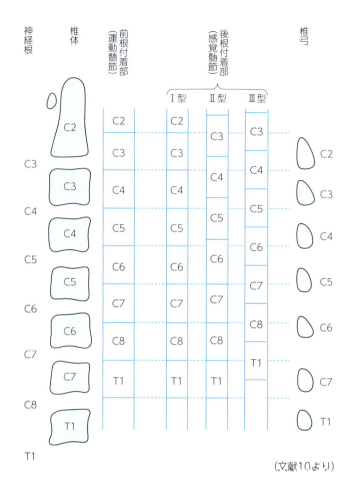

図5 頚椎の機能解剖図
椎体高位と神経根と頚髄の位置関係。

(文献10より)

	C3-C4	C4-C5	C5-C6
腱反射	上腕二頭筋腱反射↑ 100%	上腕二頭筋腱反射↓ 63%	上腕三頭筋腱反射↓ 85%
筋力	三角筋↓ 83%	上腕二頭筋↓ 71%	上腕三頭筋↓ 79%
感覚障害	58% 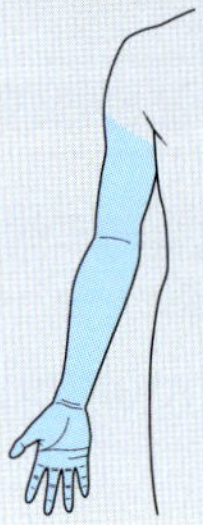	68% 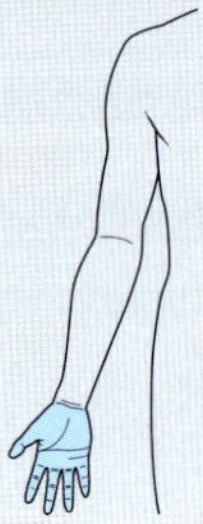	96% 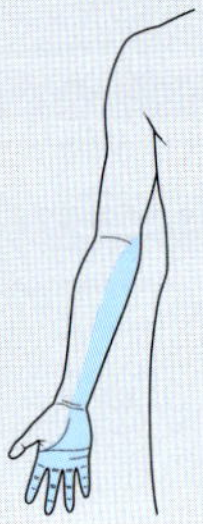

(文献11より)

図6 頚部脊髄症の責任椎間板高位決定の診断指針

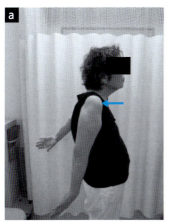
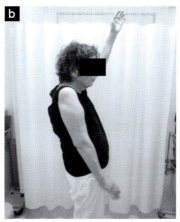
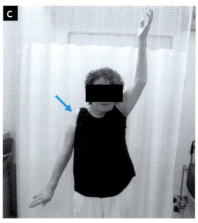
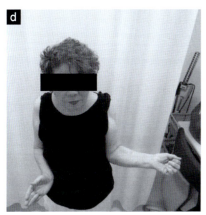
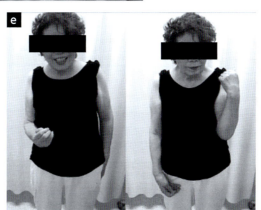

図7 頚椎症性筋萎縮症の身体所見
63歳，女性．右三角筋は萎縮し（**矢印**），右肩関節の自動屈曲・伸展・外転・外旋と右肘関節の自動屈曲および前腕回外筋力は著明に低下している．
a：肩関節自動伸展
b：肩関節自動屈曲
c：肩関節自動外転
d：肩関節自動外旋
e：肘関節自動屈曲および前腕回外

一神経が2箇所以上で絞扼障害を生じる病態である[15]（**図13**）．末梢性神経の絞扼障害を診断する際には，頚椎レベルから末梢までのその神経の走行部位の絞扼ポイントをチェックする必要がある．

・**複合性絞扼神経障害**
（multiple entrapment neuropathies）
　同一肢の2つ以上の末梢神経に障害を生じる病態で[16]，臨床的に手根管症候群と肘部管症候群の合併などはときどき遭遇する．上肢の1つの神経で絞扼障害を生じ疼痛や麻痺により筋活動そして筋ポンプ作用が低下する．それにより上肢に浮腫を生じ，その浮腫により他の神経の絞扼障害が生じることがある．また，頚椎レベルで複数根の圧迫があるときに，この部位で生じた神経内膜腔の圧上昇が末梢に及び，これらの神経根が支配する異なる末梢神経の絞扼好発部位での障害を生じやすくなる．こうした点からも，末梢神経絞扼障害では頚椎レベルから検索が必要である．

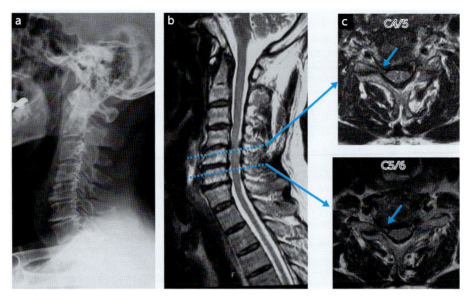

図8 頚椎症性筋萎縮症の頚椎画像所見
63歳，女性。
a：頚椎単純X線側面像。多椎間に頚椎症性変化を認める。
b：頚椎MRI T2強調像。矢状断（正中）：C4/5，C5/6を主体に脊柱管狭窄を認める。
c：頚椎MRI T2強調像。横断：C4/5，C5/6で右脊髄前角部の圧迫を認める。

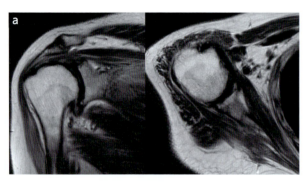

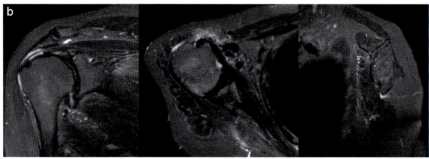

図9 頚椎症性筋萎縮症の右肩関節MRI所見
63歳，女性。腱板は棘上筋腱の関節面不全断裂を認めるのみである。
三角筋・棘上筋・棘下筋・小円筋に著明な筋萎縮を認める。
a：T2強調像
b：T2強調脂肪抑制像

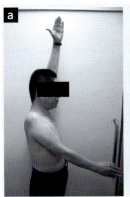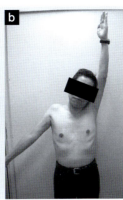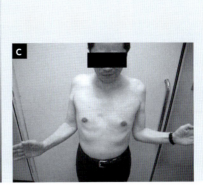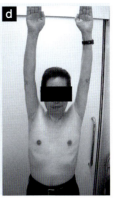

図10 神経痛性筋萎縮症（肩甲帯筋）の身体所見

57歳，男性。
a～c：初診時（発症後3週）。右肩関節の自動屈曲・外転筋力は著明に低下し，外旋筋力も中程度に低下していた。
d：初診後6カ月。右肩関節筋力は正常に回復した。
a：肩関節自動屈曲
b：肩関節自動外転
c：肩関節自動外旋
d：肩関節自動外転

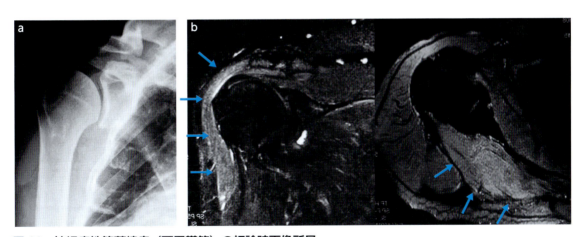

図11 神経痛性筋萎縮症（肩甲帯筋）の初診時画像所見

57歳，男性。
a：右肩単純X線正面像。異常所見なし。
b：右肩MRI T2強調脂肪抑制像。三角筋と棘下筋の筋腹に高信号（**矢印**）を認める。

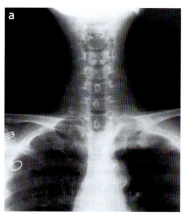
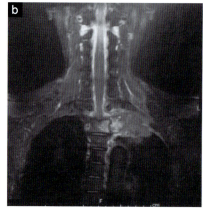
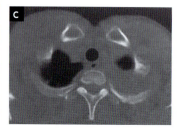

図12　左Pancoast腫瘍の初診時画像所見　　　　　　　　　　　　　　　　　　　　　　（文献14より）
53歳　女性。左背部および上肢の疼痛を主訴として前医を受診した。
a：頸椎単純X線正面像。左肺尖部に異常陰影を認める。
b：頸椎MRI STIR冠状断像。左肺尖部，脊柱に及ぶ病変を認める。
c：CT（Th1レベル）。左肺尖部，脊柱に及ぶ病変を認める。

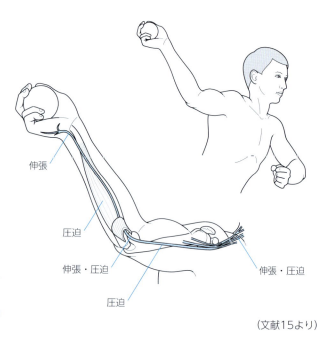

**図13　コッキング後期から加速期における
　　　　尺骨神経に伸張・圧迫ストレス**
胸郭出口，Struthersアーケード〜肘部管，Guyon
管において尺骨神経は伸張・圧迫ストレスを受ける。

（文献15より）

治療

STEP 1　治療戦略

　障害されている神経，その障害部位，障害の程度を，身体所見（圧痛，Tinel様徴候，運動障害，感覚障害など），画像検査（単純X線像での骨性変化，MRIでのガングリオン，麻痺筋の同定など），電気生理学的検査から把握する。

STEP 2 保存療法

軽症例では原因となるスポーツや労働を休止し，装具による局所安静，ビタミンB_{12}の内服投与，障害・絞扼部位へのステロイド局所注射を実施し，経過観察する。

STEP 3 手術療法

重症例（針筋電図で二次運動ニューロンの軸索変性所見を認める場合）や4〜6カ月の経過観察で麻痺の回復が認められない場合には，手術により神経剥離・除圧術，神経移行術，神経移植術を所見に応じて実施する。

（岩堀裕介）

文献

1) 齋藤昭彦．神経系に対する徒手的アプローチのエビデンス．理学療法 2010；27：443-50．
2) 牧　裕．上肢の絞扼性神経障害とその類似疾患．第31回新潟手の外科セミナーテキスト．2013．p311-42．
3) Atasoy E. Thoracic outlet syndrome: anatomy. Hand Clin 2004；20：7-14．
4) 岩堀裕介．投球障害の病態と治療方針：上肢の神経障害．臨スポーツ医 臨時増刊号2015；32：173-89．
5) Upton AR, McComas AJ. The double crush in nerve entrapment syndoromes. Lancet 1973；302：359-62．
6) Simpson JM, An HS. Surgery of the Cervical Spine. Simpson JM, An HS eds. Lippincott Williams & Wilkins, London；1994．p185．
7) 田中信弘．頚椎症性神経根症．関節外科 2016；35：12-6．
8) 松野丈夫，中村利孝総編集．標準整形外科 第12版，医学書院；東京．2014年．p518．
9) 三原久範．頚部脊髄症の神経症候学・診断学．MB Orthop 2014；27：1-10．
10) 都築暢之，ほか．頚髄髄節および頚神経根の形態的変動とその臨床的意義．整形外科 1983；34：229-35．
11) 国分正一．頚椎症性脊髄症における責任椎間板高位の神経学的診断．臨整外 1984；19：417-24．
12) Personage MJ, Turner JWA. Neuralgic amyotrophy. The shoulder girdle syndrome. Lancet 1948；1：974-8．
13) Pancoast HK. Superior pulmonary sulcus tumor. Turmor characterized by pain, Horner's syndrome, destruction of bone and atrophy of hand muscles. JAMA 1932；99：1391-6．
14) 馬場一郎．Pancoast腫瘍．関節外科 2016；35：26-29．
15) Eaton RG. Anterior subcutaneous transposition. Gelberman RH, ed. Operative nerve repair and reconstruction. Philadelphia: J.B. Lippincott；1991. p1077-85．
16) Mackinnon SE. Double and multiple "crush" syndromes. Double and multiple entrapment neuropathies. Hand Clinics 1992；8：369-90．

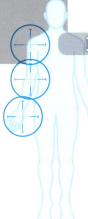

II 疾患別治療法

上肢（全体）
腫瘍

　骨・軟部腫瘍とは骨，筋肉，脂肪，神経，線維芽細胞，血管など間葉系組織に由来する新生物の総称である。WHO分類（2013年）では骨腫瘍，軟部腫瘍合わせて約200種類の病理組織分類があり，良性，中間悪性から悪性まで非常に多彩である。悪性腫瘍は，肉腫とよばれる原発性悪性骨・軟部腫瘍のほかに，転移性腫瘍も存在する。それぞれの腫瘍（病理組織）によって好発部位，好発年齢，症状，治療法が異なるため，診断・治療は決して容易でない。本項では上肢に好発する腫瘍性病変の診断・治療について，軟部腫瘍，骨腫瘍に分けて代表的な疾患を提示しながら解説する。

軟部腫瘍
Soft tissue tumor

Profile　軟部腫瘍は「腫瘤・しこり」として自覚されることが多い。頻度の高い軟部腫瘍は，良性では脂肪腫，神経鞘腫，血管腫，悪性では脂肪肉腫，未分化多型肉腫，平滑筋肉腫，滑膜肉腫などが挙げられる。診断上の一番の問題点は，良性・悪性の判断である。画像診断で良性・悪性が判然としない場合は骨・軟部腫瘍を専門とする施設で生検を行い，病理診断を確定したうえで，治療方針を決定する。

診断

問診・身体所見

　以下の点に注意して情報を収集する。

- **いつごろ自覚したか，腫瘍の状態（大きさや増大速度）**

　一般的には，サイズが大きく，急速に増大する場合には悪性の可能性を考慮し，画像検査を急ぐ。一方で，サイズが小さいもの（<3cm）のなかにも，悪性腫瘍（肉腫）の場合もあるため，画像検査で悪性腫瘍の可能性が否定できない場合には骨・軟部腫瘍専門施設へコンサルトする。

- **疼痛の有無**

　疼痛がある場合には，神経・血管系の腫瘍のほか，悪性腫瘍を鑑別に挙げる。神経鞘腫ではTinel様徴候を認めることがある。

- **悪性腫瘍や遺伝性疾患など，既往歴・家族歴**

　頻度は低いが，悪性腫瘍の既往がある場合は転移性軟部腫瘍の可能性を考慮する。神経線維腫症や神経鞘腫症などの遺伝性疾患では，多発する神経原性腫瘍を認めることがある。

- **腫瘍の軟らかさ，硬さ**

    以下，4段階で評価し，腫瘍の性状を推察する。
    ① 軟（脂肪組織の軟らかさ）
    ② 弾性軟（弛緩した筋肉の軟らかさ）
    ③ 弾性硬（緊張した筋肉の硬さ）
    ④ 硬（骨・軟骨の硬さ）

- **腫瘍の可動性**

    皮膚との可動性，深部可動性を確認する。皮膚との可動性が乏しい場合は，皮膚腫瘍，皮下腫瘍でも皮膚との強い癒着を考え，切除の際は皮膚合併切除を検討する。深部可動性が乏しい場合は，深部の筋膜や骨膜，骨組織との強い癒着を考え，切除の際は該当する深部組織の合併切除を検討する。

- **周辺正常組織の変化**

    熱感，腫脹，周囲の静脈怒張は悪性腫瘍の際にしばしば認める所見である。

画像検査

症状から軟部腫瘍の存在を疑う場合は，以下の画像検査を検討する。

- **単純X線**

    軟部腫瘍であっても，安価で侵襲が少ない単純X線が最初の検査となる。血管腫，脂肪性腫瘍，滑膜肉腫などしばしば腫瘍内部に石灰化を認める軟部腫瘍があり，診断の一助になる。脂肪腫，高分化型脂肪肉腫では，単純X線上，透亮像として描出される。また，腱滑膜巨細胞腫（腱鞘巨細胞腫）では，隣接する骨に侵食像を認めることがある。

- **超音波**

    安価で，侵襲が少なく，リアルタイムに多方向から腫瘤を評価できる検査であるが，評価が検者の技量・経験に大きく依存してしまうのが欠点である。

- **MRI**

    軟部腫瘍の存在部位，大きさだけでなく，腫瘍内部の質的評価において最も優れた検査である。周囲の健常組織も描出されるため，手術計画にも用いやすい。腫瘍内部の質的評価においては，T1強調像では主に脂肪成分の有無，出血の有無を評価し，T2強調像では腫瘍内部の均一性，水分の含有率を評価し，鑑別診断を挙げる。造影剤（ガドリニウム：Gd）を用いることで，さらに精度の高い質的評価が可能となる。T1強調像，T2強調像でともに高信号となる脂肪性腫瘍（良性脂肪腫，異型脂肪腫/高分化型脂肪肉腫）や，ターゲットサインを呈する神経鞘腫など，典型的な所見を得られればMRIだけで鑑別診断を特定できる腫瘍もある。

生検・病理検査

軟部腫瘍は何度造影MRIを撮像しても最終診断は得られず，病理検査によってのみ診断確定となる。長期間の非常に緩徐な経過で，画像上も良性腫瘍を疑う無症状の病変は経過観察を行うことも多いが，疼痛などの症状や，増大傾向を認める場合は，手術療法の対象となる。治療を計画するに当たり，腫瘍の病理診断，特に良性・悪性の判断が最も重要である。脂肪性腫瘍，血管腫，神経鞘腫など，MRI検査で各疾患に典型的な所見が得られ，症状も矛盾しない場合は，生検なく各疾患に準じた治療を行う。3cm未満で良性を疑う病変は，必要に応じて切除生検（診断確定を目的に腫瘍を一塊に切除）を行う。3cm以上の腫瘍に対しては，針生検，あるいは切開生検（腫瘍の一部のみを部分的に切除）を行い，最終病理診断を確定させてから治療計画を立てる。良性疾患を疑う場合も，切除/切開生検を行う場合も，必ず「病理診断が（万が一）悪性だった場合には，後から安全に広範切除ができる」ように，追加広範切除を念頭に生検を計画する。生検は，皮切の大きさこそ小さいが，高度な技術を要する外科手技である。また，軟部腫瘍の病理診断は決して容易でなく，病理診断学のなかでもきわめて専門性の高い分野である。従って，安易に腫瘍切除を行わず，生検を要するかどうかの判断の段階から骨・軟部腫瘍を専門とする施設にコンサルトすることが望まれる。

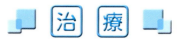

下記チャートに沿って治療を行う。

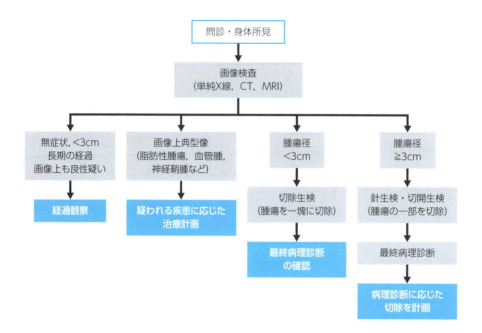

脂肪腫 Lipoma

　成熟した脂肪組織からなる良性脂肪腫の頻度が最も高いが，再発率が高い中間悪性である異型脂肪腫（高分化型脂肪肉腫）との鑑別が問題となる。MRI上，両者ともT1強調像，T2強調像で，脂肪組織と同様の均一な高輝度を呈する（図1）。脂肪腫は症状がなく，経過観察をされることも多いが，病変が大きい場合，Gdで造影される場合は診断目的も含めて辺縁切除を行う。

神経鞘腫 Schwannoma（図2）

　神経鞘腫は末梢神経を取り巻くシュワン細胞からなる良性腫瘍である。腫瘍を叩くと，発生した神経の走行に沿った放散痛を認める（Tinel様徴候）ことが特徴である。MRI上で，神経周囲に存在する脂肪を描出するsplit fat sign，発生源の神経線維（entering and exiting nerve），T2で中心が低信号，辺縁が高信号を示し（ターゲットサイン），造影により中心が造影されることなどが特徴的である。自覚症状が軽微な場合や，手術により重篤な神経脱落が予想される場合は，経過観察を行う。手術は神経をできるだけ損傷しないよう核出術を行う。

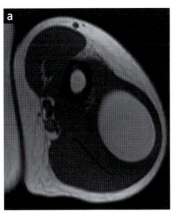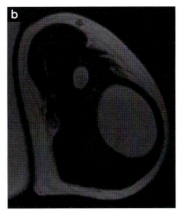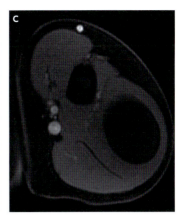

図1　上腕脂肪腫のMRI所見
上腕三頭筋内部にT1, T2強調像で高輝度, Gd造影はされない, 皮下脂肪と同じ信号を呈する腫瘍を認める.
a：T1強調像
b：T2強調像
c：Gd造影

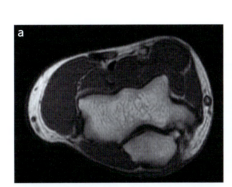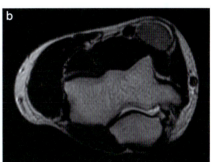

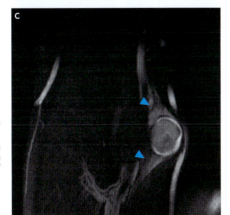

図2　前腕の神経鞘腫
前腕近位にT1等信号, T2高信号の腫瘤を認める. T2強調像で腫瘍の辺縁は高信号で, 中心は低信号であり（ターゲットサイン）, 腫瘍周囲に取り囲む脂肪層（split fat sign, **矢頭**）を認める.
a：T1強調像
b：T2強調像
c：T2強調像

海綿状血管腫（静脈奇形）
Hemangioma（Venous malformation）(図3)

　従来海綿状血管腫，筋肉内血管腫とよばれてきた病変は静脈奇形である。胎生期における脈管形成の異常であり，静脈類似の血管腔が皮下や筋肉内などに増生するslow-flowの血液貯留性病変である。疼痛，腫脹などを主訴とする。疼痛は患部の下垂や起床時など血液貯留増加時に伴うことが多いが，病変内の石炭化（静脈石）や血栓性静脈炎によるものや，女性では月経や妊娠により症状が増悪することがある。超音波が有用であり，病変は蜂巣状から多囊胞状の低エコー領域を示し，プローブの圧迫により貯留する血液の動きを観察できる。単純X線では，しばしば石灰化を認める。MRIではT2強調像で高信号，T1強調像で中間〜低信号を示し，造影剤で濃染される。保存療法が原則であり，疼痛や腫脹に対して患肢挙上や弾性衣類による圧迫を行う。保存療法に抵抗性の疼痛・出血・機能障害に対して，あるいは整容目的で，切除を行う。近年，疼痛に対する硬化療法の有効性が報告されている。

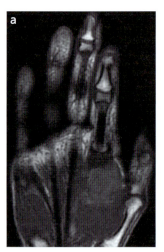
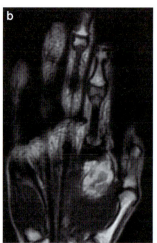
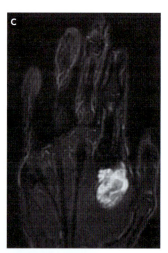
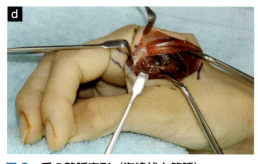
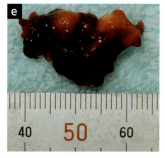

図3　手の静脈奇形（海綿状血管腫）
示指中手骨橈側にT1強調像で低輝度，T2強調像で高輝度，STIR像で高輝度の腫瘍を認めた。
a：T1強調像
b：T2強調像
c：STIR
d：肉眼所見
e：摘出検体

腱鞘巨細胞腫
Tenosynovial giant cell tumor (図4)

腱鞘巨細胞腫は30〜40歳代の手足の腱鞘に発生する。無痛性で，発育が緩徐な良性腫瘍であるが，切除後の再発率は30％程度と高い。肉眼的には茶褐色の腫瘍である。治療は外科的切除が中心である。

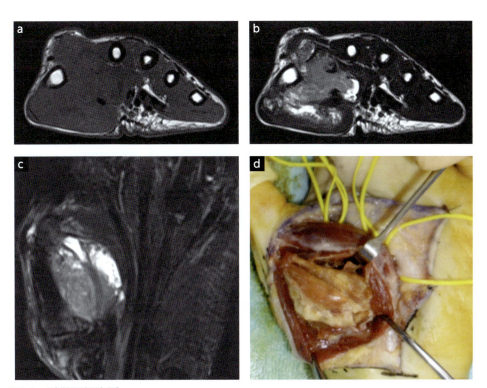

図4 腱鞘巨細胞腫
T1強調像で等信号，T2強調像で不均一な高信号の腫瘍を母指球部に認めた。母指屈筋腱を中心に発育しており，肉眼的には灰白色〜茶褐色の腫瘍を認めた。
a：T1強調像
b：T2強調像
c：T2脂肪抑制像
d：肉眼所見

滑膜肉腫
Synovial sarcoma

　滑膜肉腫は30歳代に多発する悪性腫瘍である。四肢の関節周辺の軟部組織から発生することが多いため（図5），初期には滑膜細胞由来と考えられていたが，滑膜肉腫の起源細胞はいまだ明らかではない。単純X線像上，約20％の症例に石灰化を認める。MRIは腫瘍の部位，大きさ，周囲組織への進展を理解するのに必要である。T2強調像で，液体貯留に伴う高信号，血液を示す比較的高信号，石灰化・線維組織を示す低信号が混在し，triple signal intensityとよばれる。滑膜肉腫など悪性を疑った場合は生検が必須である。滑膜肉腫の確定診断には，病理検査に加えて，キメラ遺伝子（SS18-SSX）の検出が行われる。治療は広範切除術（図6）が原則で，化学療法が併用されることもある。

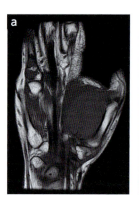 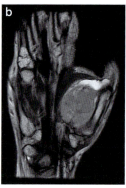 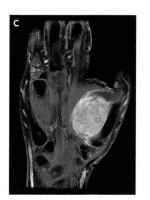

図5　手の滑膜肉腫
母指球筋内にT1強調像（a）で等信号，T2強調像（b）で低信号，等信号と高信号が混在，Gdで造影される腫瘤（c）を認めた。
a：T1強調像
b：T2強調像
c：Gd造影

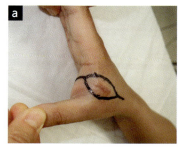 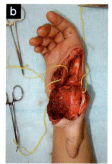

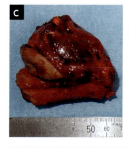 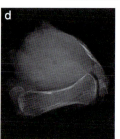

図6　広範切除術
生検部を中心とした長軸方向の皮切をデザインする。生検部は皮膚を付けて切除する。母指中手骨を合併切除し，腸骨移植で再建を行った。
a：皮切のデザイン
b：切除後
c, d：切除検体
e, f：再建後

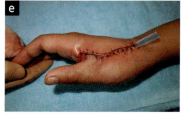 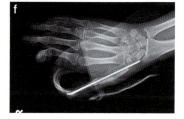

骨腫瘍
bone tumor

Profile 骨腫瘍は無症状で単純X線撮像時に偶発的にみつかるものから，骨性腫瘤，疼痛，病的骨折など，症状はさまざまである．骨軟骨腫，内軟骨腫，単純性骨嚢腫などの良性骨腫瘍は小児〜若年成人でみつかることが多い．骨肉腫・Ewing肉腫は，小児〜若年成人の代表的な原発性悪性骨腫瘍であるので，診断時には必ず除外する．中高年では，悪性骨腫瘍がみつかる割合が若年者より高く，骨転移を筆頭に鑑別診断を検討する．

診断

問診・身体所見

以下の点に注意して情報を収集する．

・疼痛の有無

疼痛がある場合には，類骨骨腫，病的骨折，悪性腫瘍を鑑別に挙げる．類骨骨腫では夜間に増悪する疼痛，NSAIDsが著効する疼痛が特徴的である．

・悪性腫瘍や遺伝性疾患など，既往歴・家族歴

中高年で，悪性腫瘍の既往がある場合は骨転移の可能性を第一に考慮する．幼少期の放射線治療歴や，遺伝性骨軟骨腫症の家族歴は骨軟骨腫の診断に有用である．

・周辺正常組織の変化

熱感，腫脹，周囲の静脈怒張は悪性腫瘍の際にしばしば認める所見である．

画像検査

骨腫瘍の存在を疑う場合は，以下の画像検査を検討する．

・単純X線

骨腫瘍の診断で最も重要な画像検査である．骨腫瘍の存在部位，骨破壊のパターン（地図状/虫食い状/骨梁間浸潤型，溶骨性/造骨性/混在性病変），骨皮質の状態（菲薄化膨隆，連続性の破綻），骨膜反応の有無など，単純X線から得られる情報はきわめて多い．

・CT

単純X線同様，骨腫瘍の質的評価を断面像で評価可能であり，病的骨折のリスク評価で特に有用である．類骨骨腫はCT上でのnidusの描出が診断上きわめて有用である．骨軟骨腫は正常骨髄の連続性を確認する．

・MRI

骨腫瘍の存在部位，大きさだけでなく，腫瘍内部の質的評価において最も優れた検査である．周囲の健常組織も描出されるため，手術計画にも用いやすい．悪性腫瘍では，T1強調像で骨髄内の進展を，ガドリニウム造影で骨外腫瘤の評価を行う．

生検・病理検査

軟部腫瘍と同様に，骨腫瘍は病理検査によってのみ診断確定となる．長期間の非常に緩徐な経過で，画像上も良性腫瘍を疑う無症状の病変に対しては経過観察を行うことが多いが，疼痛などの症状を呈していたり，増大傾向を認めたりする場合は，手術療法の対象となる．治療を計画するに当たり，腫瘍の病理診断，特に良性・悪性の判断が最も重要であるが，画像上良性・悪性の判断が困難な場合は，切開生検（腫瘍の一部のみを部分的

に切除）を行い，最終病理診断を確定させてから治療計画を立てる。

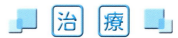

下記チャートに沿って治療を行う。

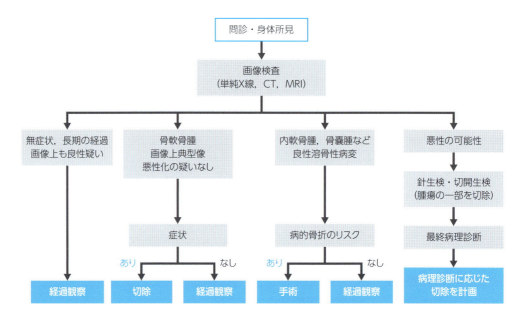

骨軟骨腫
Osteochondroma（図7）

骨軟骨腫は，20歳代以下に好発する原発性骨腫瘍のなかで最も頻度の高い良性の腫瘍である。症状としては，硬い腫瘤や疼痛を訴えて来院する場合がある。単純X線でほぼ診断が可能であり，骨外へ突出する軟骨帽を有する隆起性病変である。基本的には経過観察を行うが，疼痛や機能障害などの症状がある場合は切除を検討する。骨成熟後に増大傾向がある場合は二次性軟骨肉腫の可能性を考慮する。

内軟骨腫
Enchondroma（図8）

手足の短管骨に発生する良性腫瘍である。指骨原発骨腫瘍の80％以上が内軟骨腫である。上腕骨など長管骨に発生することもある。症状をきたすことは少なく，偶発的に単純X線で発見されることが多い。単純X線では，内部に石灰化を伴う骨透亮像，および内側からの侵食像（endosteal scalloping）に伴う骨皮質の菲薄化膨隆を認める。症状がなければ原則経過観察であるが，疼痛や病的骨折，切迫骨折が認められる場合は病巣掻爬を行う。

単純性骨嚢腫
Simple bone cyst（図9）

小児の上腕骨近位部と大腿骨近位部など長管骨骨幹端に好発する嚢胞性病変である。軽微な外傷に伴う，病的骨折を契機に発見されることが多い。単純X線では，緩徐な発育を反映するように，辺

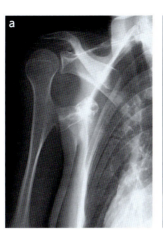
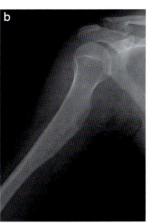

図7 上腕骨の骨軟骨腫
上腕骨骨幹部に隆起性病変を認めた。手術では軟骨帽を切除し，術後経過は良好である。
a：初診時
b：術後

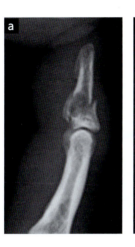
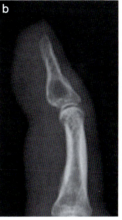
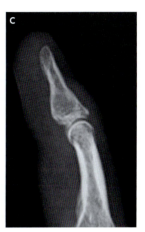

図8 中指の内軟骨腫
初診時単純X線では，末節骨骨折と溶骨像を認めた。骨癒合確認後尺側より開窓し掻爬を行い，術後3ヵ月で骨癒合は良好である。
a：初診時
b：術後
c：術後3ヵ月

縁硬化像を伴う骨透亮像を骨幹端部に認める。動脈瘤様骨嚢腫，線維性骨異形成，骨肉腫などとの鑑別が必要であり，CTやMRIで評価する。治療は病的骨折の対応・予防をすることが目的であり，手術は病変に応じて中空のスクリューを留置，あるいは病巣掻爬・骨移植などを行う。骨成長期に病変が骨端線に接している場合，しばしば再発を認める。

骨転移
Bone metastasis（図10）

がんの骨転移は悪性骨腫瘍のなかで最も頻度が高いため，悪性腫瘍の既往の有無にかかわらず，中高年で骨病変をみた場合にはまず骨転移を考える。乳がん，肺がん，前立腺がんなどは骨転移をよくきたす腫瘍である。骨転移であっても，原発腫瘍に準じた治療が必要であるため，原発診療科との連携が必須である。見込まれる予後，原発診療科の治療方針に沿って，整形外科的な治療計画を立てることが重要である。上肢では上腕骨に好発し，病的骨折，切迫骨折によるADL低下に対応・予防することが必要となる。単独病変で，長期予後が期待できる場合には広範切除による根治をめざすが，多臓器転移があり長期予後が困難と予想されるような場合には，症状緩和のための姑息的手術（髄内釘など）や放射線治療を行う。

（弘實　透，中山ロバート）

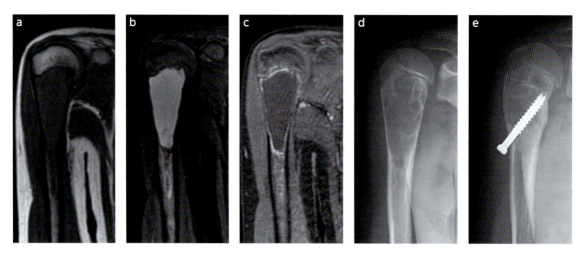

図9 上腕の単純性骨囊腫
MRIではT1低信号，T2高信号，Gd造影では辺縁が造影される。単純X線では隔壁を有する溶骨病変を認め，同部にスクリューを留置した。
a：T1強調像
b：T2FS像
c：Gd造影
d：単純X線
e：手術後

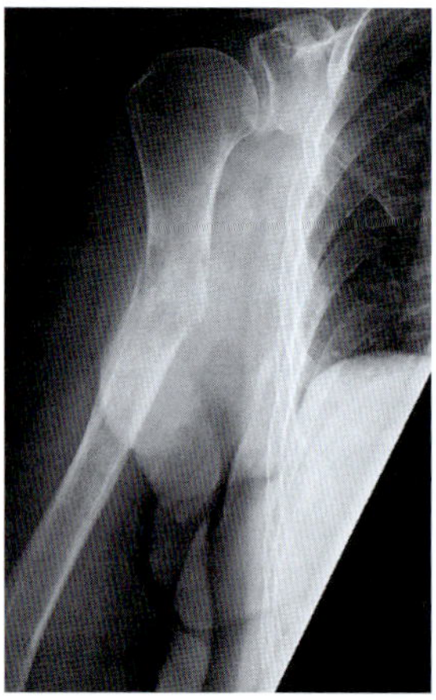

図10 上腕骨の転移性骨腫瘍（腎がん原発）
上腕骨骨幹部に溶骨性病変と病的骨折を認める。

文献

1) Fletcher CDM, Bridge JA, Hogendoorn P, et al. WHO Classification of Tumours of Soft Tissue and Bone. Fourth Edition. 2013.
2) 戸山芳昭，大谷俊郎，森岡秀夫. 整形外科専門医になるための診療スタンダード4骨・軟部腫瘍および骨系統・代謝性疾患. 羊土社；2009；p44-51, 99-102, 119-31, 144-7.
3) Goldblum JR, Weiss SW, Folpe AL. Enzinger and Weiss's Soft Tissue Tumors, 6th Edition. Saunders；2013. p421-546.

II 疾患別治療法

上肢（全体）
その他（上肢に痛みを生じる鑑別疾患）

　上肢に痛みを生じる疾患のなかで、いわゆる「上肢」にその原因のあるものは他項に委ねるが、本項では「上肢に痛みを生じるが、その原因が上肢に存在しないもの」について述べる。上肢に器質的原因がなく、上肢に痛みを生じる疾患は大きく2つ挙げられ、1つは上肢を走行する神経系の「上位神経の障害によるもの」と、もう1つは内臓求心路と同じレベルの髄節から入る皮膚からの脳脊髄神経求心路との間に短絡を生じ、内臓痛が同一分節の皮膚分節（デルマトーム）の疼痛を誘発する「関連痛」によるものである。これらをそれぞれ各論として解説する。

上位神経由来：頚髄・神経根障害

　上肢を走行する上位神経は、頚髄・神経根、腕神経叢である。本項ではそれぞれの神経障害の原因となる病態を列挙して、疾患の概略と診断の要点・注意点について述べる。

頚椎症性神経根症
cervical spondylotic radiculopathy

　頚椎症性変化により椎間孔周囲に形成された骨棘や突出した椎間板が神経根を機械的に圧迫し、根症状として上肢痛を生じる。引き続いて神経根の圧迫によりデルマトームに一致する感覚障害や支配領域の筋力低下が出現する。

診断の要点・注意点

　頚部痛が初発症状であることが多いため、問診で頚部痛の既往を確認する。また頚椎を動かすことで疼痛は増強するため、他覚所見として後屈や患側への側屈、回旋の制限などがないか頚椎可動域を診察する。Jackson testやSpurling testなどの椎間孔圧迫テストの陽性率が高く、障害神経根の高位に一致して感覚障害や運動障害、反射の低下がみられるため、これらを必ず確認する。

画像検査

　画像検査として、頚椎正面・側面・前屈位・後屈位・両斜位の頚椎6方向を撮影する。Luschka関節の骨棘形成、椎間板腔の狭小化、骨棘増生に

よる椎間孔狭小化などを確認する。前後方向への不安定性の有無など動的要素も観察する。

MRIにより神経根の走行を確認する。脊髄の圧迫や髄内信号変化の有無を確認することにより脊髄症との鑑別を行う。

頸椎症性脊髄症
cervical spondylotic myelopathy

Profile 頸椎の退行性変化により脊柱管が狭窄し，頸髄が圧迫されて生じる疾患である（**図1**）。圧迫を生じている高位と圧迫の程度により症状はさまざまであるが，大別すると脊髄灰白質の障害による上肢の髄節徴候と，白質の脊索路障害による下肢症状がある。上肢症状としては手指のしびれ・こわばりで発症し，重症になると強いしびれを疼痛として自覚することがある。また下肢の痙性により歩行障害が生じるため，下肢症状の聴取が重要である。

診断の要点・注意点

障害高位に一致した髄節の感覚障害や筋力低下の有無を評価する。また障害高位以下の腱反射が亢進し，病的反射が陽性となることがある。

画像検査

画像検査では頸椎6方向撮影により，椎体の変形，骨棘形成，椎間板腔の狭小化，椎体背側の骨化像の有無を確認し，脊柱管前後径やすべり，不安定性の有無も確認する。

MRIでは頸髄圧迫や頸髄内部の信号変化を確認する。

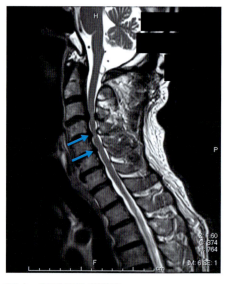

図1 頸椎症性脊髄症
70歳，男性。
主訴：両手のジンジンする痛み。
C3/4・C4/5で頸髄の圧迫所見を認める（**矢印**）。

頸椎後縦靱帯骨化症
ossification of posterior longitudinal ligament of the cervical spine

Profile 椎体の後縁をつなぐ後縦靱帯が骨化・肥厚し，脊髄や神経根を圧迫することによって生じる疾患で，40歳以上の男性に好発する（図2）。

症状は脊髄症の症状をとることが多いが，神経根症の症状が出現することもある。他覚所見は神経根症，脊髄症と同様に診察を進める。

画像検査は単純X線側面像で椎体後縁の骨化像の有無を注意深く観察する。MRIでは骨化像が同定困難であるため，疑った際はCTにより病変を同定する。

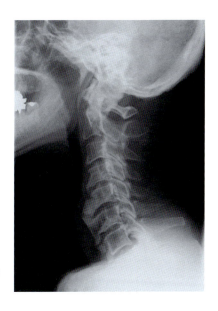

図2 頸椎後縦靱帯骨化症
63歳，男性。
主訴：両手のしびれ，痛み。
単純X線頸椎側面像で後縦靱帯の骨化を認める。

頚椎椎間板ヘルニア
cervical disc herniation

Profile 変性した頚椎椎間板において髄核を含む組織が脱出することにより，頚部痛，上肢の疼痛，しびれ，脱力を生じる。

　突出部位により神経根症，脊髄症の双方の症状をとる可能性があるが，神経根症を主体とすることが多い。他覚所見は神経根症，脊髄症と同様である。

　画像検査では頚椎MRI矢状断像で椎間板の突出程度を確認し，水平断像で正中か外側かなどの突出部位を確認する。脊髄内信号変化も観察し，脊髄症合併の有無も確認する。

脊椎腫瘍
spinal tumor

Profile 原発性骨腫瘍と転移性腫瘍があるが，転移性腫瘍が原発性腫瘍に比べてその発生頻度が高い。腺がん (adenocarcinoma) は脊椎転位を起こしやすく，原発は，肺がん，乳がん，腎がん，前立腺がん，消化器系のがん，甲状腺がんが多くを占める。

　病歴の聴取でがんの既往を確認するとともに，脊椎疾患の重症例をスクリーニングするためにred flags（表1）が提唱されている[1]が，これらの存在の有無を確認することから本疾患が隠れていないかを注意深く観察する。

　画像検査としては，椎体単純X線側面像で椎体内部の病巣の有無，骨破壊の有無などを確認する。椎体単純X線正面像では椎弓根の骨皮質破壊像を反映したwinking owl signの有無を確認する。

　脊椎腫瘍を疑った場合はMRI検査を行い，椎体の信号変化を観察する。たいていの腫瘍はT1強調像で低輝度，T2強調像で高輝度性変化を呈するため，病巣の有無の判断には有用である。

表1　脊椎疾患のred flags

・体重減少	・陰部知覚脱失
・癌の既往	・排尿困難
・夜間痛	・薬物乱用
・50歳以上の年齢	・進行する神経学的所見
・高度外傷	・ステロイドの全身投与
・発熱	

脊髄腫瘍
spinal cord tumor

Profile 硬膜外腫瘍では転移性腫瘍がほとんどであり，原発性腫瘍では神経鞘腫や神経線維腫などがある（図3）。硬膜内髄外腫瘍が最も多く，そのほとんどは神経鞘腫と髄膜腫である。髄内腫瘍では神経膠腫（上衣腫，星細胞腫）が大部分を占める。

いずれも発生部位により神経根症・脊髄症を起こしうるが，単純X線像で大きな変化を認めないにもかかわらずに強い症状を訴えたり，症状が長期継続するような場合は積極的に本症を疑い，MRI検査を行うことが重要である。

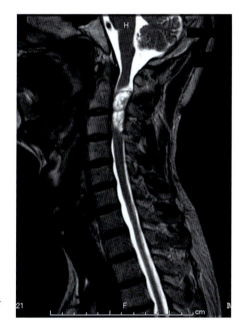

図3　脊髄腫瘍（神経鞘腫）
40歳，男性。
主訴：両肩痛
C2，C3椎体後方に硬膜内髄外腫瘍を認める。

上位神経由来：腕神経叢障害

胸郭出口症候群
thoracic outlet syndrome

前斜角筋，中斜角筋，第1肋骨で形成される，いわゆる斜角筋三角を腕神経叢と鎖骨下動脈が通過し，第1肋骨と鎖骨の間の間隙を通って烏口突起部で小胸筋と胸壁の間から出てくる。
本疾患はこれらの部分での腕神経叢や鎖骨下動脈の圧迫によって，肩こり，上肢のしびれ・痛みを主訴とする症候群である。症状が多彩であり，頚椎疾患との鑑別困難な症例も多いため，本疾患を積極的に疑って身体所見，画像検査を行うことが重要である。詳細についてはp.192『肩関節―末梢神経損傷』に譲る。

Pancoast症候群（Pancoast腫瘍）
Pancoast syndrome (pancoast tumor)

第2肋骨より上方に発生した原発性肺がんが肺尖部の壁側胸壁に浸潤することにより，解剖学的に隣接する肋骨や椎体に浸潤し，腕神経叢，星状神経節を冒すことで，肩，上肢，胸部の疼痛・しびれ，Horner症候群を伴うものと定義されている（**図4**）。最も多くみられるのは肩部痛で，徐々に頚部や肩甲部，腋窩部，前胸部，特に上肢尺側に拡大進行して強い痛みが持続する[2]。

診断の要点・注意点

本疾患もまた，積極的に疑わなければ診断に至らない。本疾患を疑うポイントとしては，
①非常に強い疼痛の訴えがあるにもかかわらず，頚椎症のSpurling testや肩関節のインピンジメントサインなどの誘発テストが陰性である場合
②鎮痛薬などの治療にまったく反応しない場合
③脊椎疾患のred flagsにもある（**表1**），体重減少，発熱，がんの既往などがみられる場合
などが挙げられ，疑った場合は胸部単純X線2方向撮影で肺尖部病変の有無を確認する。病変の有無が確定的でない場合は胸部CTで精査を行う。

頚部，肩，上肢の症状のため整形外科を受診することが多い。また，神経根症と区別がつきにくいため頚椎症として漫然と治療されているケースや，夜間痛を伴うことから肩関節周囲炎などの肩関節疾患として扱われているケースも少なくない。

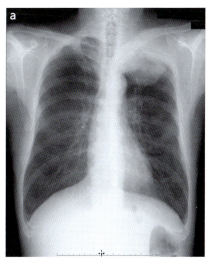
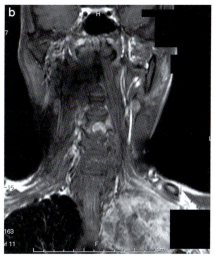

図4　Pancoast 腫瘍
56歳，男性．主訴：左頚部痛，肩甲部痛，左上肢の痛み，体重減少，発熱．
単純X線像にて左肺尖部に占拠性病変を認める．

関連痛
referred pain

肩周辺，特にC4デルマトームの痛みは横隔神経の刺激により起こりうるので，横隔膜に接する病変を疑う必要がある[3]．C4デルマトームを**図5**に示すが，肩甲棘上部〜鎖骨〜肩峰にかけての範囲となる．横隔膜に接する病変とは，①心膜炎，②胸膜炎，③横隔膜下膿瘍，④急性膵炎，⑤脾臓破裂，⑥腹膜炎を伴う虫垂炎などが挙げられる[3]．

　狭心症や心筋梗塞では，肩（特に左肩）や前腕尺側に放散することもあるため注意を要する．狭心症や心筋梗塞，大動脈解離を疑う疼痛は発作性であり，安静時でも体動時でも痛みに変化がなく，疼痛発作時に前胸部の圧迫感・疼痛，背部痛なども伴う，冷汗を伴うこともあるなどの特徴があり，発症様式，増悪因子，疼痛部位，疼痛の強さ，随伴症状などの慎重な病歴聴取・観察が重要である．

> **POINT**　一番大事なのは，これらの一刻を争う心血管系の関連痛もありうることを念頭に置くことである．

（岡田貴充）

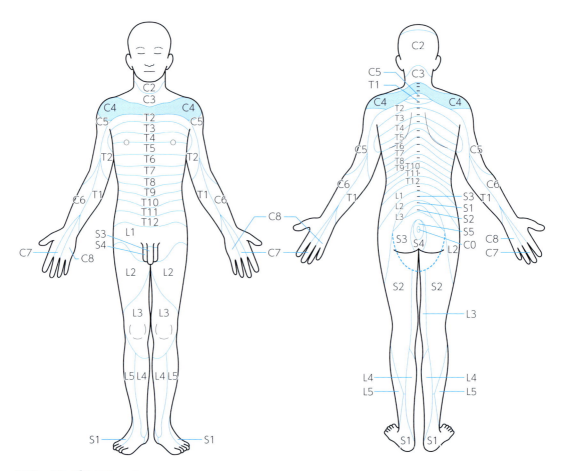

図5 C4デルマトーム

文献

1) Greenhalgh S, Selfe J. A qualitative investigation of Red Flags for serious spinal pathology. Physiotherapy 2009 ; 95 : 224-7.
2) Arcasoy SM, Jett JR. Superior pulmonary sulcus tumors and Pancoast's syndrome. N Engl J Med 1997 ; 337 : 1370-6.
3) Silen W著, 小関一英監訳. 急性腹症の早期診断-病歴と身体所見による診断技能をみがく-. 第2版. 東京：メディカル・サイエンス・インターナショナル；2012.

Ⅱ 疾患別治療法

肩関節

小児肩関節疾患（外傷を除く）

小児肩関節疾患は数多くあるが，まれな疾患が多く，その診断および治療法についてはほとんど標準化されていない。

本項においては，数ある小児肩関節疾患のなかでも，手術療法を要するものを中心に解説する。

小児化膿性肩関節炎
neonatal and infantile septic arthritis of the shoulder

本疾患は新生児に多いため，MRI検査や全身麻酔が難しい場合もあり，診断も治療も容易ではない。保存療法を行うと，上腕骨近位部の骨壊死，骨端線早期閉鎖をもたらし，10年以上経ってから挙上制限，肩痛，上腕短縮などの症状が明らかとなることが多い[1]。初期治療の目標を，感染を治すことと考えれば保存療法を行う余地もあるが，後遺症を最小限にすることを目標と考えれば，全身状態が許す限り緊急手術を行うべき疾患である。

診断

身体所見

偽性麻痺とよばれる患肢を動かさない症状がみられ，高熱を伴うことが多い。肩関節周囲に腫脹がみられることもあるが，腫脹が肉眼的にわかりにくいケースが多い。

徒手検査

他動的に患肢を動かすと激しく泣く。肩を動かさないように保持して，肘や手を動かしても激しく泣かない。鎖骨を軽く押しても泣かない。

画像検査

単純X線検査で上腕骨骨幹端部に骨溶解像がみられることもあるが，明らかな異常がみられないことが多い。肩関節亜脱臼位がみられることもあるが（図1a），この所見が異常かどうかの判定は難しい。

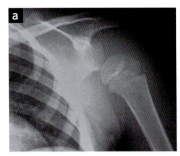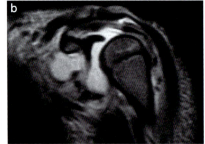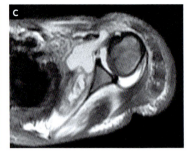
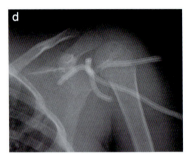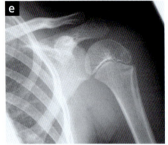

図1　化膿性肩関節炎

左肩，4歳，女児。40℃を超える発熱で発症。2日後より左腕を動かすといやがるようになり，発症後4日で当科紹介初診となった。単純X線正面像では左肩の下方亜脱臼の所見がみられ（a），MRI検査では左肩関節内および肩甲下滑液包内の膿貯留，筋内膿瘍を伴う化膿性肩甲下筋炎，化膿性棘下筋炎などを疑う所見を認めた（b，c）。前方アプローチによる関節内・外の排膿，洗浄，デブリドマン，ドレーン留置を行い（dは術後X線像），術後抗菌薬を投与して治癒した。術後2年3カ月の時点では明らかな成長障害や骨頭壊死の所見は認めていない（e）。

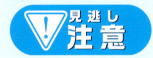

血液検査を行い，血清CRP値の明らかな上昇がみられたら肩関節穿刺を行い，明らかな膿汁が吸引されたら化膿性肩関節炎と暫定診断する。穿刺液が明らかな膿汁でない場合は，細菌検査の結果を待つ。穿刺液の細菌検査（鏡検，抗原検査，培養で細菌検出）で細菌が検出された時点で確定診断となる。細菌が検出されないケースもあり，この場合は臨床経過（抗菌薬の効果など）や術中採取した滑膜の病理検査を参考にして診断する。

関節穿刺が適切に行われないと排膿が確認できず，化膿性肩関節炎の診断に至らない可能性がある。これを避けるため，関節穿刺はX線透視下またはエコーガイド下に行う必要がある。

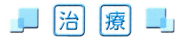

STEP 1 治療戦略

　全身状態が悪く全身麻酔が不能な状態であれば，局所麻酔下で関節内にドレーンを挿入し，洗浄・排膿を行う。全身麻酔が可能であれば手術を行う。可能であれば術前にMRI検査を行い，明らかな関節外膿瘍（図1b, c）があれば，膿瘍からの排膿も含めて直視下関節清掃術を行う。MRI検査が行えない場合やMRI検査で明らかな関節外膿瘍がない場合は，設備が整っていれば鏡視下関節清掃術を行う。

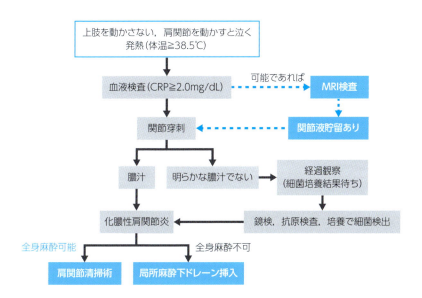

STEP 2 保存療法

　やむをえず手術療法が行えない場合，保存療法という選択肢を選ばざるをえない。迅速に排膿を行わないと全身状態が悪化するので，まずは局所麻酔下に肩関節前方を小切開し，X線透視下に関節内にドレーンを挿入する。この際，著者は8～12Frの胸腔ドレーンを用いている。患児が暴れるときには，薬物による鎮静を行うか，数人のスタッフで患児の身体をおさえるほかない。その後，起因菌に感受性の高い抗菌薬の経静脈投与を，体温が正常化しCRPが陰性化するまで行う。

保存療法 → 手術療法 のターニングポイント

　全身麻酔が可能な状態となった段階で，発熱とCRP高値が続いていれば手術療法を考慮する。ただし，発症後10日以上経過していると手術を行っても予後不良な場合が多いので，その点を事前に説明しておく必要がある。

STEP 3 手術療法

手術は直視下または鏡視下に行う。

・直視下関節清掃術

直視下関節清掃術は，関節外膿瘍がある場合や小児用の関節鏡手術の設備が整っていない場合に行う。

乳幼児で肩関節に腫脹があると，三角筋・大胸筋間を同定することは難しいため，厳密に至適皮切部位を決めることは難しいが，三角筋・大胸筋間のやや外側寄りで肩関節前方を縦切開し，三角筋を線維方向に分けて深部へ入る。本疾患においては，感染の影響で術中解剖の同定が容易でないことが多いが，烏口突起を指先で触れることは可能なので，これを目印として周囲の解剖を順次同定していく。

関節外膿瘍は，通常前方からアプローチできる部位にあるので，関節を切開する前に膿瘍からの排膿を行い，十分に洗浄しておく。

関節切開は，烏口突起の外側にある腱板疎部から縦方向に切開を始め，腱板疎部の下方にある肩甲下筋腱の上方半分を横切する。関節包は肩甲下筋腱と癒着しているため，肩甲下筋腱の切開時に同時に切開し，関節内に到達する。肩甲下筋腱の下方には腋窩神経があるため，解剖の同定が困難な状況では肩甲下筋腱の中央より下部の展開は行わない。

関節内を十分に洗浄し，可及的に関節内の汚染組織を除去し，ドレーンを肩関節内下方に留置する（**図1d**）。

適切な時期に手術を行えば後遺症が発生する可能性はきわめて低い（**図1e**）。

・鏡視下関節清掃術

鏡視下関節清掃術（**図2**）は，成人の鏡視下手術同様に行う。体位については，著者は自作の乳幼児用ビーチチェアを用いているが，これがなくても側臥位として肩関節軽度外転位で助手に軽く手で牽引してもらえば，十分に手術を行うことができる。

関節鏡のサイズは患児の体格をみて決めるが，著者の経験では，新生児では1.9mm径，4歳以下の乳幼児では2.7mm径，5歳以上では4.0mm径（成人と同様）を用いることが多い。関節内浮遊組織のデブリドマンや滑膜切除に用いるシェーバーも，関節鏡のサイズに合わせたものを使用している。

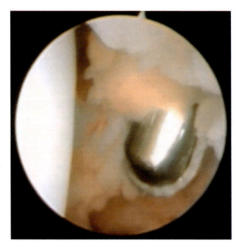

図2 化膿性肩関節炎に対する鏡視下肩関節清掃術の術中鏡視像

左肩，生後1カ月，女児。1.9mm径の関節鏡で鏡視しながら，2.0mm径のシェーバー（full radius blade）を用いてデブリドマンを行った。

Sprengel変形
Sprengel deformity

Profile 本疾患は，小児整形外科医にとっては手術を要する主要な肩疾患の1つであるが，経験のない医師にとっては診断することも容易でない．肩が挙がらないという機能的愁訴に加え，翼状頸という整容的愁訴が成長に伴って目立ってくるようになる．習慣性肩関節脱臼の原因として軽症の本疾患が潜在していることもある．手術は2歳以降，早期に行うほど治療成績がよいので，幼児期以降では経過観察をするのではなく，手術療法のできる専門医へ紹介することが望ましい．

診断

身体所見

患側の肩が上がり（図3a），挙上制限がみられる（図3b）．

徒手検査

他動的に水平内転すると，患側で制限がみられる（図3c）．

画像検査

肩甲骨上内縁が頸椎と連結しているため，肩甲骨が内上方に引き上げられた位置にあり，肩甲骨は下方回旋している（図3d）．また，典型例では頸椎棘突起と肩甲骨の間に肩甲脊椎骨とよばれる余剰骨がある．頸椎単純X線側面像で棘突起の背側に骨片がみられたら，これが肩甲脊椎骨である．3D-CT撮影を行うと明瞭にわかる．

> **これで確定診断！** 肩を他動的に内・外転，水平内・外転して肩甲骨を動かしたとき，肩甲骨上内縁が頸椎と連結し，ここを中心にある程度上方・下方回旋するが，ほとんど外転（外側への移動）しない状態が確認できたら確定診断となる．

> **見逃し注意** 肩甲骨高位によって本疾患をスクリーニングしようとすると，脊椎の代償性側弯によって肩甲骨高位が目立たないケースを見逃す可能性がある．また，本疾患の診断を画像所見に頼ると，肩甲脊椎骨のないSprengel変形を見逃してしまう可能性が高い．特に乳児期においては，肩甲脊椎骨が未骨化で軟骨性の場合があり（図3e），これを単純X線検査やCT検査で同定することは困難である．

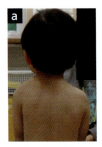
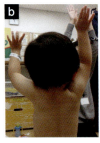
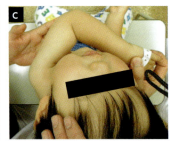
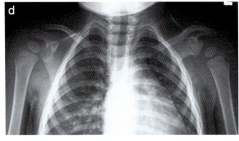
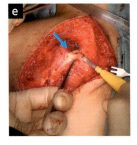
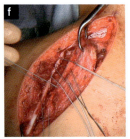
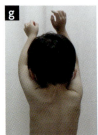
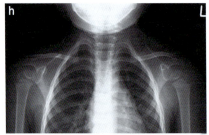

図3 左Sprengel変形

2歳，男児。1歳8カ月で肩の高さがおかしいことに保護者が気付き，2歳時に近医を経て当科紹介初診となった。左肩甲骨高位（a），左肩挙上制限（b），左肩水平内転制限（c）を認め，肩甲胸郭関節の可動域制限が著明であったため，左Sprengel変形と診断した。単純X線像上左肩甲骨の挙上・下方回旋（d）がみられたが，肩甲脊椎骨は明らかでなかった。2歳4カ月時に手術を行った。術中所見で軟骨性の肩甲脊椎骨が認められたため（e，矢印）これを切除し，肩甲骨の骨切り術（f）を行った。術後1年で明らかな機能改善（g）と肩甲骨高位の改善（h）がみられた。

STEP 1　治療戦略

　本疾患は，症例によって病状が多岐にわたるため，個々の症例の愁訴に応じた術式を考える必要がある。乳幼児期においては本人の愁訴はないため，保護者が治してほしいと訴える症状に対して術式を考えることとなる。学童期以降では，本人の訴えと希望にも配慮して術式を考えるが，整容的問題は思春期以降になってから本人の愁訴となってくる点を考慮したうえで，何を優先して手術を行うか保護者とよく相談する。

愁訴とこれを解決するための術式の関係について，次に述べる。

・**機能的問題**

機能障害（挙上制限）に対して：絶対に必要なのは肩甲骨上内縁の解離で，頚椎棘突起と肩甲骨上内縁を結ぶ肩甲脊椎骨，軟骨，線維性組織を完全に切除する[2]。また，肩甲挙筋を完全に切離する。実際はこれでも十分に肩甲骨が上方回旋しないことが多いため，肩甲骨の骨切りを行い，肩甲骨外

側骨片を内側骨片に対して上方回旋させた位置で固定する（図3f）．これにより術後速やかに機能障害の改善がみられる（図3g）．

習慣性肩関節脱臼に対して：本疾患では学童期以降になると，肩甲胸郭関節の運動制限によって肩甲上腕関節の機能的関節窩が機能しなくなるため，挙上時の後下方脱臼や水平内転時の後方脱臼がみられるようになることがある．これに対しても，肩甲骨上内縁の解離と外側骨片を上方回旋させる肩甲骨骨切り術（Y-osteotomy）[3]が有効である．

・**整容的問題**

肩甲骨高位に対して：肩甲骨高位に対する最も有効な術式は肩甲骨骨切り術である．単純に下方へ引き下げるWilkinson法[4]や，下方へ引き下げて外側骨片を上方回旋させるY-osteotomy[3]が第一選択となる．これに加えて，広背筋ポケットに肩甲骨下角を深く挿入して縫合固定するLeibovic法[5]を行うと，より効果的である．一連の処置により肩甲骨高位は明らかに改善するが（図3h），完全に正常化することは少ない．肩甲骨が頸椎の真横にあるような重症例では，まずWoodward法[6]によって肩甲骨を内側係留筋ごと限界まで下方へ引き下げ，数年経過をみて肩甲骨内縁が十分に固定されてから，肩甲骨骨切り術によって引き下げる方策を採ったほうがより効果的である．Woodward法を行う際には，胸郭出口症候群による腕神経叢麻痺を予防するため鎖骨粉砕術を併用するが，これを行うと鎖骨が短縮して患側の肩幅が狭くなるマイナス面もある．

翼状頸に対して：翼状頸に対しては肩甲骨の引き下げが必須であるが，これは最低条件であって，これだけでは解決しない．Web（翼状の皮膚）の内部にある僧帽筋上部線維を空虚にするためには，まず僧帽筋上部線維を外後頭隆起から切離して尾側に移行する必要がある（Woodward法の一部）．次にWebに対して皮膚のZ延長術を行う．僧帽筋上部線維の尾側移行を行うと，肩甲骨の上方回旋力が減少して肩の挙上筋力が低下する問題点もあるので，翼状頸の改善と挙上筋力のどちらを優先するか，患者家族の意向を事前によく確認しておく必要がある．

翼状肩甲に対して：Sprengel変形では，特に術後において肩甲骨下部の翼状肩甲が整容的問題となることがある．これに対してはLeibovic法が有効である．

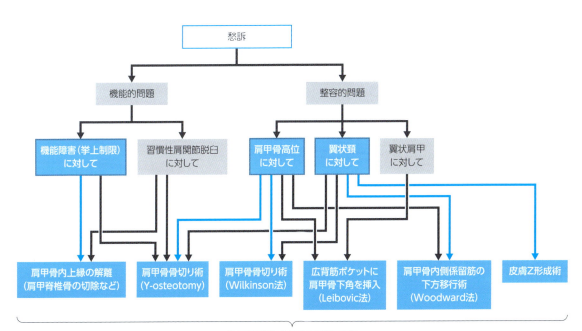

STEP 2 保存療法

本疾患には有効な保存療法は存在しない。肩甲脊椎骨のない軽症例では，年に1～2回程度の経過観察を行い，機能的問題や整容的問題が手術療法を行ってでも改善すべきレベルとなっているかどうか，保護者と相談を重ねていく。

経過観察 → 手術療法 のターニングポイント

著者の経験では，手術好適年齢は2歳である。2歳未満では，①肩甲脊椎骨の骨化していない部分（軟骨の部分）の割合が多いこと，②肩甲骨体部が薄く骨切り後の固定がしっかりできないこと，③身体が小さく肩甲脊椎骨を脊椎から分離する際の視野が悪いこと，などが理由である。2歳以降では，診断が付き病状評価が十分できた時点で手術を考慮する。

STEP 3 手術療法

- **肩甲脊椎骨の切除（Green法[2]の一部）**

肩甲脊椎骨は骨膜ごと切除する。骨膜を残すと再発することが知られている。

- **肩甲骨骨切り術（Wilkinson法[4]，Y-osteotomy[3]）**

Wilkinson法では，肩甲骨を体部内側で縦切し，外側部分を2～4cm引き下げて縫合固定する。Y-osteotomyはこれを改良した方法で，Y字型に骨切りして外側骨片を2～4cm引き下げ，10～20°上方回旋させて内側骨片に接合する。

- **広背筋ポケットに肩甲骨下角を挿入（Leibovic法[5]）**

肩甲骨体部下方で大円筋と広背筋の間を切離し，肩甲骨下角を引き下げて広背筋の腹側に挿入し，広背筋上縁を棘下筋筋膜に縫合固定する。

- **肩甲骨内側係留筋の下方移行術（Woodward法[6]）**

僧帽筋，大・小菱形筋を棘突起から切離し，尾側の棘突起に移行して縫合固定することによって肩甲骨を引き下げる。術後，胸郭出口症候群の合併を防ぐため，あらかじめ鎖骨粉砕術を行っておくことが推奨されるが，これによって鎖骨が短縮し，患側の肩幅が狭くなる欠点がある。

- **皮膚Z形成術**

患側頚部のWebに沿って切開し，上方が前方へ，下方が後方へ折れ曲がるようにZ形成術を行う。

トピックス−その他の先天疾患

・先天性鎖骨偽関節症 congenital pseudoarthrosis of the clavicle

　先天的に鎖骨骨幹部に偽関節がみられる疾患で，偽関節部が上前方に突出していることが整容的問題となる．偽関節部を切除してKirschner鋼線などを用いて髄内固定すると骨癒合が得られる．必要に応じて自家骨移植も行う．整容的に問題となっていない場合は，手術を行う必要性はない．

・鎖骨頭蓋異形成症 cleidocranial dysplasia

　先天的に鎖骨の近位部を除いた大部分が欠損している疾患で，頭蓋骨の骨化障害を伴う．乳幼児期には肩挙上制限がみられるが，学童期以降で徐々に機能改善していくことが多い．手術療法の適応はない．

・Poland症候群 Poland syndrome

　胸筋欠損を主徴とする先天疾患で，ときに合短指症や肋骨・肋軟骨の欠損を伴う．肩の機能障害はほとんどみられない．整形外科的な手術適応はなく，女児の場合は胸筋欠損による整容的問題に対して形成外科的手術が考慮される．

・先天性僧帽筋欠損症 congenital absence of trapezius

　片側または両側僧帽筋の部分欠損または完全欠損症で，成長に伴って挙上困難となるケースがある．通常は，大胸筋の代償などによって日常生活に大きな支障が出るほどの機能障害はみられないため，著者は手術適応となったケースを経験していない．機能障害が強いケースに対しては，肩甲挙筋の外側移行術などが考慮される．

（西須　孝）

文献

1) Saisu T, Kawashima A, Kamegaya M, et al. Humeral shortening and inferior subluxation as sequelae of septic arthritis of the shoulder in neonates and infants. J Bone Joint Surg Am 2007；89：1784-93.
2) Green WT. The surgical correction of congenital elevation of the scapula（Sprengel's deformity）. J Bone Joint Surg Am 1972；39：1439.
3) 西須　孝．肩と肩甲帯の診かた．これが私の小児整形外科診療−適切な診療への道しるべ−．東京：南山堂；2018. p189-222.
4) Wilkinson JA, Campbell D. Scapular osteotomy for sprengel's shoulder. J Bone Joint Surg Br 1980；62：486-90.
5) Leibovic SJ, Ehrlich MG, Zaleske DJ. Sprengel deformity. J Bone Joint Surg Am 1990；72：192-7.
6) Woodward JW. Congenital elevation of the scapula. J Bone Joint Surg Am 1961；43：219-28.

II 疾患別治療法

肩関節
肩関節周囲のスポーツ損傷

スポーツにおける肩関節の損傷は，コンタクトスポーツやオーバーヘッドスポーツで起こりやすい。外傷である関節唇損傷を伴う肩関節脱臼はコンタクトスポーツで起こりやすく，若年者では反復性に移行しやすく手術加療を要することもある。障害である投球障害肩，オーバーヘッドスポーツ障害は投球動作など繰り返し動作に関連し，関節唇や靱帯，腱板の損傷を伴う。ほかに代表的な障害として胸郭出口症候群が挙げられる。本項では，代表的なスポーツに関連する肩関節周囲の損傷について述べる。

肩関節脱臼
dislocation of the shoulder

Profile 肩関節脱臼の多くは転倒やコンタクトスポーツによる外傷で発生し，90％以上は前方脱臼である。若年者の受傷は反復性に移行する確率が高く，初回受傷時から計画的な治療が必要となる。例えば，10歳代，男性のコリジョンスポーツ競技者では，90％近くが反復性肩関節脱臼へ移行する。後方脱臼や亜脱臼は通常の単純X線検査では見逃されることもあるので注意を要する。前方脱臼の場合は腋窩神経・腕神経叢損傷，腱板断裂，骨折を合併することもあり，受傷早期の整復と経過観察が重要となる。

診 断

身体所見

脱臼時の診断は容易である。著明な疼痛を訴え，自動運動制限を認める。通常の姿勢を保てず，患肢は支えを要するか脱力した状態となる。三角筋の膨隆が消失して肩峰が突出し，前方脱臼では脱臼骨頭による肩関節前下方の膨隆を認める。受傷肢位は，前方脱臼は肩関節外転外旋位による介達外力により起こりやすい。

徒手検査

・Anterior apprehension test

前方脱臼に対する徒手検査である。肩関節外転外旋位で前方脱臼肢位を強制することで脱臼不安感が誘発されれば陽性とする。外転角度により肩関節内の損傷高位を推定する手がかりとなる。あくまでも脱臼不安感の誘発を確認するのみで，強制肢位を強くとると脱臼が生じる場合があるので注意が必要である（**図1**）。

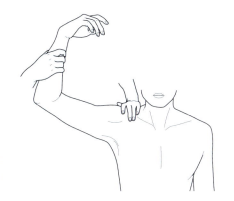

図1　Anterior apprehension test
前方不安性をみる徒手検査である。肩関節外転外旋位で前方脱臼肢位を強制することで脱臼不安感が誘発されれば陽性とする。

画像検査

・単純X線
　前方脱臼は診断が容易であるが，後方脱臼は見逃されることもしばしばある。正面像とscapula-Y像で脱臼方向を確認することが重要である。また，反復例では上腕骨頭と肩甲骨関節窩の適合性が低下している場合もある。Stryker像では上腕骨頭後外側の骨欠損（Hill-Sachs病変）を評価する（**図2a～d**）。

・MRI
　単純MRIでは，関節唇の損傷部位の範囲や転位の程度はわずかなことが多く，描出が困難なことも多い。従って診断にはMR関節造影（MRA）が有用である[1]。造影剤の流入により軽微な関節唇損傷の有無を確認することができる。肩甲骨関節窩の前下方，右肩時計表示で2～5時の関節唇損傷をBankart病変とよぶ（**図2e, f**）。

・CT
　肩甲骨関節窩，上腕骨頭の骨欠損を評価する場合に有用である。肩関節最大外旋位かつ最大水平伸展位で外転していった際に，上腕骨頭上に関節窩が描く帯状の軌跡をglenoid trackという。Glenoid trackを越えて存在するHill-Sachs病変は，咬み込みが起こる危険性が高く，再脱臼の危険因子ととらえられる[2]（**図2g**）。

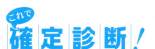

受傷機転，受診時までのエピソード，身体所見から診断する。損傷部位はMRI/MRAにより関節唇，靱帯損傷の評価，CTにより骨欠損の評価を行う。

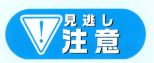

腋窩神経麻痺を合併することがあり，三角筋麻痺により挙上が困難となる。整復前後に上腕外側の固有領域の感覚の確認を行う必要がある。ただ，多くは経過観察により自然に回復してくる。

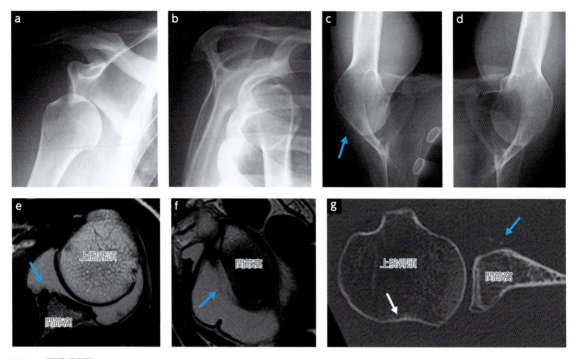

図2 画像所見
a, b：単純X線で骨頭が肩甲骨関節窩に対して前下方に脱臼している．
c, d：単純X線 Stryker像．患側(c)の上腕骨頭後外側に骨欠損を認める(青矢印)．
e：MRA T2強調横断像．前方関節唇が関節窩から脱落している所見を認める(青矢印)．
f：MRA T2強調矢状断像．前下方関節唇が関節窩から脱落している(青矢印, Bankart損傷)．
g：単純CT像．肩甲骨関節窩(青矢印)，上腕骨頭後外側(白矢印)にそれぞれ骨欠損を認める．

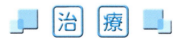

STEP 1 治療戦略

　受傷時に自己整復困難な場合は，まず徒手整復を試みる．Hippocrates法やStimson法，Milch法などがあるが，著者はゼロポジション法を用いることが多い．肩甲棘と上腕骨軸が一致する肢位では腱板の筋緊張が最も低下するため，整復が容易になる．覚醒時には疼痛により筋緊張が強く良好な肢位がとることが困難な例では，静脈麻酔を用い整復を試みる．これにより多くの症例で整復可能である．麻酔下でも整復困難な症例で過度な力をかけると骨折する危険性があるため，その際は観血的整復が必要となる．

　整復後の治療については，下記のフローチャートに従う[3]．年齢，競技種目，本人の希望などが要素となる．

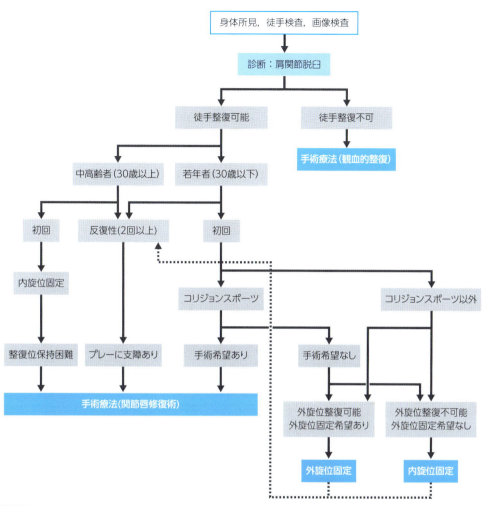

STEP 2 保存療法

　初回脱臼の徒手整復後に手術希望がなく，外旋位で整復可能かつ外旋位固定希望がある場合は，装具を用いた外旋位固定を3週間行う[4]。外旋位で整復不可能または外旋位固定希望がない場合は，三角巾で内旋位固定を2週間行う。固定後に屈曲，下垂位内外旋の可動域訓練を開始する。4週から外転可動域訓練と腱板筋力強化訓練を開始する。3カ月でADL制限を解除し，4カ月を目処にスポーツ復帰を許可する。

保存療法 → 手術療法 のターニングポイント

　反復性でスポーツ活動に支障がある場合は手術適応である。また，初回脱臼は基本的に前述のように保存療法が選択される。しかし，若年者での初回脱臼では競技種目と選手の置かれている立場を把握し，総合的に判断して手術か保存療法を選択する。

STEP 3 手術療法

　手術は関節唇を中心とした損傷部位の修復を鏡視下に行うのが一般的である．関節鏡下に肩甲骨関節窩から剝離した関節唇を修復して，前下上腕関節靱帯（antero-inferior glenohumeral ligament；AIGHL）の緊張を高めることで不安定性を改善する（鏡視下 Bankart 法，**図3a，b**）．

　鏡視下 Bankart 法術後の再脱臼や，初回脱臼であってもラグビーなどのコリジョンスポーツ競技者では，烏口突起を切離して関節窩前方に移行しスクリューで固定，骨性および上腕二頭筋短頭による制動効果を期待するBankart-Bristow変法（**図3c**）などを考慮する．著者らは鏡視下で同法も行っている．上腕骨側の骨欠損が大きい場合は，骨欠損部に腱板と関節包を縫着することで制御因子とするRemplissage法などが行われる．

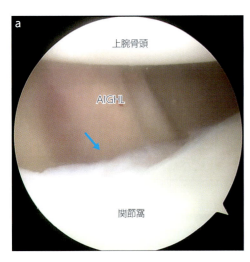
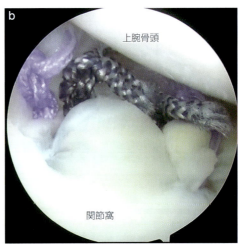
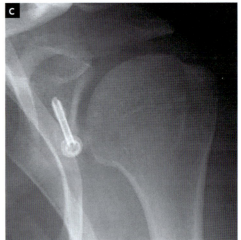

図3　手術所見
a：手術画像，後方鏡視．関節窩から落ち込んだ関節唇が確認できない（**矢印**）．AIGHLの緊張低下を認める．
b：術後画像，後方鏡視．スーチャーアンカーを用いて落ち込んだ関節唇を修復した．
c：単純X線正面像．Bankart-Bristow変法術後単純X線像．肩甲骨関節窩にスクリューが挿入され，肩甲骨関節窩と上腕骨頭の適合性が良好な位置となっている．

投球障害，オーバーヘッドスポーツ障害
throwing injury of the shoulder

Profile　オーバーヘッドスポーツでは，同一肢位での反復動作により障害が生じやすい。いわゆる投球障害肩は野球などの投球動作により生じる総称であり，その病態は多岐にわたり単一ではなく複合損傷として存在する。また，成長期では過度のストレスがかかることで骨端線損傷(Little Leaguer's shoulder)が生じる。投球動作は全身の関節が連動する必要があり，肩だけでなく下肢を含めた身体機能低下により肩関節の損傷が発生するため，身体機能の向上が治療と予防に重要となる。

診断

身体所見

　主な症状は，投球時の引っかかり感や疼痛である。競技中にどの肢位，どのphaseで愁訴が生じるかが大事なポイントであり，本人が競技中に何が困っているのかをきちんと問診する。また，本人が気付いていない部位の機能的問題が一因となることが多いため，問診で信頼関係を作りながら「損傷に至るストーリー」を構築することが大切である。具体的には安静立位時の姿勢や，診察室に入ってくるまでの動作にもヒントが隠されているので注意を要する。実際に競技中のフォームをチェックすることも大切である。

徒手検査

・ゼロポジション保持機能[5, 6]

　著者らは，腱板の筋緊張が最も低下するゼロポジション近似肢位での評価に重きを置いている。Late cocking phaseからボールリリースまで，ゼロポジション近似肢位を保持できれば，肩関節内の組織損傷は少なくなると考えられる。その評価としてゼロポジションでの肩関節外旋筋力としてzero外旋，リリース時の肘伸展筋力としてzeroリリースを評価している。それぞれの肢位で最大筋力を発揮した際に，筋出力の低下，肩甲骨の挙上(シュラッグ)，肘下がり，肩関節水平外転での代償運動などが出る場合は，ゼロポジション保持機能が低下している状態である。投球フォームの崩れにつながる(図4, 5)。

・Hyper external rotation test(HERT)

　検者は被検者の後方に位置し，肩甲骨と鎖骨を後上方から把持し，肩関節外転90°～ゼロポジション肢位で，肩甲骨を前面に押し込みながら最大外旋，伸展位をとると疼痛が誘発される場合を陽性とする。この検査が陽性となれば，後上方関節内インピンジメント(posterosuperior impingement; PSI)所見が示唆される[7]。

・Modified crank test

　肩関節160°挙上，肘屈曲位で上腕骨に軸圧を加えながら徒手的に内・外旋を繰り返し，関節内のクリックや痛みが誘発されれば陽性とする。この検査が陽性となれば関節唇損傷，特に上方関節唇損傷(superior labrum anterior and posterior lesion; SLAP損傷)やPSIを示唆する。

・Hawkins test

　肩関節屈曲90°，肘屈曲位で前腕を地面と平行とした肢位から肩関節内旋を強制した際に，前方に激しい痛みが誘発されれば陽性とする。肩峰下インピンジメント所見と前上方関節内インピンジ

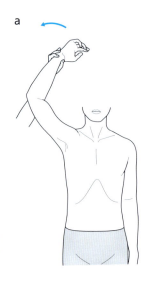
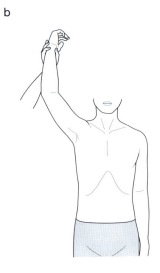

図4 Zero 外旋
ゼロポジションで肘の位置を固定し(a)，肩関節外旋最大筋力を発揮させる(b)。

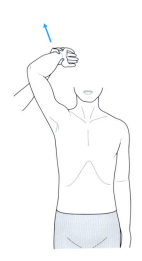
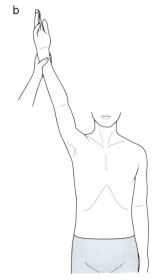

図5 Zero リリース
ゼロポジションで前腕中間位(a)，肘の位置を固定して肘伸展最大筋力を発揮させる(b)。どちらも肩甲骨挙上（シュラッグ），肘下がり，肩関節水平外転などの代償運動の有無を評価する。代償運動がある場合はゼロポジション保持機能低下があると判断する。

メント（anterosuperior impingement；ASI）を示唆する[8,9]。

画像検査

・単純X線

骨性変化を有する症例では有用である。Bennett骨棘はscapula-Y撮影で後方関節窩に骨棘を認める。しかし，通常の肩関節撮影では異常所見を認めないことが多い。著者らは機能評価目的にT-view撮影法とscapula-45撮影法を行い，肩甲骨帯機能，胸郭運動機能について評価している[10]（**図6**）。

・MRI

単純MRIでも診断が可能な症例もあるが，わずかな損傷や微小変化はとらえきれないことが多い。そこで，MRAを行うことでより関節内病変の診断率が向上する。90°外転外旋位（ABER位）撮影では，腱板と関節唇，上腕骨頭と関節唇の位置関係の把握が可能となる（**図7a**）。

・超音波検査

超音波による診断はとても重要である。簡便かつ無侵襲で，動的検査ができることが最大の利点であり，競技中の近似肢位をとることでより細か

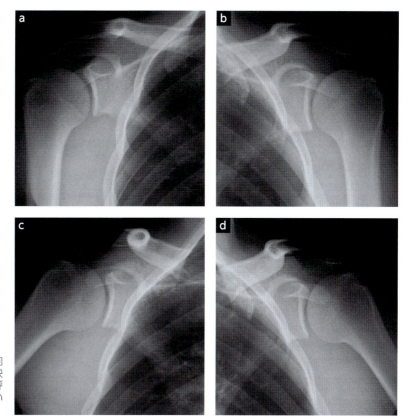

図6 Scapula-45 撮影法
座位で下垂位，45°外転位の2方向を撮影する。腱板，胸郭機能を反映し，上腕骨頭と肩甲骨の運動量を評価する。a，c では45°外転位において肩甲骨の上方回旋が不良である。

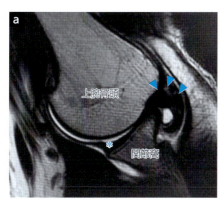
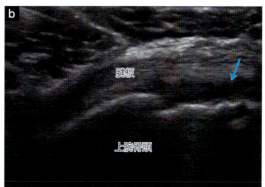

図7 画像所見
a：MRI T2斜位冠状断像，ABER位撮影。後方関節窩の突出，関節唇の肥厚を認め，腱板関節包側と衝突するPSI所見を認める（**矢頭**）。上腕骨頭と肩甲骨関節窩の適合不良も認める（＊）。
b：超音波検査，肩関節後方短軸像。骨頭表面に骨嚢胞と思われる不整像を認め，腱板関節包側の低エコー像（**矢印**）を認める。腱板関節包側不全断裂と診断する。

な病態診断が可能となる。CT，MRIでは描出しにくい軟骨損傷の診断にも有利である（図7b）。

・CT

骨棘障害や第1肋骨疲労骨折などの骨性変化の診断に有用である。特に第1肋骨疲労骨折は単純X線のみでは診断に苦慮する場合がある。肩甲背部への関連痛を訴え，受傷部位と異なることがあるので注意を要する。

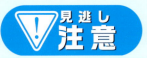 問診，疼痛が誘発されるphase，身体所見，徒手検査，画像検査から病態診断と機能診断に分けて考える。故障歴や各競技における独特の動きを考慮し，診断を行うことが重要である。また，画像で組織損傷を認めても症状と直結しないこともあるため，身体所見，徒手検査を怠ってはならない。

画像所見の読影力には習熟が求められる。複合損傷であることが多く，全身の機能について評価が不十分であると診断を誤ることがあるので注意が必要である。

 治 療

STEP 1 治療戦略

「損傷に至るストーリー」が構築できたなら，それを改善していく方法を考える。まずは急性期の炎症がある場合は投球（競技）中止による患部の安静を図る。その間に障害発生の原因となった身体機能を改善する。パフォーマンスが可能な場合は競技を継続しながら運動療法を行っていくことも可能である。フォームの問題が多くの原因になるため，肩に負担のかからないフォームの改善が必要となる。

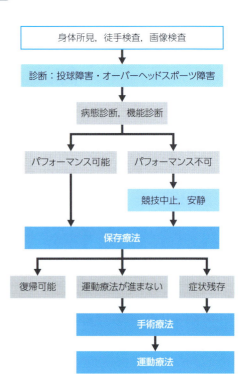

STEP 2 保存療法

急性期の炎症には安静，消炎鎮痛薬，ステロイド注射が有効である。理学療法による介入を行い，フォームの崩れがある場合はその要素を改善していくことが必要である。具体的には，①腱板機能訓練，②肩甲胸郭機能訓練が基本的なアプローチで，個々の症例に応じて身体各部に残存する機能障害を改善させる運動療法を行う。腱板機能訓練は急性期を脱した時期から開始し，無負荷で疼痛を誘発しない範囲から始める（図8a〜c）。

肩 肘 手

保存療法 → 手術療法 のターニングポイント

運動療法を行う際，解剖学的損傷のために運動療法がスムーズに行えず機能的な向上が得られない場合，機能的な向上が得られたにもかかわらず解剖学的損傷が症状を出す場合には手術療法の適応となる．しかし，患者背景を考慮する必要があり，選手，コーチ，家族と十分な協議を重ねたうえで決定すべきである．

STEP 3 手術療法

まず関節鏡による関節の評価を行う．そして損傷部位に対してデブリドマンまたは修復を行う．例えば，PSIでは腱板の関節包側断裂，後上方関節唇損傷を有しているため，腱板に対してデブリドマンまたは修復術を，後上方関節唇損傷はデブリドマンを行い，不安定性がある場合は修復処置を行う（**図8d**）．

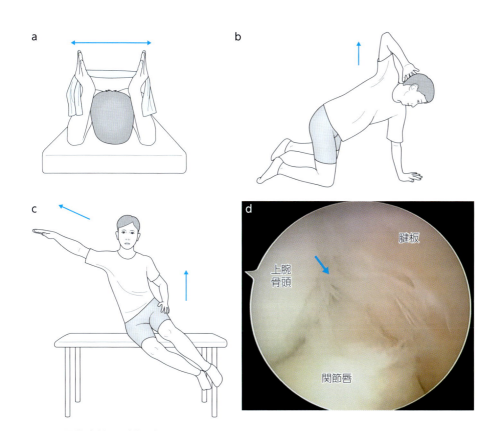

図8 運動療法，手術所見
a：腱板機能訓練の1例．腹臥位で肩関節，肘関節屈曲位で肩関節外旋運動を繰り返す．
b：僧帽筋と体幹回旋運動訓練の1例．
c：肩甲骨から体幹を連動して動かすための訓練の1例．
d：手術画像，左肩，ビーチチェア位，関節鏡後方鏡視．投球動作を反映した外転外旋位で，後上方関節唇が上腕骨頭と腱板関節包側との間に挟まり衝突している（**矢印**）．術中は同部位の衝突がなくなるようにデブリドマンを行い，関節唇の不安定性が生じる場合はアンカーを用いて修復を行う．

胸郭出口症候群
thoracic outlet syndrome

Profile 第1肋骨，斜角筋群，鎖骨，小胸筋，頚肋などによって，腕神経叢や鎖骨下動静脈が絞扼されて生じる症候群である。先天的要素に後天的要素が加わることで発症する場合と，器質的要因なしで胸郭運動機能，特に鎖骨運動機能低下が起因して発症する場合の2パターンがある。保存療法で症状が消失しない場合は，手術による物理的圧迫の解除を要する。

診断

身体所見

上肢全体，ときに尺側優位のしびれやだるさを主訴に来院し，重症例では日常生活に著しい制限を呈する。腕神経叢と鎖骨下動脈は，①前斜角筋と中斜角筋の間，②鎖骨と第1肋骨間の肋鎖間隙，③小胸筋の肩甲骨烏口突起停止部の後方を走行し，これらの部位で絞扼，圧迫をされると症状が出現する。同部位には圧痛を伴うことがある（図9a）。

徒手検査

- **Morleyの圧痛点**

  鎖骨上窩を圧迫すると患側上肢の放散痛が認められる。

- **Adson test**

  患側に顔を向けて頚部を後屈し，深呼吸を行うと鎖骨下動脈が圧迫され，橈骨動脈の触知が減弱または消失する（図9b）。

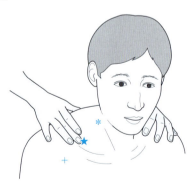
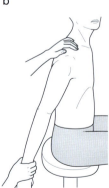
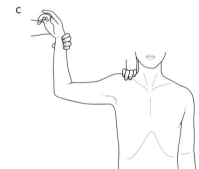

図9 徒手検査
a：腕神経叢，鎖骨下動静脈の狭窄部位を示す。前斜角筋と中斜角筋の間（＊），鎖骨と第1肋骨間の肋鎖間隙（★，Morleyの圧痛点），小胸筋の肩甲骨烏口突起停止部（＋）。
b：Adson test。患側に顔を向けて頚部を後屈し深呼吸を行うと橈骨動脈の触知が減弱または消失する。
c：Wright test。座位で肩関節90°外転，90°外旋，肘関節90°屈曲位をとらせると，橈骨動脈の触知が減弱または消失し，手掌の蒼白が認められる。同肢位で手指の屈伸運動を3分間行うと手指のしびれ，だるさが生じ，肢位の保持ができなくなるとRoos testが陽性である。

・Wright test

座位で肩関節90°外転，90°外旋，肘関節90°屈曲位をとらせると，橈骨動脈の触知が減弱または消失し，手掌の蒼白が認められる（図9c）。

・Roos test

Wright testと同肢位で手指の屈伸運動を3分間行うと手指のしびれ，だるさが生じ，肢位の保持ができなくなる。

画像検査

・単純X線

頸椎単純X線像で頸肋の存在を確認する。頸肋は胎生期の肋骨遺残で，第6または第7頸椎から外側に伸びる頸肋がある場合，物理的な圧迫を示唆する所見である。肩関節には異常を認めないことが多い。著者らが行っているT-view撮影法では胸郭，鎖骨運動機能低下を認めることが多い（図10a，b）。

・CT

血管造影CTにおいて，安静位，挙上位でそれぞれ撮影すると，物理的な鎖骨下動脈狭窄を認めることがある（図10c）。

補助診断として，サーモグラフィ，指尖容積脈波，体性感覚誘発電位などの検査を行う。また，頸椎MRIで頸椎疾患を，神経伝導速度で肘部管症候群などの除外診断を行うことも重要である。

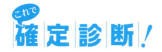
臨床症状，身体所見，画像検査から総合的に診断を確定する。確定診断となりうる画像診断所見は存在しない。

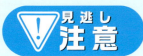
血管造影CTは安静位では鎖骨下動脈の圧迫を認めないこともある。安静位と挙上位の両方で撮影することで診断がつきやすいので注意を要する。

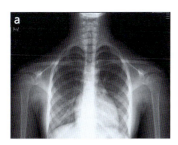 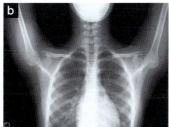 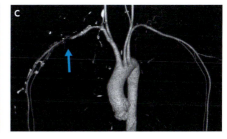

図10 画像所見
a，b：単純X線T-view撮影法。下垂位，最大挙上位で管球を動かさず2枚の撮影を行う。鎖骨平坦化，鎖骨と胸郭運動量低下，肩甲骨上方回旋不良を認める。
c：血管造影3D-CT。上肢下垂位撮影で右鎖骨下動脈の狭窄を認める（**矢印**）。

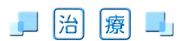

STEP 1 治療戦略

本疾患が疑われた場合は，まずは徒手検査による身体所見の把握をしっかり行うことが重要である。そして，頚椎疾患，末梢神経損傷の除外を行う。薬物療法，理学療法による保存療法を開始し，それでも症状の改善が認められない症例では手術療法の適応となる。

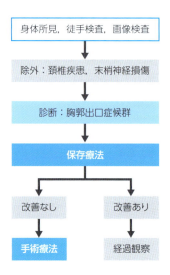

STEP 2 保存療法

まず患部の安静を図るため，特に症状が強いときは競技を中止させる。また，症状を悪化させる頭上動作や重量物を持ち上げる，リュックサックで荷物を運ぶことなどを中止させる。

薬物療法としては消炎鎮痛薬，血管拡張薬，ビタミンB_1，B_{12}などの投与を行う。

理学療法では身体機能改善を図る。鎖骨，胸郭の運動機能を改善し，特に僧帽筋や肩甲挙筋の活動範囲が増加するようになれば，神経，血管への圧迫力は軽減できるため保存療法で治療を行うことが可能となる。

保存療法 → 手術療法 のターニングポイント

薬物療法，理学療法に抵抗する症例は手術の適応となる。第1肋骨切除を行う場合は正常組織である肋骨の切除を要するため，十分なインフォームド・コンセントを行う必要がある。

STEP 3 手術療法

頚肋を認めれば，頚肋そのものと，先端から伸びる索状物を切除する。頚肋を認めない場合は，絞扼部位により手術法が異なる。前述①の斜角筋間での絞扼では前斜角筋の切離を，②の肋鎖間隙での絞扼では第1肋骨切除を行う。③の小胸筋での絞扼では小胸筋切離を行う。斜角筋切離と第1肋骨切除を同時に行うこともある[11]。

最後に

　肩関節周囲のスポーツ障害は病因が不明なものもある。さらに，対処法においても患者背景などさまざまな要素がかかわってくる。選手の目線に立ち，「何に困っているか」を熟考し，「損傷に至るストーリー」を「治療へのストーリー」に変換していくことが大切である。治療を進めるにあたり，理学療法士などの病院スタッフと密に連携をとる必要がある。さらに病院での治療内容を現場に引き継ぐことで競技復帰が促進されるため，現場との連携も非常に重要である。

（古屋貫治，西中直也）

文献

1) 鈴木一秀，筒井廣明，三原研一，ほか．スポーツ障害肩の外転外旋位MRアルトログラム斜位横断像の有用性．肩関節 2002；26：561-5.
2) Yamamoto N, Itoi E, Abe H, et al. Contact between the glenoid and the humeral head in abduction, external rotation, and horizontal extension: a new concept of glenoid track. J Shoulder Elbow Surg 2007；16：649-56.
3) 田鹿佑太朗，西中直也．肩関節脱臼治療のボーダーライン．Orthopaedics 2018；31：23-8.
4) Itoi E, Hatakeyama Y, Sano T, et al. Immobilization in external rotation after shoulder dislocation reduces the risk of recurrence. A randomized controlled trial. J Bone Joint Surg Am 2007；89：2124-31.
5) 田村将希，西中直也．スローイングアスリートの肩腱板関節包面断裂に対する鏡視下手術－術後リハビリテーション．日臨スポーツ医会誌 2013；30：219-26.
6) 西中直也，筒井廣明，田村将希．スポーツ障害・外傷とリハビリテーション 野球．J Clin Rehabil 2011；20：1134-41.
7) Walch G, Boileau P, Noel E, et al. Impingement of the deep surface of the supraspinatus tendon on the posterosuperior glenoid rim: An arthroscopic study. J Shoulder Elbow Surg 1992；1：238-45.
8) 西中直也，千葉慎一，田村将希．投球障害肩－診察のポイント，診断のコツ－．Orthopaedics 2017；30：1-7.
9) Valadie AL, Jobe CM, Pink MM, et al. Anatomy of provocative tests for impingement syndrome of the shoulder. J Shoulder Elbow Surg 2000；9：36-46.
10) 筒井廣明，山口光國，山本龍二，ほか．腱板機能の客観的レ線撮影法－『Scapula-45撮影法』について－．肩関節 1992；16：109-13.
11) 原田　淳，西嶌美知春，堀江幸男，ほか．胸郭出口症候群に対する手術法についての検討．脊髄外科 2002；16：149-54.

Ⅱ 疾患別治療法

肩関節
関節症・炎症性疾患

　非荷重関節である肩関節においては，下肢の膝関節や股関節と比べて変形性関節症（osteoarthritis；OA）の頻度が低い。ただし，近年では人工肩関節置換術の手術件数が増加しており，今後肩OAの症例数および手術件数はさらに増加していくと予想される。

　本項では肩関節の関節症・炎症性疾患として，一次性肩OA，関節リウマチ（rheumatoid arthritis；RA），腱板断裂性関節症，感染性肩関節炎，Charcot関節，血友病性関節症の特徴と診断，および治療方針について述べる。

変形性肩関節症
primary glenohumeral osteoarthritis

Profile　一次性の肩OAは比較的まれであり，また肩関節痛を主訴に来院するなかでもその比率は低い。ただし超高齢社会の進行により，その有病率および手術件数は今後増加していくと考えられる。臨床症状としては可動時や夜間の疼痛と，関節可動域制限を認めることが多い。保存療法が優先されるが，著しい疼痛により日常生活が妨げられるような患者では，人工肩関節全置換術が検討される。

診断

身体所見

　男性に比べて女性の頻度が高く，また膝OA患者においては肩OAの有病率が高いと報告されている。しばしば他の大関節に人工関節全置換術の既往歴がある。

　通常，外観上の異常所見は認めない。各方向への肩関節運動において疼痛を伴う可動域制限を認め，他動的にも制限されている。挙上動作も制限されるが，骨棘形成に伴い内旋結帯動作や外旋動作が著明に障害され，生活に支障をきたすことが多い（**図1**）。

画像検査

・**単純X線**

　一次性肩OAの診断は単純X線検査で比較的容易に行える。一次性肩OAの骨棘形成は上腕骨解剖頚周囲に形成され，上腕骨頭と関節窩の関節軟骨に波及していくことが多い。単純X線正面像では上腕骨頭下方に形成された骨棘を確認することができ，進行すると同部を中心とした肩甲上腕関

節の関節裂隙狭小化が認められる（図2）。

・MRI

MRIは，しばしば合併する腱板損傷の評価に有用である（図3a）。初期の肩OAでは腱板断裂は合併せず，末期において断裂を生じることが多い。腱板断裂の有無により治療方針が変わりうることを認識しておく。また肩甲上腕関節内の関節水腫や，軟骨下骨浮腫などをとらえることもできる。

・CT

CTは骨病変の評価に優れる。手術療法を選択する場合には，骨欠損や関節変形の有無や程度を評価するために必要となる（図3b）。

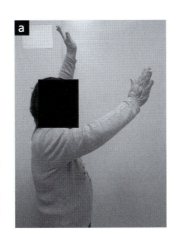
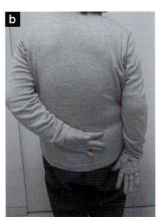

図1 変形性肩関節症（肩OA）の身体所見

右肩関節の可動域制限が認められる。挙上制限も生じるが（a），特に内旋結帯動作（b）や外旋動作が著明に制限される。

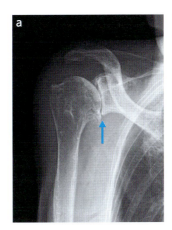
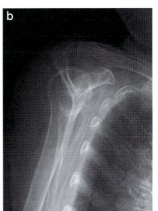

図2 肩OAの単純X線所見

a：正面像で上腕骨頭下方の骨棘形成と，肩甲上腕関節の関節裂隙狭小化が認められる（**矢印**）。
b：肩甲骨（Scapula）Y像で解剖頚周囲に骨棘形成を認める。

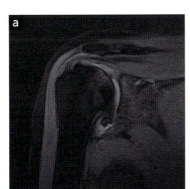
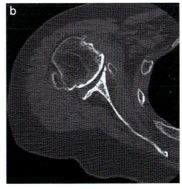

図3 肩OAのMRIおよびCT

a：MRI T2脂肪抑制斜位冠状断像。MRIで腱板断裂の有無を評価する。
b：CTで骨欠損や変形の程度を評価する。

> **これで確定診断！**
> 診察所見上で肩関節の疼痛と可動域制限を認め，単純X線像上で肩甲上腕関節の変形性変化が認められれば診断は比較的容易である．ただし長期間にわたる肩関節痛と可動域制限に伴い，頸部や上腕，前胸部などに二次的な疼痛を訴える患者も少なくない．

> **見逃し注意**
> 肩OAと同様に肩関節の可動域制限を生じる病態として，癒着性関節包炎（いわゆる五十肩）が挙げられ，臨床症状が類似する．肩関節疾患のなかで頻度が高い五十肩や肩腱板断裂では単純X線像上の所見が乏しく，しばしば検査されないことがあるが，肩OAのスクリーニングおよび除外のために単純X線像を確認しておいたほうがよい．

治療

STEP 1 治療戦略

　肩関節疾患における治療方針は，歩行能力ではなく患者の疼痛および機能障害の程度により決定される．著しい疼痛や可動域制限により日常生活に支障をきたしている場合には治療の対象となる．

STEP 2 保存療法

　肩関節は非荷重関節であるため，日常生活動作（ADL）における生活指導のみで疼痛コントロールが可能な症例も少なくない．具体的には，作業を行う際にはわきを締めて肩関節内転位で行うよう指導し，挙上位での作業は反対側の上肢をなるべく使用していくように指導する．患側に杖をついている患者の場合は，反対側での使用を勧める．夜間痛は長時間の伸展位および内旋位で生じることが多いため，就寝時に上腕遠位後方に枕を置いたり，抱き枕を使用するなどして，肘関節が体幹より前に位置するよう指導する．

　リハビリテーションは除痛と機能回復を目的として施行する．関節拘縮が合併していた場合にはこれを改善させ，機能が低下している肩甲上腕関節の代償のため，肩甲胸郭関節運動を促進させる．ただし疼痛を誘発する肢位や運動は避ける必要があり，効果は限定的となることも多い．

　ステロイドやヒアルロン酸の注射は一定の効果が期待できる．一次性肩OAの病態の中心は肩甲上腕関節であるため，肩峰下滑液包内注射より肩甲上腕関節内注射のほうが効果的である．近年では超音波ガイド下に注射が行われることも多い．

> ### 保存療法 → 手術療法 のターニングポイント
>
> 保存療法は肩OAを無症候性にすることであり，生じた関節症性変化を改善させるものではない。保存療法を継続しても臨床症状が継続するようであれば，手術療法が検討される。
>
> 具体的には，①夜間痛により夜間の不眠が生じている場合，②著しい運動時痛や可動域制限により通常の日常生活にも支障をきたす場合，③スポーツや労働の活動性が高く保存療法では希望するような生活が送れないような場合が手術適応となる。

STEP 3 手術療法

　病態が肩甲上腕関節の関節軟骨変性である一次性肩OAにおいては，解剖学的人工肩関節全置換術が手術療法の中心となる（図4）。これは上腕骨頭と関節窩の両方を置換する全置換術である。肩OAに対する解剖学的人工肩関節全置換術は合併症発生率も低く，良好な治療成績が期待できる[1]。ただし良好な成績を得るためには，解剖学的に肩関節を本来の状態に再建できることが前提となる。

　筋肉にその動きと安定性の多くを依存する肩関節においては，腱板機能が問題となることが多い。修復不能な腱板断裂が合併している症例では，上腕骨頭の求心位がとれず術後成績が劣る。また，著明な骨欠損によりインプラントの安定性が得られない場合にも，術後のlooseningの原因となる。これらの症例では，上腕骨頭側のみ置換する人工上腕骨頭置換術，もしくはリバース型人工肩関節全置換術（reverse shoulder arthroplasty；RSA）の選択を検討する。

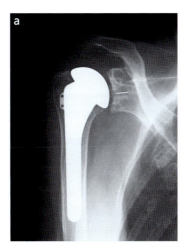 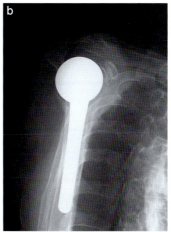

図4　解剖学的人工肩関節全置換術
肩OAに対する解剖学的人工肩関節全置換術。関節窩コンポーネントはポリエチレン製のものを直接関節窩にセメント固定することが多い。
a：正面像
b：肩甲骨Y像

関節リウマチ
rheumatoid arthritis of the shoulder

Profile RAは全身性炎症疾患であり，しばしば肩関節に病変が生じる。近年では生物学的製剤に代表される薬物療法の進歩により著しい変形を伴うRAは減少傾向であるが，一度進行した変形が改善することはなく，整形外科的な介入が必要となることも多い。患者の愁訴は主に関節可動域制限であり，著しく機能低下が生じた患者では人工肩関節全置換術が検討される。

診断

身体所見

進行したRAにおいては肩甲上腕関節の内方化が生じ，肩幅の減少が認められる。多関節が障害されていることが多く，特に患側の肘関節・手関節・手指が障害されているかどうかを見極める必要がある。

肩関節の疼痛と各方向への可動域制限を認めることが多いが，RA患者においては疼痛よりも可動域制限が愁訴となることが多い。

画像検査

・単純X線

リウマチ性肩関節症は単純X線検査で診断される。一次性肩OAとは異なり，上腕骨頭に骨棘形成を生じることは少なく，関節裂隙が全体的に狭小化し，肩甲上腕関節が内方化していく。大結節外側縁が肩峰外側縁より内側に位置することもある（図5）。

・MRI

腱板の評価にはMRIが用いられ，RA患者においてはしばしば腱板の断裂や菲薄化が認められる。関節内の滑膜炎もとらえることができ，また軟骨下の骨嚢胞形成や骨髄浮腫を認めることがある。

・CT

RAでは関節内方化に伴い関節窩に大きな骨欠損を生じることがあるため，手術療法を選択する場合にはCT検査が必要となる。また，骨内の嚢胞形成により脆弱な部位も予想できる（図6）。

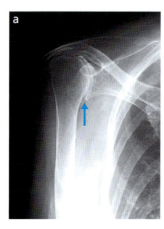
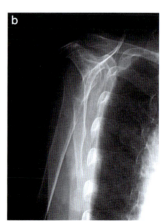

図5 関節リウマチ（RA）の単純X線所見
関節裂隙の狭小化と内方化（矢印）が認められるが，骨棘形成は一次性肩OAと比べて顕著でない。
a：正面像
b：肩甲骨Y像

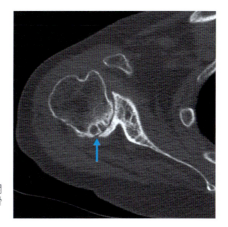

図6　RAのCT
CTで骨欠損や変形の程度を評価する。関節窩の骨欠損を伴う関節内方化と，軟骨下骨の骨嚢胞形成が認められる（**矢印**）。

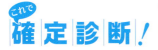
RAの既往があれば診断は容易である。診察所見上で肩関節の疼痛および可動域制限を認め，単純X線像上で肩甲上腕関節のリウマチ性変化が認められれば確定診断となる。

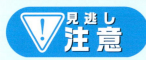
肩関節に限局した単発性や，肩関節初発のRAであった場合には診断に難渋する。このような症例では比較的若年者であることが多く，炎症反応やリウマチ関連因子などの血液データもしばしば正常範囲内である。常にRAを鑑別疾患として頭に入れておく必要がある。

STEP 1　治療戦略

　RA患者のリウマチ性肩関節症では，機能障害が愁訴であることが多い。挙上や外旋制限により洗顔や洗髪が困難となり，内旋制限により結帯や更衣が困難となる。RAにおいては他の関節も障害されていることが多い。特に肩関節と肘関節の両方が障害されている場合，生活動作が著しく制限される。上肢のどの部位が患者の活動制限に大きく関連しているかを見極める必要がある。

STEP 2　保存療法

　一次性肩OAと同様，ADLにおける生活指導を行う。患側に杖をついている患者の場合は，反対側での使用や歩行器の利用などを勧める。また，コントロール不良で疼痛が愁訴の患者では，RAのコントロールが改善されると症状軽減が期待できるため，リウマチ内科とコンタクトをとりながら治療に当たる。
　リハビリテーションにおいては上肢全体の機能

回復を図る。機能が低下している肩甲上腕関節の代償のため，肩甲胸郭関節や肘関節，手関節の運動を促進させ，上肢全体で行えることを増やしていく。

肩甲上腕関節内のステロイド注射やヒアルロン酸注射は一定の効果が期待できる。非荷重関節であることから，長期間効果が持続することもある。

> **保存療法 → 手術療法 のターニングポイント**
>
> RAにおける肩関節症における愁訴は，疼痛ではなく機能障害であることが多く，保存療法には限界がある。肩関節機能の改善により患者の活動向上が期待できるのであれば手術療法も選択肢となる。ただし，その選択および時期に関しては肘関節や手関節など他の部位の障害も評価し，各患者に応じて慎重に考慮する必要がある。

STEP 3 手術療法

RAに伴うリウマチ性肩関節症においては，上腕骨頭および関節窩ともに置換する解剖学的人工肩関節全置換術が第一選択となる（図7）[2]。良好な成績が期待できるが，一次性肩OAと比べて機能回復や長期成績はやや劣る。

修復不能な腱板断裂が存在している場合や，著明な関節窩骨欠損が生じている場合など，解剖学的に肩関節を本来の状態に再建できない場合は，患者の年齢や活動性を考慮して人工上腕骨頭置換術もしくはRSAの選択を検討する。

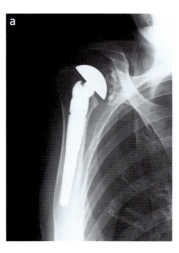 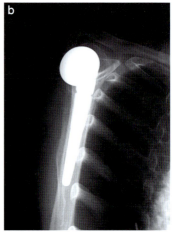

図7 RAに対する解剖学的人工肩関節全置換術
良好な治療成績が期待できるが，腱板の菲薄化や関節裂隙の内方化などに伴い，一次性肩OAと比べて機能回復は劣る。
a：正面像
b：肩甲骨Y像

腱板断裂性関節症
cuff tear arthropathy

Profile　腱板断裂は肩関節の疼痛を生じる最も頻度の高い疾患である。その終末像である腱板断裂性関節症では，筋腱変性に加えて軟骨変性も進行する。臨床症状は疼痛と肩関節の自動可動域制限であり，特に自動挙上および自動外旋の制限が生じる。

診断

身体所見

　外観上の異常所見は認めないが，しばしば関節液貯留に伴う関節の腫脹を認める。
　臨床症状においては，肩関節の可動時痛や挙上位での筋力低下，および易疲労感などを訴える。病態が進行すると上腕骨頭の求心位が保てなくなり自動挙上が不能となるが，通常他動的には保たれている。自動挙上90°未満の状態は偽性麻痺とよばれ，腱板断裂の終末像として知られている。

画像検査

・単純X線

　単純X線検査では上腕骨頭の上方化が認められ，肩峰骨頭間距離が減少している。肩峰下面に骨棘形成が生じていることが多く，肩峰下面と上腕骨頭上面が接触することにより上腕骨頭軟骨面が損傷され，上方から次第に関節変性が進行していく（図8）。

・MRI

　軟部組織損傷である腱板断裂の評価はMRI検査で行う。棘上筋腱を含めた広範囲腱板断裂を認める（図9）。多くの症例で，腱が断裂した腱板構成筋の脂肪浸潤や筋萎縮などの筋変性をきたしている。

・CT

　進行した腱板断裂性関節症においては上腕骨頭が内上方へと偏位し，関節窩の上方に骨欠損を生じる。著明な骨欠損例では治療成績が劣ることが知られており，骨欠損や骨変形の正確な評価を行うため，手術療法を選択する場合にはCT検査が行われる。

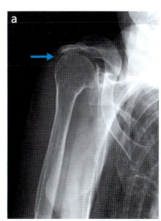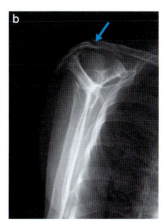

図8　腱板断裂性関節症の単純X線所見
a：正面像で上腕骨頭の上方化（矢印）と，肩甲上腕関節の関節裂隙狭小化が生じている。
b：肩甲骨Y像で肩峰前方の骨棘形成が認められる（矢印）。

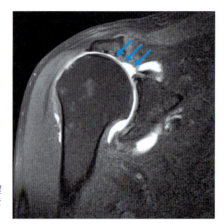

図9 腱板断裂性関節症のMRI
MRI T2脂肪抑制斜位冠状断像。棘上筋腱を含む腱板の広範囲断裂と，関節水腫を認める(**矢印**)。

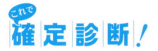 MRIで2腱以上に及ぶ広範囲腱板断裂を認め，単純X線像上で上腕骨頭の上方化を伴う肩峰下中心の変形性変化が認められれば確定診断となる。

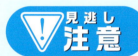 しばしば腱板広範囲断裂に伴う偽性麻痺と，頚椎由来の頚椎症性筋萎縮症に伴う神経麻痺との鑑別が必要となる。自動もしくは他動的な肩関節可動時に疼痛を自覚しているかどうか，頚椎症性筋萎縮症で認められる肘屈曲筋力の低下がないかどうかなどをチェックし，神経麻痺が疑わしい場合は針筋電図検査を行い，三角筋麻痺の有無を評価する。

STEP 1 治療戦略

　腱板断裂性関節症は先立つ腱板断裂が存在し，それが徐々に進行することにより関節症性変化を生じる。患者は長期にわたって疼痛を自覚していることが多い。挙上や外旋制限が生じると，関節機能は著しく低下する。

STEP 2 保存療法

　除痛と機能回復を目的として，関節可動域訓練を中心としたリハビリテーションを施行する。リハビリテーションにおいて上肢全体の機能回復を図る。また，残存している腱板機能を向上させるため，腱板機能訓練を指導する。

　疼痛が主な愁訴である場合，肩峰下滑液包内へのステロイド注射やヒアルロン酸注射はある程度効果が期待できる。

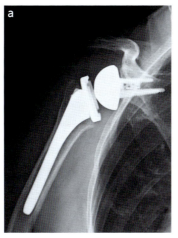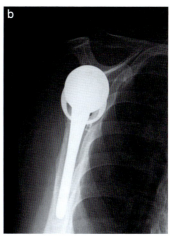

図10　腱板断裂性関節症に対するリバース型人工肩関節全置換術（RSA）

関節窩側が凸面，上腕骨側が凹面となる人工関節であり，腱板機能低下により上腕骨頭の求心位が保てなくなった症例において良好な治療成績が期待できる。
a：正面像
b：肩甲骨Y像

保存療法 → 手術療法 のターニングポイント

慢性的な肩関節機能不全により日常生活に支障をきたし，保存療法に抵抗性であった場合，手術療法を検討する。

STEP 3　手術療法

　自動挙上が90°未満の偽性麻痺肩においては，関節窩側が凸面，上腕骨側が凹面となるRSAが第一選択となる（図10）[3]。わが国では日本整形外科学会による「リバース型人工肩関節置換術ガイドライン」が策定されており，これに則した症例においては症状改善と良好な治療成績が期待できる。

　一方で，可動域制限がなく疼痛のみが愁訴である腱板断裂性肩関節症に対する手術療法は議論が分かれている。上腕骨頭側のみを置換する人工上腕骨頭置換術や，それに加えて広背筋などの筋腱移行術を追加する術式が報告されているが，画一した治療方針は定まっていない。

感染性肩関節炎
sepsis of the shoulder

Profile　肩関節に発生する化膿性関節炎は比較的まれである。抵抗力の弱い患者に生じることが多く，起因菌としては黄色ブドウ球菌の頻度が高い。
　急性期には関節軟骨の変性を防ぐため，早期の局所ドレナージと抗菌薬投与が必要となる。感染が沈静化した後，残存した軟骨変性により臨床症状が生じている場合には人工肩関節全置換術も選択肢となるが，通常の肩OAに比べて治療成績は劣る。

診断

身体所見

　術後の創感染を除くと，化膿性肩関節炎は比較的まれな病態である．アトピー性皮膚炎や糖尿病，肝硬変，ステロイドや免疫抑制剤投与，免疫不全疾患などを既往にもつ患者に多く，またしばしば肩関節への注射を行った後に生じる．

　外観上では関節の発赤，熱感，および腫脹を認める．通常は肩関節の安静時痛および可動時痛を認め，激しい疼痛のため可動域が制限される．軟骨変性が生じた場合，感染が沈静化した後も疼痛および関節拘縮が残存する．

画像検査

・単純X線

　急性期の単純X線像では，関節裂隙の開大や上腕骨頭の下方亜脱臼を認める．また上腕骨頭および関節窩の骨吸収像を認める（**図11**）．慢性期の場合，軟骨変性に伴い関節症性変化が生じる．

・MRI

　MRI検査は感染の評価に必須である．感染が肩峰下腔内か肩甲上腕関節内か，それとも両方に波及しているのかを判断する．腱板の完全断裂が存在していた場合，肩甲上腕関節および肩峰下腔の両方に感染が波及する．また，骨髄炎の有無を合わせて評価する（**図12**）．

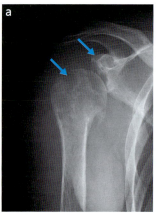
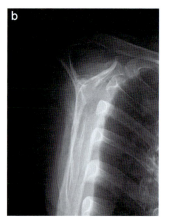

図11　化膿性肩関節炎のX線像所見
関節裂隙の開大や上腕骨頭の下方亜脱臼が認められ，また上腕骨頭および関節窩に骨吸収像を認める（**矢印**）．
a：正面像
b：肩甲骨Y像

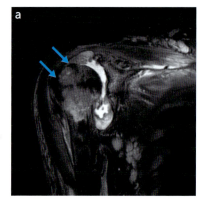
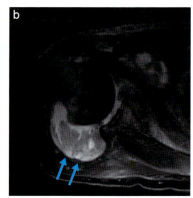

図12　化膿性肩関節炎のMRI
肩甲上腕関節内の膿の貯留と，上腕骨近位部への炎症の波及が認められる（**矢印**）．
a：MRI T2脂肪抑制斜位冠状断像
b：MRI T2脂肪抑制軸位断像

確定診断！

身体所見，血液所見，画像所見上で感染性肩関節炎が疑われ，穿刺した関節液の培養で菌が同定されれば確定診断となる。ただし複数回培養を行っても陰性となる症例もあり，臨床症状と検査所見を合わせて治療方針を決める。

治療

STEP 1　治療戦略

　急性期においては，肩甲上腕関節の関節軟骨を保護するため早期の感染コントロールが必要となる。関節軟骨は4～6日後より障害され，約4週間で破壊される[4]。局所のドレナージとデブリドマン，抗菌薬投与，関節の安静を図る。軟骨変性に伴う関節症性変化が残存し，感染が沈静化した後も臨床症状が生じている場合には，人工肩関節全置換術も選択肢となる。

STEP 2　保存療法

　抗菌薬投与を行い，患肢は装具などを用いて良肢位で安静を保つ。頻度の高い黄色ブドウ球菌を念頭に置いて広域スペクトルの抗菌薬を選択し，培養などで菌が同定された後に感受性のある薬剤に切り替えていく。

保存療法 → 手術療法 のターニングポイント

　化膿性肩関節炎の診断がついた場合，関節軟骨の保護のため早期の手術療法が必要となる。

STEP 3　手術療法

　関節鏡視下もしくは直視下に局所のドレナージとデブリドマンを施行する。持続ドレナージを行うが，効果が得られない場合には灌流設置を検討する。感染が沈静化した後に関節機能回復のためリハビリテーションを施行する。軟骨変性により，関節症性変化が生じた場合には人工肩関節全置換術も選択肢となるが，通常の肩OAと比べて合併症発生率が高く，治療成績は劣る。

Charcot 関節
Charcot shoulder

Profile Charcot関節は体性感覚障害により急速に関節破壊が生じる病態である。肩関節においては頚髄の脊髄空洞症に伴い生じることが多い。画像上の関節破壊所見に比べ，臨床症状に乏しいのが一般的である。

診断

身体所見

脳や脊髄の神経変性疾患を既往にもつことがほとんどである。肩関節のCharcot関節は主に頚髄の脊髄空洞症に伴い生じる。

多くの症例で肩関節に外観上の腫脹を認める。自動可動域は著明に制限されているが，通常他動的には制限を認めない。また，安静時や可動時の疼痛は自覚しないか，自覚しても軽度である。患者は外観上の腫脹と，起き上がる際や手すりを持つときなどに支持肢として上肢が使えないことを愁訴とすることが多い。

画像検査

・単純X線

末期においては単純X線像で上腕骨頭の消失が認められる。関節周囲に従来の関節が破壊されて生じた骨片や石灰化病変が認められる（図13）。

これで確定診断！ 頚椎のMRIで脊髄空洞症が存在し（図14），肩関節周囲の痛覚や深部感覚の消失もしくは鈍麻が認められれば確定診断となる。

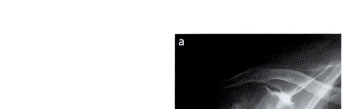

図13 Charcot関節のX線像所見
上腕骨頭の消失と，周囲の骨片および石灰化像が認められる。
a：正面像
b：肩甲骨Y像

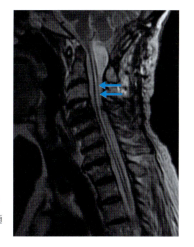

図14 頸椎MRI T2強調矢状断像
肩のCharcot関節では，頸椎MRIで脊髄空洞症を認めることが多い(矢印)。

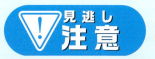 広範囲腱板断裂に伴い急速に進行する上腕骨頭壊死や，外傷などを契機に発症する急速破壊型関節症などとの鑑別が必要となる。Charcot関節とは異なり，一般的にこれらの症例では強い疼痛を訴える。

  治 療

STEP 1 治療戦略

基本的にはCharcot関節の原因となる疾患の治療が優先となる。脊髄空洞症に対する治療が必要であるかを判断する。肩関節に対しては保存的に経過観察されるが，近年では手術療法の報告も散見される。

STEP 2 保存療法

非荷重関節である肩関節に生じたCharcot関節では通常は臨床症状に乏しく，保存的に経過を観察する。患肢での支持ができないことを愁訴とする場合，反対側での使用ができるよう環境を整えることを指導する。

STEP 3 手術療法

下肢においてCharcot関節に対する人工関節全置換術は禁忌とされていたが，現在では手術手技とインプラントの改良に伴い良好な治療成績が得られるようになってきている。肩関節のCharcot関節においても，疼痛や機能障害の程度が強い場合には，人工上腕骨頭置換術や人工肩関節全置換術が選択肢となりうるとの報告が散見されるが[5]，いまだ画一した治療方針はない。

血友病性関節症
hemophilic arthropathy of the shoulder

Profile 血友病性関節症においては，関節内出血を繰り返すことにより慢性炎症が持続し，関節破壊が進行していく。関節痛を認める血友病患者では，関節内の出血エピソードが生じないようにするとともに，定期的な経過観察が必要となる。

診断

身体所見

血友病性関節症においては，繰り返される関節内出血により関節内の慢性的な炎症が持続し，それに伴い関節破壊が進行する。しばしば患者の肩関節の腫脹を認める。

血友病性関節症が肩関節だけに生じることはまれであり，足関節や膝関節においても同様の病態が生じていることが多い。

画像検査

・単純X線

関節破壊が生じていない初期においては，単純X線検査で病態をとらえることは困難である。軟骨変性が進行すると，関節裂隙の狭小化と関節症性変化が認められる（図15）。単純X線像はリウマチ性肩関節症に類似し，上腕骨解剖頚周囲の骨棘形成は著明ではない。

・MRI

関節症性変化が生じる前でも，出血エピソード時にはMRIで関節内の血腫やヘモジデリン沈着が認められ，また関節炎の評価もできる。よって初期の病変評価に有用であり，血友病患者の肩関節痛においては検討すべき画像検査である。関節破壊が進行すると，他の関節症と同様に軟骨下浮腫や骨囊胞などを認めることがある。

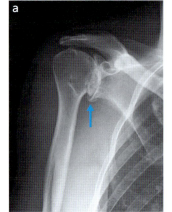
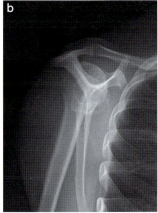

図15 血友病性関節症のX線像所見
関節裂隙の狭小化と内方化が認められる（矢印）。
a：正面像
b：肩甲骨Y像

> **これで確定診断!** 血友病を既往にもつ患者における関節痛では、常に血友病性関節症を念頭に置く必要がある。単純X線像での関節症性変化や、MRIでの滑膜炎や血腫形成を認めた場合には、血友病性関節症である可能性が高い。

治療

STEP 1 治療戦略

血友病のコントロールが必要となる。補充療法など内科的な治療に加えて、関節内出血を生じるエピソード発生の回数を減らすように指導する必要がある。

STEP 2 保存療法

関節症性変化の進行がないかどうか、定期的な単純X線検査での経過観察が必要となる。保存療法としては、関節に過度な負荷がかからないような生活指導を行う。また疼痛が強い症例では、肩甲上腕関節内へのヒアルロン酸やステロイド注射も有効である。ただし血友病患者に関節内注射を施行する場合には、凝固因子の予備的補充療法が必要となることもあるため、担当の内科医や小児科医と連携をとる必要がある。

STEP 3 手術療法

保存療法に抵抗性の血友病性関節症に対しては手術療法が選択肢となる。初期の症例に対しては滑膜切除術が、末期の関節症に対しては人工肩関節全置換術が適応となる。ただし血友病性関節症に対する人工関節全置換術は、通常のOAに対する手術よりも感染率が高いと報告されており、また比較的若年齢に発症することから、手術のタイミングも含めてよく患者に説明する必要がある。

（松村　昇）

文献

1) Petri M, Euler SA, Dornan GJ, et al. Predictors for satisfaction after anatomic total shoulder arthroplasty for idiopathic glenohumeral osteoarthritis. Arch Orthop Trauma Surg 2016；136：755-62.
2) Sperling JW, Cofield RH, Schleck CD, et al. Total shoulder arthroplasty versus hemiarthroplasty for rheumatoid arthritis of the shoulder：results of 303 consecutive cases. J Shoulder Elbow Surg 2007；16：683-90.
3) Boileau P, Watkinson D, Hatzidakis AM, et al. Neer Award 2005：The Grammont reverse shoulder prosthesis：results in cuff tear arthritis, fracture sequelae, and revision arthroplasty. J Shoulder Elbow Surg 2006；15：527-40.
4) Perry CR. Septic arthritis. Am J Orthop（Belle Mead NJ）1999；28：168-78.
5) Schoch B, Werthel JD, Sperling JW, et al. Is shoulder arthroplasty an option for charcot arthropathy？ Int Orthop 2016；40：2589-95.

II 疾患別治療法

肩関節
肩甲帯の外傷

胸郭から離れた位置に上肢を維持し，胸郭に妨げられることなく，広い範囲で自由に上肢を使うために肩甲帯部は体幹より大きく外側に張り出している。この解剖学的特徴より肩甲帯部は常に外力に曝され，外傷を受けやすい部位である。また外力を吸収し，あえて骨折・脱臼などを生じることにより体幹に外力が及ぶことを防止するバンパーのような機能をも有している。肩甲帯部外傷は小児から高齢者まで日常臨床において頻繁に遭遇する疾患であり，プライマリケアとして正確な診断，適切な治療が求められる。

鎖骨骨折
clavicle fracture

Profile 鎖骨骨折は全骨折の約10％，肩甲帯部骨折の2/3を占め，日常診療で最もよく遭遇する骨折の1つである。本骨折は他の長管骨骨折と比較して骨癒合が得られやすいこと，たとえ変形治癒をきたしても機能障害が少ないなどの理由により保存療法が原則とされてきたが，不安定型骨折での高率な偽関節発生も報告されており，適切な初期治療の選択が重要である。鎖骨骨折は骨折部位により，遠位端骨折・骨幹部骨折・近位端骨折の3つに大別される（**図1**）。遠位端とは，烏口鎖骨靱帯付着部から肩鎖関節まで，近位端とは肋鎖靱帯付着部から胸鎖関節までで，この遠位端と近位端の間を骨幹部と定義している。実際の単純X線像では鎖骨の外側約1/4が遠位端，中央約2/4が骨幹部，内側約1/4が近位端として取り扱われる。部位別発生頻度は遠位端12％，骨幹部82％，近位端6％との報告がある。

鎖骨骨幹部骨折

診断

成人例では，比較的容易に鎖骨骨折を疑い，単純X線で確定診断がなされるが，鎖骨骨幹部骨折は小児発生が多いことも特徴の1つである。正確な受傷機転を聴取することが困難な幼少児では上肢挙上障害を主訴に来院することもあり，肘内障とともに鎖骨骨幹部骨折にも留意しなければならない。また帝王切開が頻繁に行われる近年ではまれではあるが，分娩時骨折も知っておく必要がある（**図2**）。高エネルギー外傷（バイク事故，転落事故など）では，種々の肩甲帯部損傷を合併する

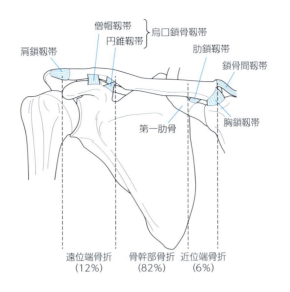

図1　鎖骨骨折の発生部位

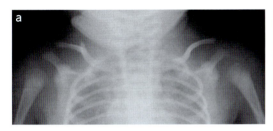
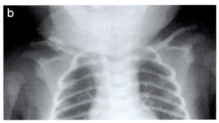

図2　鎖骨分娩時骨折
a：生下時
b：1カ月

ため，鎖骨骨折に目をうばわれ重複損傷を見逃さないように注意しなければならない。

・画像診断

単純X線撮影は骨折部位を中心に前後像，頭側斜位像の2方向撮影を行う．現在，単純X線像に基づくRobinson分類が頻用されているが（**図3**），3D-CTも骨折形態の把握に有用である．

治療

従来，鎖骨骨幹部骨折は保存療法が第一選択とされてきたが，近年，保存療法による比較的高率な偽関節発生や変形治癒による機能障害の報告が相次ぎ，手術療法の必要性が強調され始めている．

保存療法は，鎖骨バンド固定が主流である．既製の鎖骨バンドが装着できない幼小児では，8の字包帯固定を行う（**図4**）．

手術療法は，髄内釘法とプレート法に大別される．髄内釘法，プレート法のメリット，デメリットを**表1**に示す．著者は原則として手術侵襲の小さい経皮的髄内釘法を行うが，大きな第3骨片があり鎖骨短縮が危惧される症例にはプレート法を選択している．

①髄内釘法（**図5**）：骨折部より経皮的に（もしくは小切開で）逆行性にKirschner鋼線（K-wire）を中枢骨片に刺入し，骨折部を整復後K-wireを末梢骨片へ進め，対側の骨皮質を貫く．Cannulated screw固定を行う場合は，このK-wireをガイドピンとして末梢側よりスクリューを刺入する．

②プレート法（**図6**）：大きな第3骨片を有する症例がよい適応である．骨折部を中心に鎖骨長軸に沿い皮切を加え，中枢骨片，遠位骨片ともに最低

3本のスクリューを挿入しプレート固定する。プレートの位置により上方設置法と前(下)方設置法がある(症例は上方設置法)。

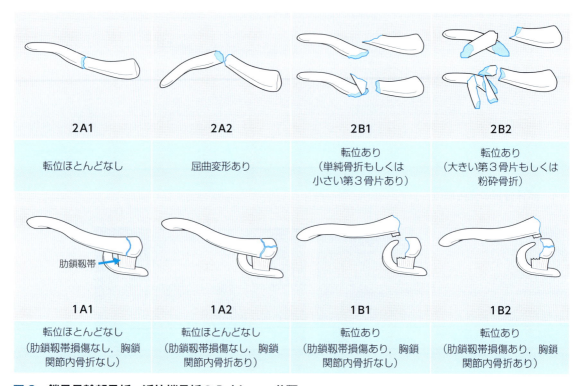

図3 鎖骨骨幹部骨折，近位端骨折のRobinson分類

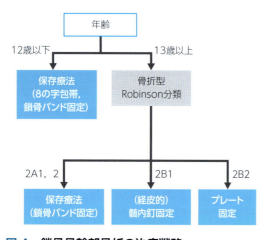

図4 鎖骨骨幹部骨折の治療戦略

表1 鎖骨骨幹部骨折に対する髄内釘，プレート固定の特徴

	長所	短所
髄内釘	小侵襲	ピンのback out
	骨癒合が早い	ピン突出部痛
	抜釘が容易	回旋固定性不良
	小さい創部瘢痕	骨折部の短縮
		X線被ばく(経皮的)
		(外固定の追加)
プレート	解剖学的整復	手術侵襲大
	固定性良好	(手術瘢痕・鎖骨上神経損傷)
	早期疼痛軽減	骨癒合が遅い
	早期可動域回復	画像上の骨癒合に時間を要する
		抜釘の侵襲大(抜釘後再骨折)

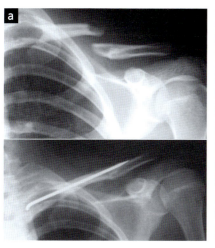
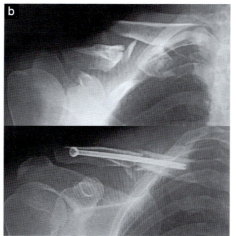

図5　鎖骨骨幹部骨折に対する髄内釘法
a：経皮的Kirschner鋼線固定
b：経皮的cannulated screw固定

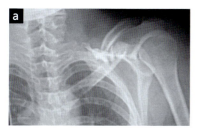
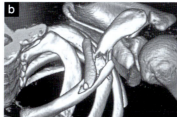
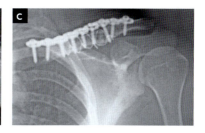

図6　鎖骨骨幹部骨折に対するプレート法

鎖骨遠位端骨折

診断

　骨折部の転位が大きい場合，肩鎖関節脱臼と類似した鎖骨遠位端の皮下突出が認められ，突出部を指で押すと沈み込む浮動感（ピアノキー現象という）を触知することができるが，確定診断は単純X線でされる。

・画像診断

　上肢の重みで肩甲帯部は下方に転位し，骨折部の離開が増大するため，立位もしくは可能であれば下方ストレスをかけ，前後像，頭側斜位像の2方向撮影を行う。臥位での単純X線撮影は骨折転位が過小評価されるため注意を要する。また，鎖骨遠位端は上下方向のみならず前後方向へも転位しているため，骨折形態の把握には3D-CTが非常に有用である。遠位端骨折の分類は遠位骨片の粉砕度と烏口鎖骨靱帯（円錐靱帯，僧帽靱帯）の損傷程度により分類されたCraig-田久保分類（図7）が頻用されている。

治療

　著者の治療戦略を図8に示す。
　烏口鎖骨靱帯の損傷がなく，末梢骨片と中枢骨片の連続性が維持されている安定型骨折（Craig-田久保分類TypeⅠ，Ⅲ，Ⅳ）は保存療法が選択

され，2～3週間の三角巾固定で局所の安静を図り，除痛後早期に肩関節運動を開始する。

烏口鎖骨靱帯損傷を伴い，末梢骨片と中枢骨片の連続性のない不安定型骨折（Craig-田久保分類TypeⅡ，Ⅴ，Ⅵ）は手術的に加療される。

手術は，tension band固定（図9a），肩鎖関節を跨がないプレート固定（図9b），肩鎖関節を跨ぐプレート固定（図9c），烏口鎖骨靱帯の縫合・再建術（鏡視下手術）などが行われている。

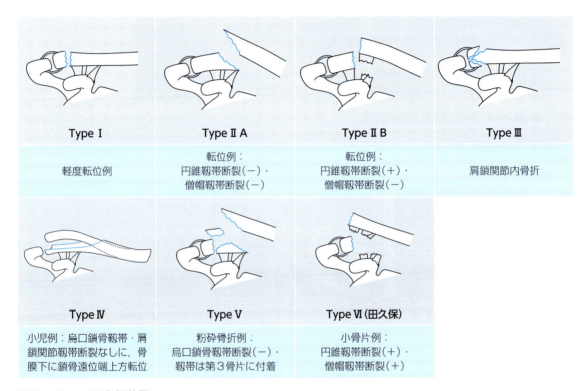

図7　Craig-田久保分類

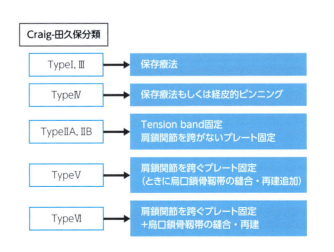

図8　鎖骨遠位端骨折の治療戦略

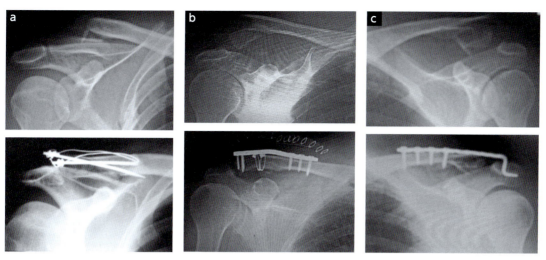

図9 鎖骨遠位端骨折手術療法
a：Type ⅡA。Tension band固定。
b：Type ⅡB。肩鎖関節を跨がないプレート固定。
c：Type Ⅴ。肩鎖関節を跨ぐプレート固定＋スーチャーアンカーで烏口鎖骨靱帯再建。

鎖骨近位端骨折

診断

鎖骨近位端骨折は比較的まれな骨折で，肩外側強打による外力が鎖骨遠位部を後方に押し付け，胸鎖関節前方への介達外力により生じることが多く（**図10**），胸鎖関節部の突出，疼痛，圧痛，運動時痛を有し，胸鎖関節脱臼との鑑別を要する。青年期では内側骨端核が存在するため，近位端骨折は骨端離開の形をとることが多い。

・画像診断

通常の単純X線胸鎖関節前後撮影では鎖骨近位部は縦隔と重なり読影が困難なため，Rockwood撮影（**図11**）を行う。また，3D-CTは骨折形態の把握にきわめて有用である。肋鎖靱帯損傷の有無によりType A，Bに分類され，さらに胸鎖関節内骨折の有無により1，2型に細分類される（Robinson分類，**図3**）。

治療

通常，鎖骨バンド・三角巾固定などにより保存的に治療され，肋鎖靱帯損傷のないType Aは骨癒合が期待できるが，肋鎖靱帯損傷を伴うType Bは偽関節となることも多い。しかし，その多くは無症候性であり，手術に際し胸鎖関節を貫く固定材は高率に折損し，縦隔に迷入し，肺・心臓・大血管損傷を引き起こす危険性があるため，安易に手術療法を選択すべきではない。ただし，肩甲帯部重複損傷を合併するType Bは有痛性偽関節となりやすく，手術療法も考慮する。手術に際し対側の骨皮質を貫通せずスクリュー固定が行えるロッキングプレートは有用な固定材である（**図12**）。

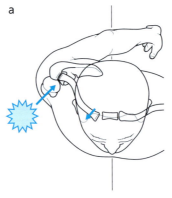
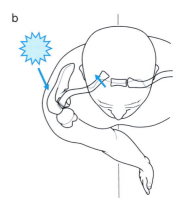

図10 鎖骨近位端骨折，胸鎖関節脱臼の受傷機転

前方からの外力が加わり，鎖骨近位端骨折，胸鎖関節前方脱臼が生じる

後方からの外力が加わり，胸鎖関節後方脱臼が生じる

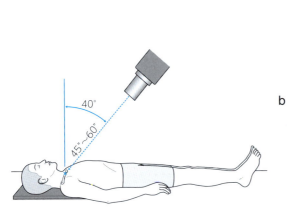
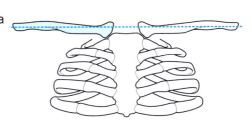
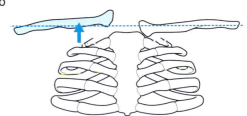
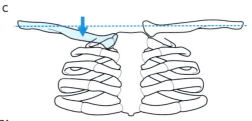

図11 胸鎖関節周囲外傷に対するRockwood撮影
垂直より40°尾側から入射する。
a：正常
b：前方脱臼
c：後方脱臼

図12 鎖骨近位端骨折手術例（腱板断裂合併偽関節例）
ロッキングプレートとcannulated screwで固定した。

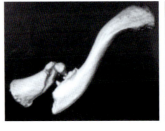
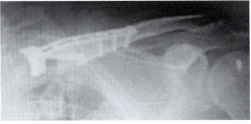

肩鎖関節脱臼
acromioclavicular joint dislocation

Profile 肩鎖関節は肩鎖靱帯（肩峰～鎖骨間），烏口鎖骨靱帯（烏口突起～鎖骨間），三角筋・僧帽筋（鎖骨遠位部に付着）の各靱帯・筋肉によりその安定性が維持されている。柔道やバイク事故など，肩を下にして転倒し肩峰を強打したとき，肩峰が衝撃的に下方へ引き下げられる直達外力により，鎖骨遠位端に付着する靱帯・筋肉が損傷し肩鎖関節脱臼が生じる。

肩鎖関節脱臼の病態分類

肩鎖関節脱臼の分類法は種々報告されているが，各靱帯・筋肉の損傷程度，脱臼の方向を考慮したRockwood分類（図13）が頻用されている。

Type I（捻挫）：肩鎖靱帯のみの伸張。烏口鎖骨靱帯・三角筋・僧帽筋は正常。X線像では転位を認めないが，肩鎖関節部の腫脹・圧痛・運動時痛を有する。

Type II（亜脱臼）：肩鎖靱帯は断裂，烏口鎖骨靱帯は伸張。三角筋・僧帽筋は正常。X線像では鎖骨遠位端の上方転位を認めるが，鎖骨の厚み以内である。

Type III（脱臼）：肩鎖靱帯・烏口鎖骨靱帯は断裂。三角筋・僧帽筋も鎖骨遠位端より剥離。X線像では鎖骨遠位端は肩峰の上縁を越えて転位し，烏口鎖骨間距離は健側の25～100％増しとなる。

Type IV（後方脱臼）：肩鎖靱帯・烏口鎖骨靱帯は断裂。三角筋・僧帽筋も鎖骨遠位端より剥離。鎖骨遠位端は後方の僧帽筋内へ転位。

Type V（高度脱臼）：Type IIIの高度損傷例で，三角筋・僧帽筋は鎖骨外側半分より剥離。X線像では烏口鎖骨間距離は健側の100～300％増しとなる。

Type VI（下方脱臼）：肩鎖靱帯・烏口鎖骨靱帯は断裂。三角筋・僧帽筋も鎖骨遠位端より剥離。鎖骨遠位端は肩峰もしくは烏口突起の下方へ転位。非常にまれ

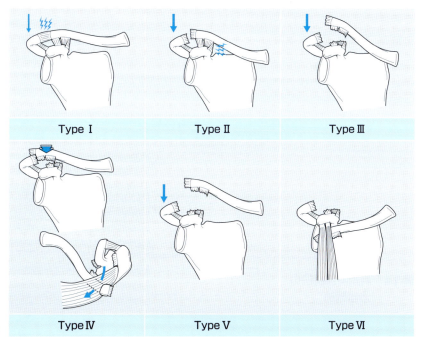

図13　肩鎖関節脱臼（Rockwood分類）

な脱臼である。

診断

Type Ⅲ，Type Ⅴの完全脱臼例では外観上，鎖骨遠位端が著明に上方突出し，突出部を指で押すと沈み込む浮動感（ピアノキー現象）を触知することができる。確定診断は単純X線像でされるが，同一症例であっても，臥位，立位，ストレス時（立位で手関節に3～5kgのおもりを付け，患側上肢を下方へ牽引）でX線上，脱臼の程度が異なって撮影される。特に，上肢の重みがかからない臥位では，脱臼の程度が過少に評価されるため注意を要する。また，後方脱臼のTypeⅣは，X線前後像では鎖骨遠位端の上方転位がなく，一見，正常にみえるため，肩関節軸射像や3D-CTで鎖骨遠位端の後方転位を確認する。まれに肩甲帯部重複損傷を合併することがあり注意を要する。特にX線像で肩鎖関節脱臼が明らかであるにもかかわらず，烏口鎖骨間距離が健側と同じである場合は，烏口突起基部骨折の合併が疑われる。烏口鎖骨靱帯が損傷されず骨折した烏口突起が上方転位しているためであり，本例の多くは手術療法が必要である（後述図43）。中高年例ではまれに腱板断裂を合併することもあり，MRIで腱板断裂の有無を精査しておく必要がある。

治療

日常臨床でよく遭遇する外傷であるが，今なお治療法の一致がみられていないのが本症の特徴ともいえる。まったく治療が必要でないという医師，保存療法を勧める医師，手術療法が最善であると考える医師がおり，意見の不一致の幅は広い。患者の年齢，性別，職業，活動性，X線所見などを考慮し，治療法を選択する（図14）。

・局所安静のみ

TypeⅠ，ⅡならびにTypeⅢ～Ⅵの一部の高齢者例では，三角巾や包帯で局所安静を図り，痛みの軽減とともに自動運動を許可する。

・保存療法

TypeⅡ，ⅢならびにTypeⅣ～Ⅵの一部の手術不能症例は保存的に加療される。絆創膏固定，Kenny-Howard装具などがあるが，いずれも鎖骨遠位端を下方へ押し下げ，肘を押し上げて整復位を保持しようとするものである。

・手術療法（表2）

TypeⅢ～Ⅵの症例では手術療法が考慮される。多くの手術法が報告されているが，いずれも肩鎖靱帯機能，烏口鎖骨靱帯機能の一方か，もしくは両方の再建が目的である。できるだけ小侵襲の手術法を選択すべきである。なお，TypeⅣ～Ⅵの症例では広範囲に剥離損傷された三角筋・僧帽筋を確実に鎖骨に再縫着しておくことも手術成功のポイントである。

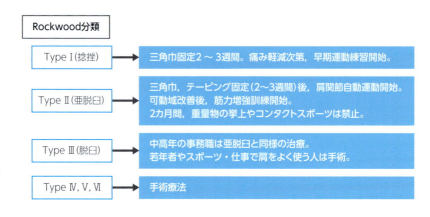

図14 肩鎖関節脱臼の治療戦略

表2　肩鎖関節脱臼の手術療法

1. 経皮的手術
   ①肩鎖関節固定（Kirschner鋼線など）
   ②鎖骨-烏口突起間固定（Bosworth screwなど）
2. 観血的肩鎖関節固定（一時的）
   Kirschner鋼線，フックプレートなど
3. 肩鎖靱帯の縫合
4. 肩鎖靱帯の再建
   ①烏口肩峰靱帯使用
   ②自家遊離腱，人工材使用など
5. 烏口鎖骨靱帯縫合
6. 烏口鎖骨靱帯の再建
   ①烏口肩峰靱帯使用
   ②自家遊離腱，人工材使用など
7. 筋移行（Dewar法など）
8. 鎖骨遠位端切除
9. 上記治療法の組み合わせ

胸鎖関節脱臼
sternoclavicular joint dislocateion

Profile　胸鎖関節脱臼はきわめてまれな外傷であり，多くは前方脱臼でまれに後方脱臼が生じる．前方脱臼は介達外力で，後方脱臼は鎖骨近位端への直達外力もしくは介達外力で生じる（図9）．

診断

　胸鎖関節部の疼痛，圧痛，運動時痛に加え，前方脱臼例では鎖骨近位端の突出が認められる．後方脱臼では陥凹を触知することは困難なことが多い．後方脱臼時には転位した鎖骨近位端による気管，食道，頚動静脈，鎖骨下動静脈，横隔神経などの圧迫症状にも注意する必要がある．

・**画像診断**

　通常の単純X線前後撮影では縦隔との重なりにより胸鎖関節脱臼の診断は困難なため，Rockwood view撮影（図10）を行う．また，3D-CTは脱臼の診断にはきわめて有用である（図15）．なお，鎖骨内側端の骨端線は23〜25歳まで閉鎖しないため，若年者の胸鎖関節脱臼は鎖骨内側骨端離開となることが多い．

治療

・**前方脱臼**

　捻挫および亜脱臼では約1カ月の鎖骨バンド固定を施行する．完全脱臼では全身麻酔下に徒手整復を行う．仰臥位で肩甲骨間に枕を入れ，胸を反らせ，上肢を外転伸展させてから鎖骨近位端を押し込み整復する．その後，約1カ月の鎖骨バンド固定を行う．亜脱臼が残存することが多いが，機能障害を残すことは少ない．

・**後方脱臼**

　全身麻酔下に前方脱臼整復時と同様な肢位をとり，鎖骨近位端を骨把持鉗子などで把持し前方へ引っ張り徒手整復する．整復後は鎖骨バンド固定を6週間行う．

・**観血的整復**

　徒手整復が不可能な場合は観血的整復が必要となるが，鎖骨近位端後方には大きな動静脈があるため細心の注意を払う必要がある．再脱臼予防の

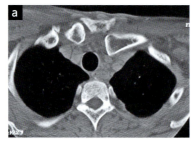
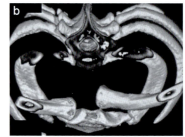

図15　胸鎖関節後方脱臼

ため靱帯修復，靱帯再建を要するが，胸鎖関節を貫く固定材は高率に折損し，縦隔に迷入し，肺・心臓・大血管損傷を引き起こす危険性があるため用いるべきではない。

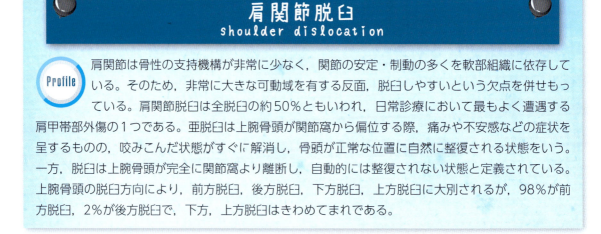

肩関節脱臼
shoulder dislocation

Profile　肩関節は骨性の支持機構が非常に少なく，関節の安定・制動の多くを軟部組織に依存している。そのため，非常に大きな可動域を有する反面，脱臼しやすいという欠点を併せもっている。肩関節脱臼は全脱臼の約50％ともいわれ，日常診療において最もよく遭遇する肩甲帯部外傷の1つである。亜脱臼は上腕骨頭が関節窩から偏位する際，痛みや不安感などの症状を呈するものの，咬みこんだ状態がすぐに解消し，骨頭が正常な位置に自然に整復される状態をいう。一方，脱臼は上腕骨頭が完全に関節窩より離断し，自動的には整復されない状態と定義されている。上腕骨頭の脱臼方向により，前方脱臼，後方脱臼，下方脱臼，上方脱臼に大別されるが，98％が前方脱臼，2％が後方脱臼で，下方，上方脱臼はきわめてまれである。

肩関節前方脱臼

肩関節外転・外旋・外回し強制や肩関節伸展位で手をつき転倒し，過度の挙上位を強制されるなど介達外力により生じることが多い。肩関節の痛み，変形，運動制限が主な症状で，上腕骨頭の脱臼によって三角筋の膨隆がなくなり肩峰が突出してみえる。

診断

確定診断はTraumaシリーズ（図16）とよばれる前後方向と肩甲骨Y撮影の2方向単純X線像でされるが，整復前に大結節骨折，神経損傷，血流障害の有無を必ず確認する（図17）。後述する愛護的整復の後，再度，神経損傷，血流障害の有無を確認後，CT，MRI，関節造影で腱板断裂，上腕骨頭損傷［Hill-Sacks病変（posterolateral notch）］，関節窩前縁骨折（骨性Bankart病変），前方関節唇損傷（Bankart病変），関節上腕靱帯損傷の有無につき精査する。

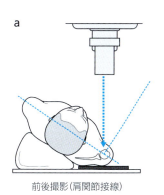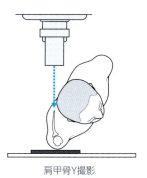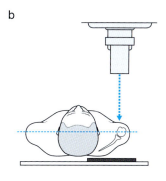

前後撮影(肩関節接線)　　肩甲骨Y撮影

図16　肩関節単純X線撮影法
a：Traumaシリーズ(2方向撮影)
b：肩関節内旋位前後撮影

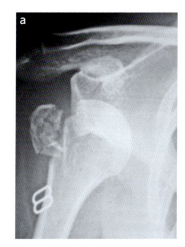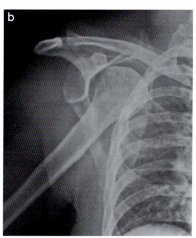

図17　肩関節前方脱臼
a：烏口下脱臼(大多数)。大結節骨折合併例。
b：鎖骨下脱臼。上腕骨頭が烏口突起より内側に転位している。きわめてまれで、腱板断裂も合併している。

治療

・徒手整復法

　種々の整復法が考案されているが、乱暴な整復操作による骨折、神経血管損傷の発生も報告されており、特に大結節骨折を伴う場合は必ず麻酔下での愛護的整復に努めなければならない。著者は愛護的な挙上位整復法(図18)を行っている。整復後は従来、肩関節内旋位で3週間の三角巾・バストバンド固定が推奨されてきたが、若年者での反復性脱臼への移行率は70〜80％と高く、外旋位固定を推奨する報告もある[1]。また、初回脱臼時に手術を行い反復性への移行を防止すべきとの考えもあり、整復後後療法に関し統一した見解は得られていないが、脱臼時に損傷した前方関節支持機構の修復を図るための一定期間の患肢固定は有用である。

・合併損傷

　関節窩前縁骨折(骨性Bankart病変)は、肩甲骨骨折の項で、大結節骨折は上腕骨近位端骨折の項で詳述する。神経損傷の多くは保存療法で回復する。

　中高年者の脱臼では高率に腱板断裂を合併するため、早期の腱板修復が望まれる。

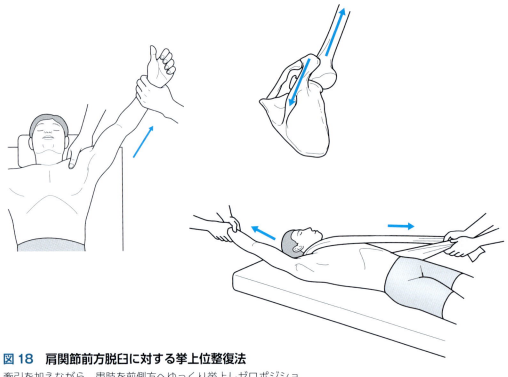

図18 肩関節前方脱臼に対する挙上位整復法
牽引を加えながら，患肢を前側方へゆっくり挙上しゼロポジションへもっていくと，多くは抵抗なく整復される。ゼロポジションでも整復されないときは，牽引・対向牽引法を行いつつ，腋窩に脱臼した骨頭を関節窩に押し込むようにして整復する。

肩関節後方脱臼

　バイク事故やスポーツ外傷時など，肩関節内転内旋位で上腕骨へ軸圧が作用し発生する。肩関節外旋不能となり，患者は患肢を抱えるようにして来院する。外観上は健側に比べ肩関節が後方へ突出し，前面の平坦化がみられるものの目立ちにくいこと，発生頻度がまれであること，後述するように単純X線前後像のみでは後方脱臼の診断がつきにくいことより，初診時の診断率は60〜80％との報告もあり，見逃されやすい，注意を要する外傷である。

診断

　単純X線正面像のみでの診断は難しいが，上腕骨頭関節窩裂隙の開大（vacant glenoid sign）などを注意深く読影し本症を疑い，肩甲骨Y撮影像や肩関節軸射像，CT像で確定診断する（**図19**）。

治療

　徒手整復は麻酔下に愛護的に，90°外転位で上腕を牽引しつつ外旋することにより行う。整復後は内旋位で約3週間の三角巾・バストバンド固定を行う。

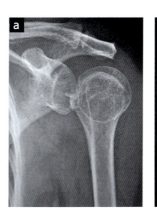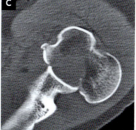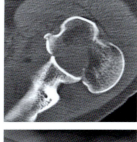

図19　肩関節後方脱臼
a：肩関節前後像。上腕骨頭の過内旋と上腕骨頭関節窩裂隙の開大（vacant glenoid sign）が認められる。
b：肩甲骨Y像
c：肩関節軸射像（脱臼骨折例）

肩関節下方脱臼（直立脱臼）

診断

　上腕骨頭が関節窩縁の下方に脱臼し，上腕は挙上位で固定され，上腕骨が上下逆転した形態をとる比較的まれな脱臼である。肩関節の過外転により上腕骨頭が肩峰に衝突すると，肩峰が支点となって脆弱な関節包下部が断裂し，上腕骨頭が関節窩下方へ逸脱し固定されてしまう。大結節骨折，腱板断裂，神経損傷などの合併に注意する（**図20a**）。

治療

　整復は牽引・対向牽引法で行う（**図18**）。患側肩に対向牽引用のバンドをかけ，肩甲骨を体側に牽引固定しつつ，直立し上肢を頭側長軸方向に牽引し整復する。整復後は上肢を下降させ内転内旋位に保持する。この肢位で約3週間の三角巾・バストバンド固定を行う。

肩関節上方脱臼

　上腕骨頭が関節窩上方に脱臼しているもので，外傷性上方脱臼はきわめてまれである。内転位の上肢に前上方への強力な外力が作用して発生する。腱板広範囲断裂，上腕二頭筋長頭腱断裂・脱臼が必発であり，可及的早期の腱修復を要する（**図20b**）。

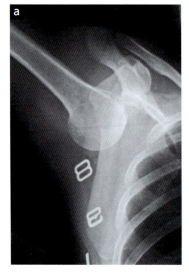
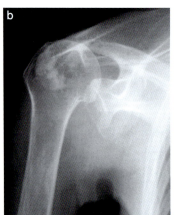

図20　珍しい肩関節脱臼
a：下方脱臼（直立脱臼）
b：上方脱臼

上腕骨近位端骨折
proximal humeral fracture

Profile　超高齢社会の到来により，著しい骨粗鬆症を有した上腕骨近位端骨折が増加している．本骨折の治療目標は骨癒合と腱板機能の再建，つまり大結節高位の矯正（肩峰下インピンジメントの予防）である．近年，本骨折用の横止め髄内釘やロッキングプレートが開発され治療成績も向上してきているが，治療法の選択には，骨折形態のみならず，全身状態，社会的状況にも配慮を要し，肩甲帯部の重要な骨折の1つである．また，上腕骨近位端骨折は骨端線閉鎖以前の小児にもときにみられ，適切な治療を必要とされる疾患でもある．

診断

・症状

　骨折を生じると肩関節部に強い疼痛が持続し，肩関節の運動は困難となる．ときには肩関節前面や前胸部にかけて内出血を認め，経過とともに内出血は遠位へ移行してくる．転位の大きな外科頸骨折や脱臼骨折では，腋窩動脈損傷や神経損傷を合併することがあり，初診時，術中，術後の注意深い観察が必要である．

・分類

　わが国において最もよく用いられているNeer分類とAO分類について解説する．

①Neer分類（図21）

　上腕骨近位端は上腕骨頭，小結節，大結節，骨幹端部の4つの部分より構成されるとし，各部位に1cm以上の転位があるか45°以上の角状変形がある場合を1つのpartと数えると定義している．つまり，骨折線があっても上記の定義を満たさない場合はminimal displacementとして1part骨折と称される．転位した骨片の数により，2part骨折，3part骨折，4part骨折と分類され，各骨折に脱臼が組み合わされる．Neer分類は骨片間に働く力学的関係や骨頭に供給される血流の状態などの予後に影響する因子の判定がしやすく，治療方針を決定するうえで実用的である．しかし，単純X

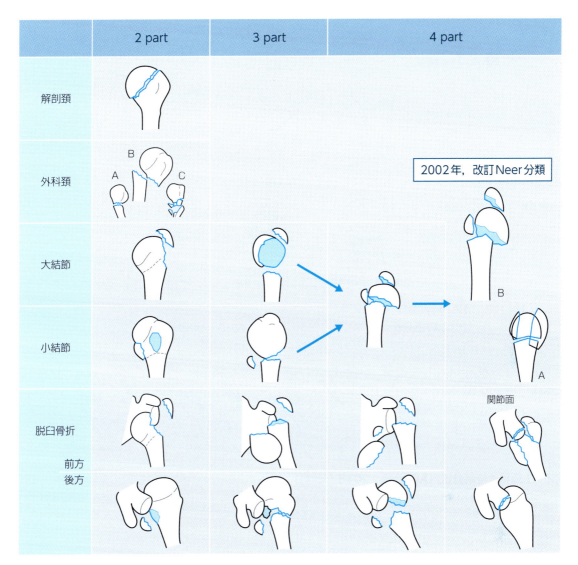

図21　上腕骨近位端骨折（Neer分類）
改訂Neer分類では4 part骨折のうち，外反陥入骨折を細分類している。

線像から1cmや45°の測定が困難なため，複数検者間での合致率や同一検者での再現率が低いことが問題とされている。本項ではNeer分類に従い治療法を解説する。

②AO分類（図22）
　2018年，新たに改訂され，Neer分類に類似した比較的シンプルな分類法となった。

・画像診断
　通常，Traumaシリーズ（図16）とよばれる肩関節接線前後撮影と肩甲骨Y撮影の2方向単純X線撮影が推奨されているが，著者はさらに，肩関節内旋位前後像を追加している。詳細な骨折形態の精査には3D-CTがきわめて有用である。

治療

　治療は保存療法と手術療法に大別されるが，骨折形態のみならず，全身状態，社会的状況にも配慮し決定されなければならない。著者の考える治療戦略を図23に示す。

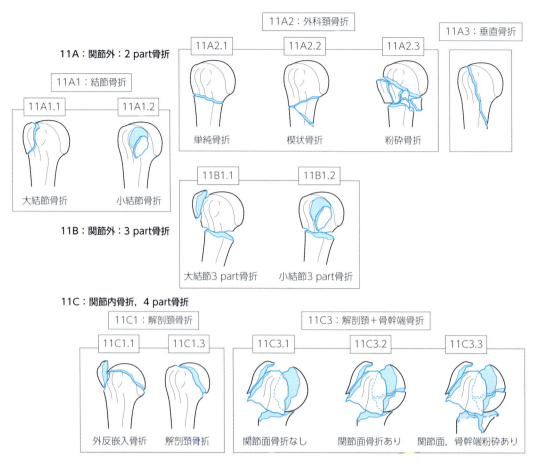

図22　上腕骨近位端骨折（AO分類：2018年改訂）

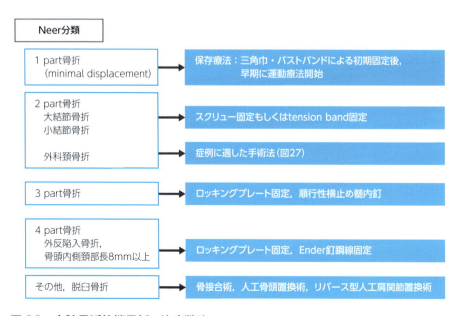

図23　上腕骨近位端骨折の治療戦略

・保存療法

　転位の少ない1 part骨折(minimal displacement)は保存的に加療され，三角巾・バストバンドによる初期固定の後，疼痛の軽減する1～3週後より振り子運動などの自動運動を開始し，上腕骨頭と骨幹部が同時に動くことを確認後，他動運動，筋力増強訓練とリハビリテーションを進める。

・手術療法

①2 part骨折

大結節単独骨折：大結節骨折の癒合不全，変形治癒は高率に肩峰下インピンジメント，腱板機能不全を発症するため，本骨折の取り扱いには細心の注意が必要である。2 part骨折とはいえないが，特に大結節前方部は3～5mmのわずかな転位でも手術を考慮すべきである。また，肩関節前方脱臼の15～30%は大結節骨折を合併し(**図17a**)，整復に伴い大結節骨片も正常位置に整復されることが多いが，高齢者では腱板に牽引され経時的に再転位が進行しやすく注意深い経過観察が必要である。手術法は骨片が大きい場合はスクリュー固定を，骨片が小さい場合は腱板に軟鋼線を通し，小骨片をおさえ込むようにtension band固定をするか，腱板に複数の糸をかけポストスクリュー固定する。いずれも肩峰下インピンジメントを予防するため過矯正ぎみにするのがコツであり，鏡視下手術も可能である(**図24**)。

小結節単独骨折：きわめてまれな骨折であるが，単純X線前後像では骨頭と重なり診断が難しく見逃されることも多く，3D-CTが診断に有用である。肩甲下筋腱に引かれ内方転位した骨片は，関節窩前縁に衝突し内旋制限を生じるため，転位の大きな小結節骨片は手術適応である(**図25**)。

解剖頸単独骨折：きわめてまれであり，整復固定を必要とすることはほとんどないが，骨頭壊死の発生が危惧されるため長期経過観察が必要である。なお，肩関節後方脱臼骨折時に解剖頸骨折を伴うことがあり，整復固定後の骨頭壊死発生に注意する(**図19**)。

外科頸2 part骨折：外科頸2 part骨折は上腕骨近位端骨折の約30%(minimal displacement typeを含めると約60～70%)を占め，日常臨床において最も頻繁に遭遇する骨折の1つである。著者は外科頸2 part骨折を大結節外側壁の長さが2cm以上あるものを長頸型，2cm未満のものを短頸型，骨頭のアライメントにより内反型，中間・外反型骨折に細分類し治療にあたっている[2](**図26**)。

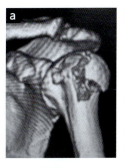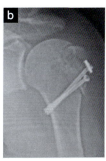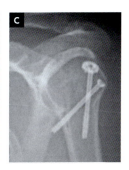
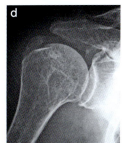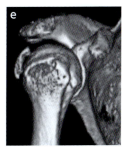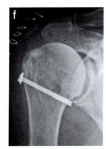

図24　大結節骨折手術例
a～c：スクリュー固定。
d～f：腱板に複数の糸をかけ，ポストスクリュー固定。

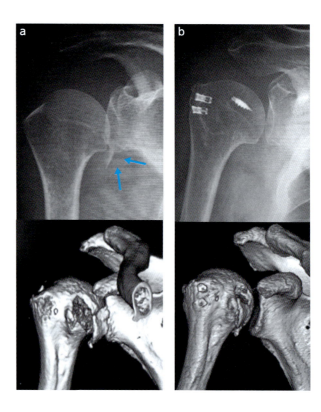

図25 小結節単独骨折手術例
a：単純X線前後像では見逃されやすい（矢印）。
b：転位した小結節をアンカー固定した。

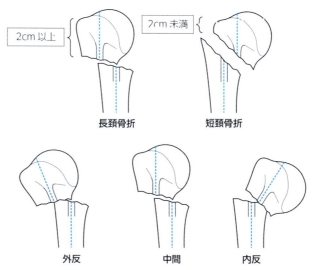

図26 2 part 骨折細分類

外科頚2 part骨折に対しては種々の手術法が試みられている（**図27**）。

a. 経皮的ピンニング，創外固定：最も手術侵襲の小さい治療法であるが，ピンの移動，刺入部皮膚感染，入浴・着衣などの制限により適応は限られる。

b. 鋼線固定，tension band固定，rush pin固定：小固定材による固定法で手術侵襲は小さいが強固な固定が得られず，近年，施行されることは少ない。

c. 逆行性髄内釘固定（**図28**）：腱板や骨頭軟骨を損傷しないこと，手術侵襲が小さいことがメリット

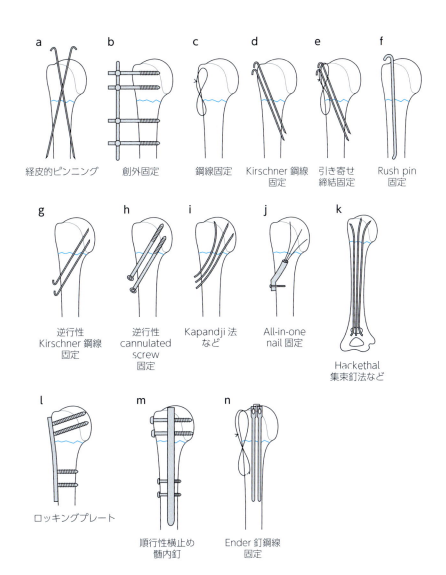

図27 2 part 骨折に対する手術法

であるが，固定性は必ずしも良好でないことより慎重な後療法が必要である．比較的若年者で近位骨頭骨片の大きな長頚型骨折がよい適応である．

d．プレート固定（図29）：強固な固定性を有するロッキングプレート固定法が急速に普及しているが，骨折部を展開し手術侵襲が大きいのが欠点である．手術侵襲を小さくするためMIPO（minimal invasive plate osteosynthesis）法の試みもなされている．強固な固定性を有する本法においても内反短頚型骨折では術後内反変形が進行する問題が残っている．

e：順行性横止め髄内釘固定（図30）：著者は順行性横止め髄内釘固定を外科頚2 part骨折の第一選択手術法としている．骨折部を展開することなく強固な固定が得られるのが本法の利点であるが，髄内釘の刺入位置，刺入深度に留意しなければならない．髄内釘の刺入点は骨質のよい骨頭頂点でなければならないが，内反後屈型骨折で骨頭の整復が不十分な場合，髄内釘刺入部が骨頭の前外側部になりやすく注意を要する．また，髄内釘本体による骨頭把持力をよくするため，髄内釘上端が骨質の良好な軟骨下骨に留まるよう髄内釘刺入深

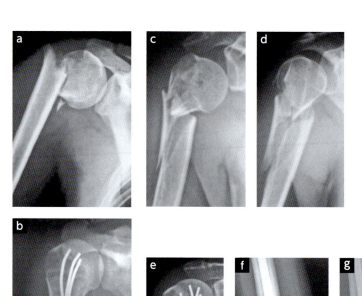

図28 2part骨折に対する逆行性髄内釘固定

a, b：28歳，Kapandji法。
c～g：48歳，Hackethal集束釘。

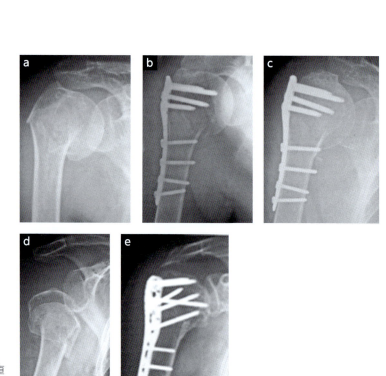

図29 ロッキングプレート固定

内反型骨折では術後再内反に注意する。
a～c：2 part骨折。a：術前，b：術直後，c：術後2カ月
d, e：骨頭骨折3 part骨折

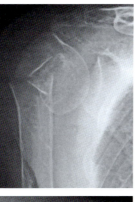
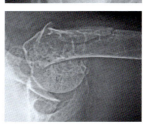
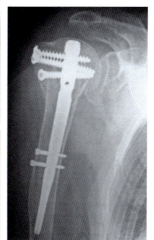

図 30　2 part 骨折に対する順行性髄内釘固定
内反短頚型骨折。内反後屈を十分矯正し骨頭頂点より髄内釘を挿入し，刺入深度は軟骨下骨に留める。

度には細心の注意を払わなければならない。

② 3 part 骨折

3 part 骨折の大部分は大結節骨折と外科頚骨折の合併例である。本骨折の治療目的は大結節高位を矯正することによる腱板機能再建と外科頚骨折部の骨接合である。ロッキングプレート固定や順行性横止め髄内釘固定で加療されることが多い（図29b）。髄内釘固定法では大結節は近位横止めスクリューで固定するか，腱板にかけた複数の糸をスクリューヘッドに縫合し大結節固定を補強する。プレート固定においても複数の糸で腱板とプレートを連結し固定性を増す。

③ 4 part 骨折

従来，4 part 骨折は骨接合が難しく，高率に骨頭壊死が生じるため人工骨頭置換術の適応とされてきた。しかし，人工骨頭置換術の成績が不良であること，骨癒合に伴う骨頭への再血流により骨頭壊死を免れる症例があること，骨頭壊死が生じても機能障害が少ないこと，ロッキングプレートなどで強固な整復固定が可能になったことなどにより骨接合が試みられることが多くなってきている。特に4 part 骨折のなかでも外反した骨頭と上腕骨頚部内側がヒンジ状につながっている外反陥入骨折（valgus impacted fracture：Jacob型骨折）や内側頚部長が8mm以上残存している骨折は，後上腕回旋動脈からの骨頭血流が維持され骨頭壊死が生じにくいため，愛護的観血的整復固定術の適応であり，ロッキングプレート固定が施行されることが多いが，著者はEnder釘と軟鋼線による骨接合術を行っている（図31）。また，高齢者の4 part 骨折に対しては，近年導入されたリバース型人工肩関節置換術も試みられている。

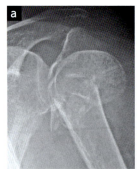
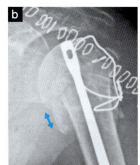
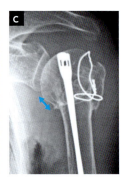
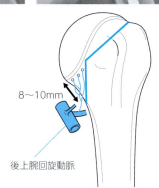

図31 4 part 骨折に対する Ender 釘鋼線固定

内側頚部長が8mm以上残存（**両矢印**）している骨折は，後上腕回旋動脈からの骨頭血流が維持され，骨頭壊死が生じにくい。
a：術前
b：術直後
c：術後6カ月

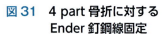

小児上腕骨近位端骨折

診断

　小児上腕骨近位端骨折の好発年齢は11～14歳であり，新生児～1歳未満では上腕骨近位骨端はすべて軟骨であるため，Salter-Harris I 型の骨端線損傷となる。幼児期～学童期前半では骨端線成長軟骨より骨幹端骨皮質が弱く骨幹端骨折の割合が多くなる。学童期後半になるにつれ骨幹端の骨皮質が硬くなり，強度が増すこと，第二次成長期に伴う骨端線成長軟骨の脆弱性により，相対的に骨端線の強度が弱くなりSalter-Harris II 型の骨端線損傷が好発する（**図32**）。

治療

　基本的には保存療法が原則である。上腕骨近位骨端線は上腕骨の長径成長の80％を担うこと，骨端離開が主に肥大細胞層で発生すること，離開の形態はSalter-Harris II 型が大半であること，肩関節可動域が大きく代償作用が起こることなどから予後は比較的良好である。骨端線損傷のうちNeer-Horwitz 分類（**図33**）I，II 度は徒手整復不要であるが，III，IV 度は整復が必要でありK-wireによる固定も考慮される（**図34**）。上腕二頭筋長頭腱の挟み込みによる徒手整復不能時には観血的整復術が必要となる場合がある。また12歳以上では自家矯正能が低下するので，できるだけ正確な整復が求められる。

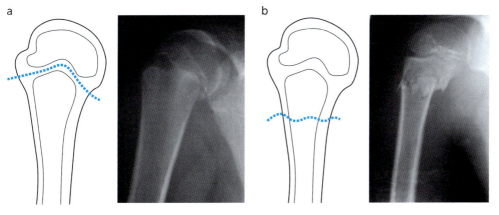

図 32　小児上腕骨近位端骨折
a：上腕骨近位骨端離開
b：上腕骨近位骨幹端骨折

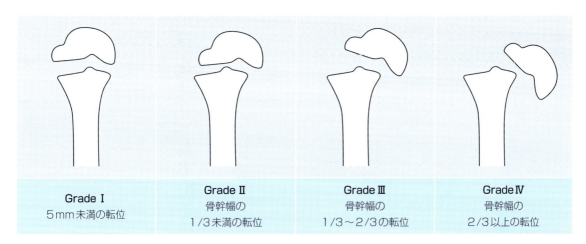

図 33　小児上腕骨近位骨端離開の Neer-Horwitz 分類

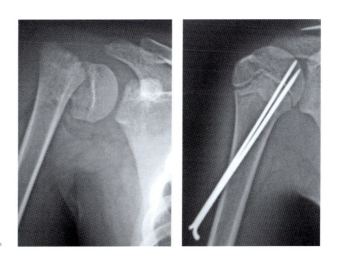

図 34　上腕骨近位骨端離開
12歳，Salter-Harris Ⅰ型，Neer-Horwitz Ⅳ度。

肩甲骨骨折
scapular fracture

Profile 肩甲骨骨折は比較的まれな骨折で，全肩甲帯部骨折の3～5％に過ぎない．肩甲骨は胸郭上での可動性が大きく，多くの厚い筋層で囲まれ，大きな外力が直接作用しにくいためである．このことは裏を返せば肩甲骨骨折が認められた場合には，相当大きな外力が作用したということであり，肩甲帯部を中心に多数の合併損傷が認められるのも本骨折の特徴である．また，これらの合併損傷に目をうばわれて，本骨折が見落とされたり，放置されたりすることもあり注意を要する．肩甲帯部拘縮を予防し良好な機能回復を得るためには，漫然とした保存療法に固執することなく，肩甲帯部重複損傷を含め，正確な早期診断，早期治療に努めなければならない．

受傷機転

患者は，社会的活動性の高い青壮年の男性が圧倒的に多く，交通外傷，高所からの転落など，高エネルギー外力による受傷が多い．直達外力では肩甲背部を直接打撲することにより体部骨折や肩峰骨折が発生し，頭頸部・胸部損傷を合併することが多い．介達外力では肩関節外側部を強打し上腕骨頭を介しての外力により，関節窩骨折・頚部骨折・肩峰骨折・烏口突起骨折が発生し，肋骨骨折，血気胸を合併することが多い．

診断

骨折部には圧痛を有するが，肩甲帯部の腫脹は厚い筋層に覆われ判然としないことが多い．頚部骨折や肩峰骨折では肩幅が狭くなり「なで肩」となる．烏口突起骨折や体部骨折では深呼吸により疼痛が増強する．これは胸郭と烏口突起を連結する小胸筋，胸郭と肩甲骨内縁を連絡する前鋸筋の収縮によるものである．上肢の運動は疼痛により強い制限を受けるが，特に体部骨折では腱板の機能が低下し，あたかも腱板断裂時のように上肢の自動挙上ができなくなる．これは"pseudorupture of the rotator cuff"といわれる状態であり，腱板の筋肉内出血により筋収縮が阻害されるためである．通常，数週間で回復する．

頭頸部損傷，胸郭損傷などの合併損傷による臨床症状が前面に出ることも多く，多彩な臨床症状を呈するのも本骨折の特徴である．

神経損傷に関し，腕神経叢損傷・肩甲上神経損傷・腋窩神経損傷の合併に注意すべきである．受傷直後は疼痛のため，感覚障害・運動麻痺を正確に判定しにくく，診断が遅れる傾向にあるため，神経損傷を疑えば早期に筋電図などの精査を行うべきである．

・分類

発生部位による解剖学的分類が最も多く用いられ，関節窩骨折（関節内骨折）・頚部骨折（関節外骨折）・体部骨折・烏口突起骨折・肩峰肩甲棘骨折の5型に分けることができる（図35）．

Gossは肩甲帯部重複損傷の分類・病態に関しsuperior shoulder suspensory complex (S.S.S.C.)という概念を提唱している[3]（図36）．S.S.S.Cの概念は次のようである．肩甲帯部は肩甲骨関節窩・烏口突起・烏口鎖骨靱帯・鎖骨遠位部・肩鎖関節・肩峰によりリング状のcomplex（複合体）を形成しており，このリングは上方より鎖骨骨幹部により，下方より肩甲骨体部により支えられている．これら複合体の安定により体幹・肩甲帯・上肢の関係が維持されているのである．このリングの1箇所の破断のみでは複合体は安定性を維持しうるが，2箇所での破断は複合体の不安定性をもたらし，骨片の転位も大きくなり手術適応となることが多

いというものである。

・画像診断

　受傷直後は疼痛のため肩甲骨前後像しか撮影できないことが多いが，前後像では肩甲骨は胸郭や鎖骨などと重なり，読影は必ずしも容易ではない。骨折形態の把握には3D-CTは不可欠である。小児の肩甲骨には多数の骨端核・骨端線があり，骨折線と見間違われやすく注意を要する。同部の圧

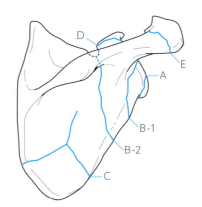

図35　肩甲骨骨折の分類
A：関節窩骨折（関節内骨折）
B-1：解剖頚骨折
B-2：外科頚骨折
C：体部骨折
D：烏口突起骨折
E：肩峰肩甲棘骨折

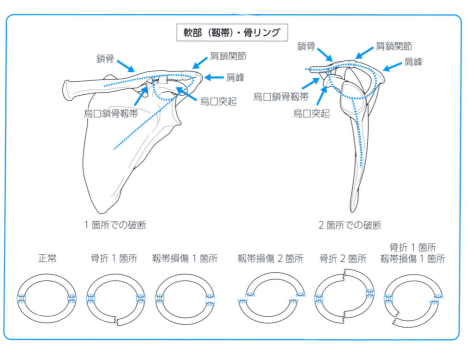

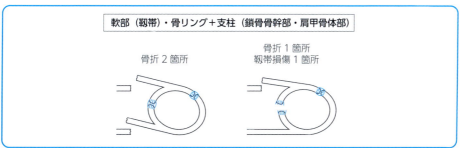

図36　Gossのsuperior shoulder suspensory complex（S.S.S.C.）の概念図

痛や健側との比較により鑑別する。

治療

・関節窩骨折（関節内骨折）
　関節窩骨折はIdeberg分類により，TypeⅠ〜Ⅴに細分類される（図37）。

①TypeⅠ
　TypeⅠはさらに，関節窩前縁骨折（TypeⅠ-A）と関節窩後縁骨折（TypeⅠ-B）に分類することができる。それぞれ肩関節前方脱臼，後方脱臼を伴うことが多く，良好な整復位の得られない症例や整復直後に再脱臼をきたすような不安定性の強い症例は手術適応となる。前縁骨折（TypeⅠ-A）は前方進入で，後縁骨折（TypeⅠ-B）はBrodskyの後方進入で骨片をスクリュー固定する[4]。鏡視下手術のよい適応である（図38）。

②TypeⅡ
　上腕骨頭が下方へ亜脱臼し，関節適合性が不良な症例は観血的整復術の適応である。後方進入で，骨片をスクリュー固定する（図39）。

③TypeⅢ
　烏口突起を含む関節上部骨折であるが，鎖骨骨折・肩鎖関節脱臼・肩峰骨折などを合併することが多く，前述したS.S.S.Cが2箇所以上で破壊されている場合は，不安定型骨折となり観血的整復術の適応となる。手術法は烏口突起基部骨折の整復固定法と同様に，小切開・小侵襲法が適応される[5]（後述図43）。

④TypeⅣ
　上腕骨頭に対する関節窩面の適合性の不良な症例は手術適応となる。特に，下方骨片が内後方に転位している例では上腕骨頭の下方不安定性が出現しやすく，手術適応となる。手術は，後方進入で整復固定を行う。

⑤TypeⅤ
　TypeⅤは粉砕型関節窩骨折であるが，上腕骨頭との適合性の不良なものは手術適応となる。後方進入で整復固定を行う（図40）。

・頚部骨折（関節外骨折）
①解剖頚骨折
　烏口突起を含まない関節窩頚部の骨折で，きわめてまれな骨折である。上腕骨頭との適合性が不良な症例は手術適応となる。

②外科頚骨折（拡大外科頚骨折）
　従来の外科頚骨折に加え，著者は拡大外科頚と

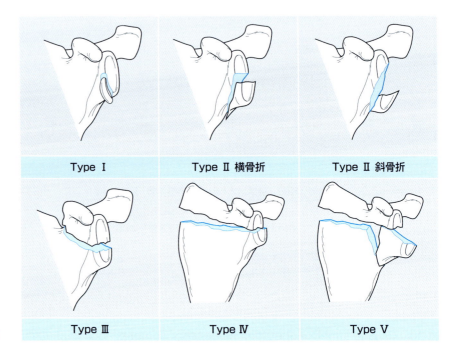

図37　関節窩骨折のIdeberg分類

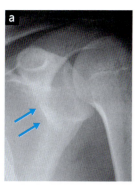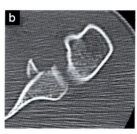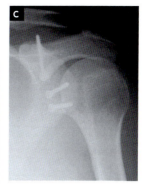

図38　Ideberg 分類 Type Ⅰに対する治療
烏口突起をいったん骨切りし術野展開，骨片をスクリュー固定を行った。

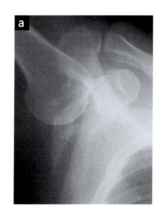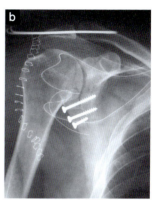

図39　Ideberg 分類 Type Ⅱに対する治療
後方アプローチでスクリュー固定し，肩鎖関節脱臼は経皮的K-wire固定を行った。

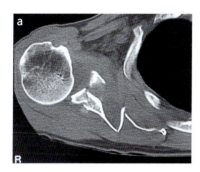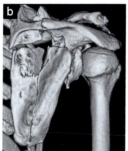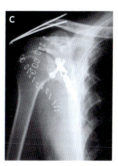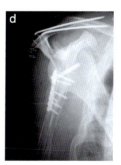

図40　Ideberg 分類 Type Ⅴに対する治療
肩関節後方脱臼，肩鎖関節脱臼，鎖骨遠位端骨折を合併していた。関節窩骨折をcannulated screw固定し，関節窩と体部をプレート固定，肩鎖関節脱臼を経皮的K-wire固定で治療した。

いう概念を提唱している。従来，単純X線前後像のみで外科頚骨折と診断されていた多くの骨折が，3D-CTで拡大外科頚の形態をとることが判明したためである。これによりfloating shoulderの概念を整理・再定義することができたが，詳細は成書に譲る[6]。外科頚骨折の手術適応はfloating shoulder例ならびに**図41**に示す高度転位例である。後方進入でスクリュー・プレートにより整復固定を行う（**図42**）。

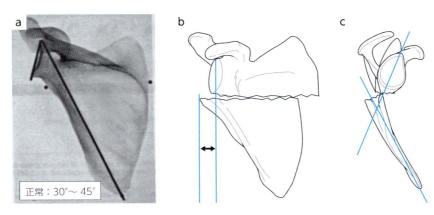

図41　肩甲骨外科頸骨折の手術適応
a：GPA（Glenopolar angle）。関節窩上縁と下縁を結ぶ線と関節窩上縁と肩甲骨下角のなす角。20°～22°以下は手術適応。
b：関節窩の内方偏位。10mm～20mm以上は手術適応。
c：角状変形。30°～45°以上は手術適応。

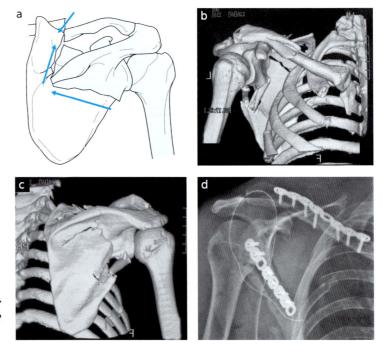

図42　肩甲骨外科頸骨折（拡大外科頸B型）＋鎖骨骨幹部骨折（floating shoulder例）

・**体部骨折**

　体部骨折の多くは保存的に加療されるが，10mm以上の転位例は肩甲胸郭リズムの障害をきたしやすいため，手術適応である。後方進入で，肩甲骨外縁のアライメントを整えることに主眼を置き，プレート固定する。

・**烏口突起骨折**

　烏口突起骨折は，骨折部位により大きく基部骨折と先端部骨折に区別される。基部骨折の多くは鎖骨骨折・肩鎖関節脱臼・肩峰骨折を合併しS.S.S.C.が2箇所以上で破断された不安定型骨折であり手術適応となる。手術は小切開・小侵襲による烏口突起骨折の整復固定法で行う[5]（**図43**）。先端部骨折は保存的加療し，骨癒合が得られず愁訴の持続するものは骨折片摘出または骨接合を行う。

・肩峰・肩甲棘骨折

　転位の軽度な症例は保存療法の適応である。著明な転位を有する症例は，変形治癒や偽関節による三角筋の機能不全や肩峰下インピンジメントが危惧されるため，観血的療法が選択される。特に，肩甲棘骨折は接触面積が小さく，上肢重力が捻転力として働き偽関節となりやすいため手術適応である。プレート固定や引き寄せ締結法が施行される（図44）。

（仲川喜之）

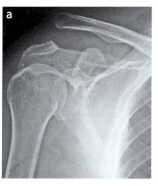
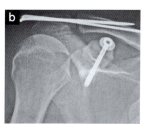
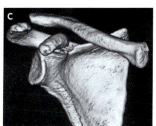
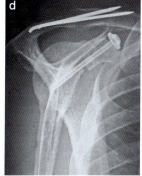

図43　烏口突起基部骨折＋肩鎖関節脱臼
肩鎖関節脱臼にもかかわらず烏口鎖骨間距離の開大のない場合は烏口突起骨折を疑う。肩鎖関節脱臼を経皮的K-wire固定後，小侵襲法で烏口突起をcannulated screw固定した。

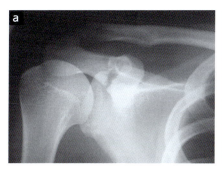
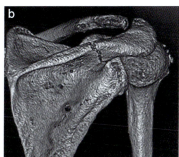
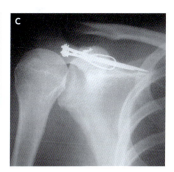

図44　肩甲棘骨折

文献

1) Itoi E, Hatakeyama Y, Sano T, et al. Immobilization in external rotation after shoulder dislocation reduces the risk of recurrence. A randomized controlled trial. J Bone Joint Surg Am 2007；89：2124-31.
2) 仲川喜之，大島　学，ほか．上腕骨近位端骨折に対するPolarus humeral nailの適応と問題点．骨折 2004；26：148-52.
3) Goss TP. Double disruptions of the superior shoulder suspensory complex. J Orthop Trauma 1993；7：99-106.
4) Brodsky JW, Tullos HS, Gartsman GM. Simplified posterior approach to the shoulder joint. J Bone Joint Surg 1987；69-A：773-4.
5) 仲川喜之，谷口　晃，ほか．小切開による肩甲骨烏口突起骨折整復固定術．別冊整形外科 1999；36：224-8.
6) 仲川喜之，水撫貴満，ほか．肩甲骨骨折 floating shoulderの病態と治療戦略．関節外科 2013；32：1048-56.

Ⅱ 疾患別治療法

肩関節
末梢神経損傷

　肩関節を含む上肢の痛みや運動制限に，肩関節周辺の神経損傷が関与していることは決してまれではない。しかし，こうした神経損傷は，臨床現場での認知度が低く画像所見も乏しいため，しばしば見逃されている。腱板・関節唇損傷といった器質的病変と神経損傷が共存している場合，画像所見が明らかな器質的病変に意識が集中してしまう。器質的病変がない場合には，心因的問題として片付けられてしまうこともある。

　本項では，肩関節周辺の神経損傷を生じる病態として，胸郭出口症候群，腋窩神経損傷（四辺形間隙症候群，広背筋腱症候群），肩甲上神経損傷，副神経損傷，長胸神経損傷，三角形間隙症候群（または三頭筋裂孔症候群）について概説したい。

胸郭出口症候群
thoracic outlet syndrome (TOS)

Profile　胸郭出口症候群（TOS）は，主に斜角筋三角部，肋鎖間隙，小胸筋腱下部（**図1**）において腕神経叢や鎖骨下動・静脈が圧迫・牽引ストレスを受け，頚部から上肢の疼痛，しびれなどの症状を生じる疾患群である[1]。このTOSという名称は，それまでに報告されていた頚肋症候群，前斜角筋症候群，肋鎖症候群，過外転症候群の総称として，1956年にPeetら[2]が命名した。TOSは症状が多彩で診断基準も曖昧なことや，併存病変の影に隠れて見逃されている場合が少なくない[3-5]。発症要因は，非外傷性，外傷性，その中間である微小外傷の繰り返しや持続がある。非外傷性は，頚肋・第1〜2肋骨癒合症などの胸郭形態異常や異常線維束・最小斜角筋などの先天性解剖学的異常[6]，腫瘍，なで肩や姿勢不良などにより生じる。外傷性は胸郭出口への直達外力，鎖骨骨折，むち打ち損傷などがある。微小外傷の繰り返し・持続にはオーバーヘッドスポーツ，上肢のウエイトトレーニング，肉体労働，リュックサックの着用などがある。病型としては，血管性（動脈性，静脈性），神経性（true，disputed），混合性があるが[7,8]，大部分がdisputed typeの神経性TOSか混合型であり，血管性やtrue typeの神経性TOSは少ない。神経性TOSはその要因によりさらに圧迫型，牽引型，混合型に分類され，圧迫型は筋肉質の男性，牽引型はなで肩の女性に多くみられるが，混合型が最も頻度が高いと報告されている[1]。

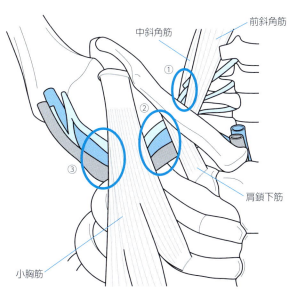
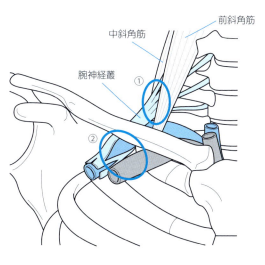

図1 胸郭出口症候群（TOS）における障害発生部位
①斜角筋三角部，②肋鎖間隙部，③小胸筋腱部

診断

　TOSの確定診断法に関しては現時点では確立されておらず，上肢にしびれ・痛み・脱力といった運動・感覚障害があり，それが頸椎疾患や末梢神経損傷では説明がつかないという除外診断と，TOS誘発テストが陽性であることを根拠にTOSと診断されている[3,5]。

　著者らは左肩から上肢の疼痛としびれ（特に前腕から手の尺側）を主訴とし，胸郭出口の斜角筋三角部，肋鎖間隙部，小胸筋腱部のいずれかに圧痛を有し（**図2a**），TOS誘発テストであるAdson test[9]，Morley test[10]，Wright test[11]，Roos test[12]，Eden test[13]が陽性で（**図2b**），頸椎疾患や末梢神経損傷を否定できた場合にTOSと診断しているが，最も重要視しているのは圧痛と圧迫型ではRoos testと牽引型ではEden testである[5]。頸椎疾患や末梢神経損傷を合併している重複神経損傷や複合神経損傷の場合には，その診断は困難となるが，電気生理学的検査（針筋電図や神経伝導速度），鎖骨下動静脈の造影3D-CT，腕神経叢造影などの所見を総合的に判断する。

症状

　TOSの自覚症状は上肢のしびれが最も多いが，そのほか頸部・肩・肩甲部・肘・手部の疼痛や上肢脱力・握力低下がみられる。第1肋骨側のC8・T1神経の損傷が強く出る傾向があるため，しびれや感覚障害は上腕内側から前腕内側，そして手部では環小指に生じることが多く，尺骨神経の末梢神経損傷との鑑別が必要となる。動脈障害を生じると上肢の蒼白と橈骨動脈拍動の減弱・消失，静脈障害を生じると紅潮・静脈怒張を伴う緊満腫脹，自律神経障害を生じると頭痛・全身倦怠感・めまい・嘔気・不眠，さらにうつ傾向など多彩である[2,8,9,12]。

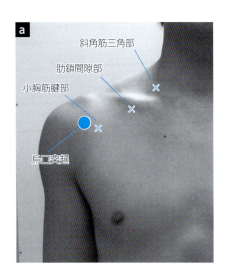
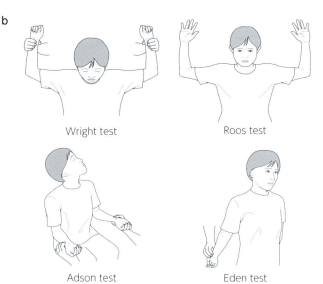

図2　胸郭出口症候群の身体所見
a：圧痛：斜角筋三角部，肋鎖間隙部，小胸筋腱部の圧痛。
b：誘発テスト。
Wright test：座位で橈骨動脈を触知しながら，上肢を外転して後方へ引いたときに拍動が減弱・消失したら陽性。
Roos test：座位で肩関節90°外転外旋位，肘関節90°屈曲位を保持させ，手指の屈伸を継続させて30秒（原法は3分）耐えられなければ陽性。
Adson test：座位で橈骨動脈を触知しながら，頸椎を軽度伸展位で患側に回旋させ深吸気したときに拍動が減弱・消失したら陽性。
Eden test：座位で橈骨動脈を触知しながら胸を張らせて，上肢を後下方に牽引したときに拍動が減弱・消失したら陽性。

身体所見

前述した3箇所のTO絞扼部の圧痛とTOS testが重要である。Wright test，Adson test，Eden testは橈骨動脈の拍動の減弱・消失を確認する。拍動が減弱・消失しても無症候の例があるので注意が必要である。そのため著者らは，TOS testは疼痛・しびれが誘発される場合を陽性とし，拍動の消失は参考にとどめている。

画像検査

単純X線像・CTで，頸肋や第1～2肋骨癒合症を代表とする胸郭出口部の形態異常，第1または第2肋骨疲労骨折（図3），鎖骨の水平化（なで肩例），第1肋骨の肥大，肩甲骨の下方偏位（オーバーヘッドアスリートの）などを確認する。MRI angiography，CT angiographyでは，血管性TOSで鎖骨下動脈や静脈の圧迫像が検出される（図4）。腕神経叢造影では，腕神経叢の圧迫・牽引所見が確認できる[1]。近年，超音波を用いた肋鎖間隙部の斜角筋の形態評価やパワードプラーによる鎖骨下動脈の血流評価が行われるようになっている。

電気生理学的検査

針筋電図は侵襲のある検査ではあるが，神経性TOSの診断において重要な意義をもち，明らかな神経脱落症状を認めた場合，手術適応を決定する場合，複合神経損傷が疑われた場合には必須である[5]。第8頸椎神経と第1胸椎神経の二次運動ニューロンの軸索変性の所見を認めた場合は手術適応を検討すべきである。神経伝導速度は末梢神経損傷との鑑別や重複・複合損傷の診断に有用である。

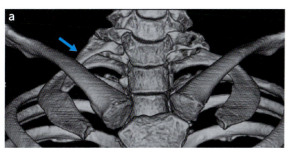
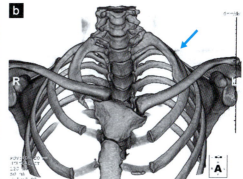
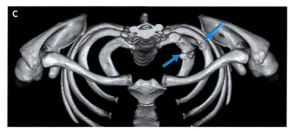

図3 胸郭出口症候群に関与する骨病変
a：頸肋（矢印）
b：第1・2肋骨癒合症（矢印）
c：第1・2肋骨疲労骨折（矢印）

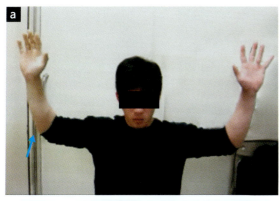
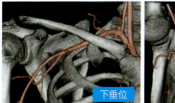
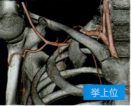
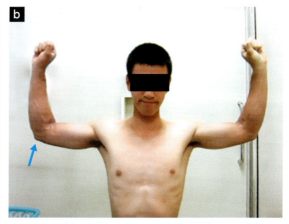
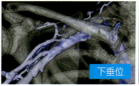
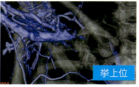

図4 動脈性TOSと静脈性TOSの身体所見とCT angiography
a：動脈性TOS。阻血により患側上肢は蒼白となり橈骨動脈の拍動は減弱または消失する（矢印）。
CT angiographyでは挙上位で鎖骨下動脈は鎖骨下で圧排される。
b：静脈性TOS。うっ血により患側上肢は紅潮し，静脈怒脹を伴う緊満腫脹を生じる（矢印）。
CT angiographyでは挙上位で鎖骨下静脈は鎖骨下で途絶し遠位はうっ血する。

治療

STEP 1 治療戦略

TOSに対する治療は，保存療法が第一選択となる[1,3-5,8,9,12,14]。

STEP 2 保存療法

①スポーツ活動や労働の休止，②不良姿勢の是正，③肩甲骨装具，④胸郭出口周囲筋（斜角筋・鎖骨下筋・小胸筋）・肩甲骨周囲筋（僧帽筋上部線維・肩甲挙筋）のリラクセーション，⑤肩甲胸郭関節機能訓練（図5），⑥スポーツ動作指導，⑥薬物療法（非ステロイド系消炎鎮痛剤，プロスタグランジンE_1・I_2製剤，ビタミンE製剤などの投与），⑦トリガーポイントブロック（斜角筋三角・肋鎖間隙・小胸筋腱・四辺形間隙・肩甲切痕，図6）を症例に応じ選択して実施する。特にスポーツ選手のTOSは，胸郭出口周囲筋の過緊張や肩甲骨周囲筋・体幹筋の機能不全が主因となっている症例が多いため，適切な理学療法を実施すれば，その反応は良好である[3-5,14]。

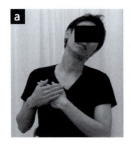
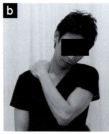
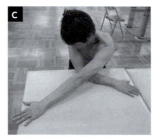
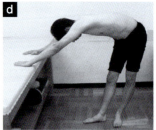
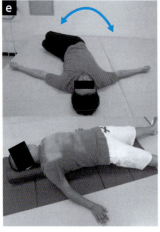
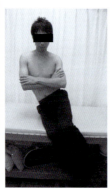
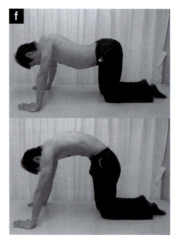

図5　TOS症例に用いるストレッチングや機能訓練
a：胸筋群斜角筋群
b：僧帽筋・肩甲挙筋
c：肩外旋筋・上腕三頭筋
d：広背筋・腹斜筋
e：広背筋・腹斜筋
f：肩甲骨周囲筋群

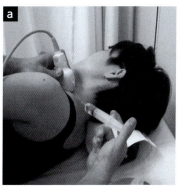 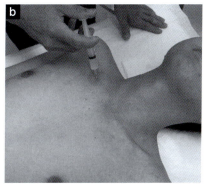 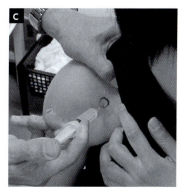

図6　TOS症例に用いられる各種ブロック療法
a：超音波ガイド下斜角筋間ブロック
b：肋鎖間隙ブロック
c：烏口突起・小胸筋腱ブロック

保存療法 → 手術療法 のターニングポイント

　保存療法に抵抗する症例に対して手術が適応となるが，そうした症例の大部分は生来の骨性圧迫因子（頚肋，第1・2肋骨癒合症など）や軟部組織性圧迫因子（異常線維束・靱帯，最小斜角筋，斜角筋の瘢痕化など）を有する例[6]，スポーツ活動や肉体労働により胸郭出口周囲筋の肥大や第1肋骨の肥大・疲労骨折を生じた例，鎖骨骨折など外傷により胸郭出口が狭小化した例である。

STEP 3　手術療法

　手術の進入法としては大きく分けて，①鎖骨上進入法と，②腋窩進入法がある。

・**鎖骨上進入法**

　胸鎖乳突筋後方アプローチ[15]（図7）や鎖骨骨切りアプローチ[16]を用いた前斜角筋切離・腕神経叢剥離術がある。これらの方法の利点は腕神経叢を直接観察し，癒着の剥離や圧迫組織の切除ができること，頚肋切除が容易であることがある。欠点としては手術創が目立つこと，第1肋骨切除が困難であること，鎖骨を骨切りした場合は侵襲が大きくなることである。

・**腋窩進入法**

　Roosら[12]が報告した経腋窩第1肋骨切除術が一般的である。この術式では腕神経叢や鎖骨下動静脈自体の剥離操作は加えず，第1肋骨を切除することにより前斜角筋と中斜角筋の緊張を解除し，鎖骨との間隙を拡大して，斜角筋三角部と肋鎖間隙部の圧迫因子を除去でき，比較的良好な手術成績を獲得できる[17,18]。この方法の利点としては比較的低侵襲に第1肋骨が切除可能なことであり，特に女性例では美容的な面でも手術創が目立たないことが挙げられる。一方欠点は術野が狭くかつ深く，神経・血管や胸膜損傷を生じる危険があり手技に習熟を要することである。最近では良好な視野が確保できる関節鏡補助下に行う術式が導入されている[19,20]（図8）。圧迫型のTOSの手術成績は比較的良好であるのに対して，牽引型TOSにおける成績は不良であり[1,21]，その適応に当たっては慎重な判断が要求される。

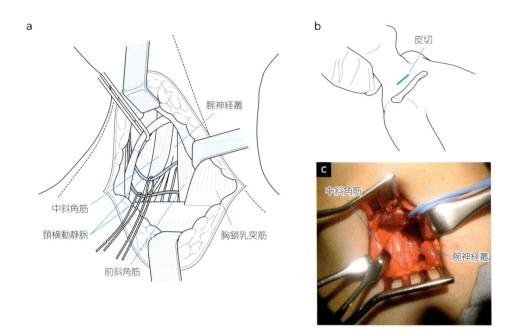

図7 鎖骨上進入胸鎖乳突筋後方アプローチによる腕神経叢剥離術
a：模式図
b：体位と皮切．上半身を30°挙上，頭部を健側に軽度回旋．鎖骨上2cmに6〜7cmの横皮切を置く．
c：直視所見．腕神経叢を剥離と前斜角筋・中斜角筋の部分切除を実施した．

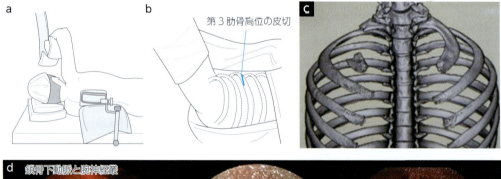

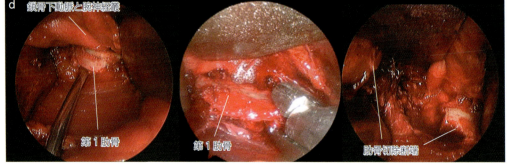

図8 腋窩アプローチによる鏡視補助下第1肋骨切除術
第1肋骨から斜角筋群や肋間筋を剥離して第1肋骨を切除する．
a：体位
b：皮切
c：術後の3D-CT
d：術中鏡視像

腋窩神経損傷
axillary nerve injury

Profile 腋窩神経は第5・6神経根から起始し腕神経叢後神経束から分岐し，肩甲下筋の前面を外下方に向かい肩甲下筋の下縁と広背筋腱・大円筋腱の間から腋窩に入り，四辺形間隙（quadrilateral space；QLS）を通過して後方へ出る．QLSとは上方が小円筋，下方が大円筋，外側が上腕三頭筋長頭，内側が上腕骨近位端で囲まれた四角形の間隙である[22]（図9）．腋窩神経は，腋窩において下方関節包のすぐ外側を，関節窩側から小円筋枝，感覚枝，後方三角筋枝，前方三角筋枝の順に4本に分枝して併走し[23]（図10），QLSを通って後方に出た後にそれぞれ方向を変える．腋窩神経損傷の要因としては，非外傷性，外傷性，医原性，微小外傷の繰り返し・絞扼性がある[24]．非外傷性は神経痛性筋萎縮症の一症状であることが主であり，外傷性は肩関節前方脱臼，三角筋部の打撲，外傷によるQLS部の血腫，交通外傷の腕神経損傷の亜型などにより生じる．医原性では，三角筋縦割進入，肩関節前方不安定症手術［Bankart修復術，前方 capsular shift，IGHL (inferior glenohumeral ligament) 中間部・HAGL (humeral avulsion of the gleno humeral ligament) 修復術など］や肩甲骨骨折手術時の牽引・圧迫・切断，最近ではまれとなったが，三角筋部への筋肉注射がある（図11）．特にIGHL中間部損傷やHAGL損傷の鏡視下修復術では関節包の外側を走行する腋窩神経を損傷しやすいため注意が必要である[25]（図10）．微小外傷の繰り返し・絞扼神経障害は，Cahillら[22]が四辺形間隙症候群（QLSS）として報告したQLS部と，辻野ら[26]が報告した広背筋腱部がある（図12）．このQLSのスペースを狭める因子としてBennett骨棘のほか，利き手側の発達した筋肉・腱，上腕三頭筋長頭腱から大円筋に伸びるfibrous band，腋窩神経の伴走静脈の怒脹，ガングリオンなどが報告されている．またQLSは肩外転に伴い内転筋である広背筋・大円筋・小円筋が緊張して狭小化し，外旋するとさらに広背筋・大円筋が緊張し狭小化する．外転外旋を繰り返す投球動作で腋窩神経損傷を起こす危険があり，野球による発生例の報告[3,5,26-28]が散見される．著者らの調査では投球障害肩例のうち腋窩神経損傷例を6.4％に認めている[29]．

診断

　非外傷性・外傷性・医原性の腋窩神経損傷と腋窩神経絞扼障害は臨床像が異なるので分けて述べる．

腋窩神経損傷

　三角筋・小円筋の萎縮と肩挙上・外旋筋力低下により確定できるが，肩甲上神経支配の棘上筋・棘下筋機能により，肩挙上・外旋はある程度可能である．外傷性の場合，受傷後早期の疼痛によりマスクされて麻痺が見逃されることがある．腋窩神経知覚枝の固有支配領域の感覚障害も参考になるが，症例によりばらつきがある．画像所見としては，MRI T2強調像で麻痺筋である三角筋や小円筋の高信号と萎縮を認める．受傷・発症後3週以降の針筋電図で三角筋の脱神経所見が確認されれば診断が確定する．

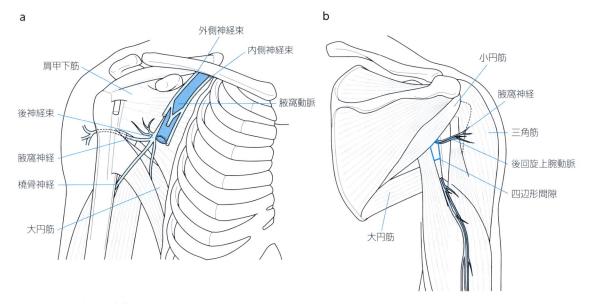

図9　腋窩神経の走行
a：前方．後神経束から分岐し，肩甲下筋の前面を外下方に向かい肩甲下筋の下縁と広背筋腱・大円筋腱の間から腋窩に入る．
b：後方．四辺形間隙（QLS）を通過して後方へ出て，小円筋枝，感覚枝，前方三角筋枝，後方三角筋枝の４方向に向かう．

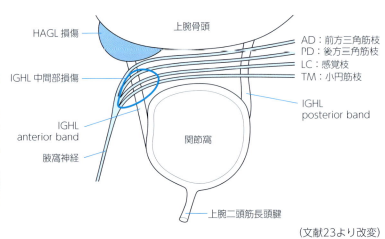

図10　腋窩神経の腋窩における分枝と走行
右肩を頭側から見た図で，腋窩神経は下方関節包のすぐ外側を，関節窩側から小円筋枝，感覚枝，後方三角筋枝，前方三角筋枝の順に４本に分枝して併走する．
IGHL中間部損傷やHAGL損傷の鏡視下修復術時には，関節包の外側を走行する腋窩神経を損傷する可能性があるので注意を要する．

（文献23より改変）

腋窩神経絞扼障害

　主症状は，肩後方痛であるが，腋窩神経の感覚枝の支配域である外側や関節枝の支配域が関節包や肩峰下滑液包であるため前方や深部であることもある．外転外旋位における絞扼神経障害である

QLSSにおいては感覚障害を自覚している場合はほとんどなく，三角筋や小円筋の麻痺や筋萎縮まで生じることもまれである．QLSSの診断に関してCahillら[22]は，①局在に乏しい肩痛，②皮節と無関係な上肢の感覚異常，③QLS後方の圧痛，④血管造影における外転外旋時の後上腕回旋動脈

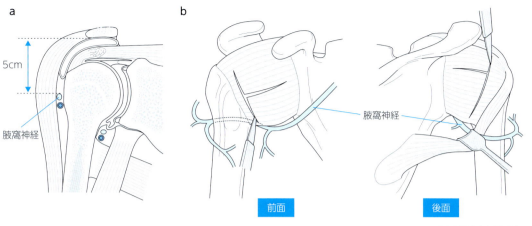

(文献24より改変)

図11 直視下手術時の腋窩神経損傷の危険性
a：腋窩神経は肩峰から5cm遠位の三角筋の深部を走行するため，手術時に三角筋を縦割進入する場合に注意が必要である．
b：肩関節不安定症の直視下手術時に，前方または後方関節包の処置を加える際には，下方関節包の外側に近接して走行する腋窩神経に留意する．

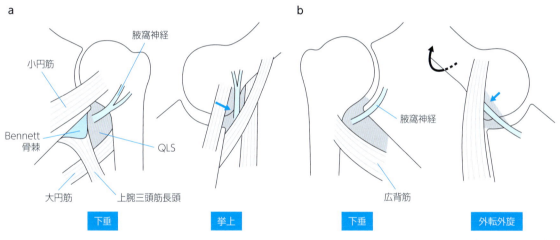

(文献3より改変)

図12 腋窩神経絞扼障害の発症機序
a：四辺形間隙症候群．四辺形間隙は挙上位で狭小化し，腋窩神経が絞扼される（矢印）．Bennett骨棘があるとその危険性は高まる．
b：広背筋腱部．外転外旋時，広背筋腱は上腕骨頚部に巻き取られるが，その広背筋腱と上腕骨頭の間で腋窩神経は絞扼される（矢印）．

の圧迫の4つを主要所見として挙げた．著者らは，臨床現場に即した腋窩神経絞扼障害の診断基準として，①後方を主とした肩痛，②QLS後方部または腋窩広背筋腱部の圧痛，③腋窩神経固有支配領域の感覚障害（筆先による触覚または酒精綿による冷覚，図13），④圧痛部位のブロックテスト陽性（図14）の4条件のうち，①と②に加えて③または④のどちらかを満たす場合としている[5,29]．圧痛は立位・座位よりも腹臥位肩挙上位で行うと皮膚からのQLSの距離が近くなり確認しやすい[5,29]．感覚障害は，辻野ら[3]が推奨する酒精綿による冷覚チェックが有用である．画像検査や電気生理学的検査では特異的な所見に乏しい．

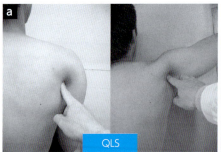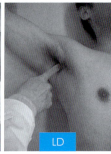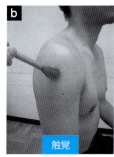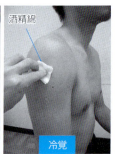

図13 腋窩神経損傷の身体所見法
a：圧痛。四辺形間隙(QLS)は下垂位と外転位でチェックする。
b：感覚検査。腋窩神経固有支配領域である肩外側部の筆先による触覚と酒精綿による冷覚チェックを行う。冷覚が鋭敏である。

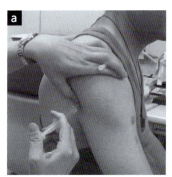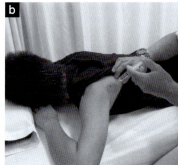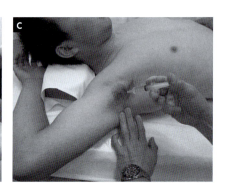

図14 腋窩神経損傷に対するブロック療法
a：座位・肩下垂位でのQLSブロック。疼痛が強く挙上位が困難な症例では下垂位で行う。
b：腹臥位・肩挙上位でのQLSブロック。腹臥位挙上位の方がQLS部が浅くなり，ブロックポイントを決めやすい。
c：LDブロック。腋窩の広背筋腱部の圧痛部にブロックする。

STEP 1　治療戦略

・腋窩神経損傷

初期は基本的に保存療法で経過観察するが，急性期を過ぎてからは拘縮予防他動運動を励行する。肩関節脱臼の合併例の予後は良好であるが，医原性や交通外傷例では回復不良がある。受傷・発症後3〜6カ月において針筋電図でも回復徴候がなければ，外傷例・医原性例においては手術療法を行う。

・腋窩神経絞扼障害

その大部分が保存療法で対処可能である[3,5,26,29)]。QLSや広背筋腱部の圧痛部位のブロック療法（**図14**）は診断上かつ治療上有用である。

STEP 2 保存・手術療法

・腋窩神経損傷

局所を展開し，所見に応じて神経剥離術・神経修復術・神経移植術（腓腹神経移植）[24]・橈骨神経上腕三頭筋枝移行術[30]を行う。陳旧例では，肩関節固定術，僧帽筋・大胸筋・広背筋などの筋腱移行術を行う。

・腋窩神経絞扼障害

理学療法が保存療法上最も重要な位置を占めるが，その手技には以下のような配慮が必要である。本障害においてQLS周囲筋や広背筋のストレッチングをする場合，上肢を空間で動かす一般的なopen kinetic chain methodでは疼痛が誘発されてしまい，実施困難なことが多い。そのため著者らは初期には体幹・下肢運動を優先し，上肢に関しては手を接地荷重下に行うclosed kinetic chain methodを取り入れて，その有用性を報告した[5,29]（図15）。

3～6カ月の保存療法に抵抗する場合に手術療法が適応され，腋窩神経剥離を行う。近年，手術療法に関する報告も散見されるが，その多くが後方アプローチで，三角筋後枝をスプリットするか，外転位で三角筋後枝を上方へ挙上して展開する方法[31]である。著者らは，辻野ら[3,26]に準じて腋窩アプローチを選択している[5,29]。これは広背筋腱による圧迫障害の確認が後方アプローチでは困難なためと，美容的問題の2つの理由からである。広背筋と大胸筋の間で腋窩神経を同定した後，腋窩神経を圧迫するfibrous bandの切離，上腕三頭筋長頭腱や広背筋腱の部分切離を行う（図16）。

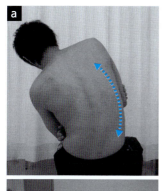
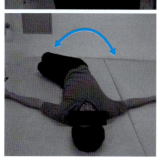
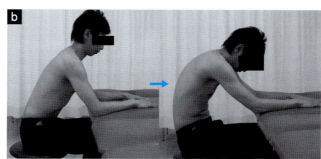
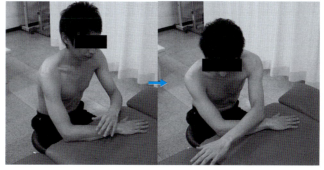

図15　腋窩神経損傷に対するストレッチング
a：広背筋・腹斜筋のストレッチングは，体幹・下肢運動を優先する。
b：肩後方筋群のストレッチングは，患肢を接地して体幹を動かすclosed kinetic methodを用いる。

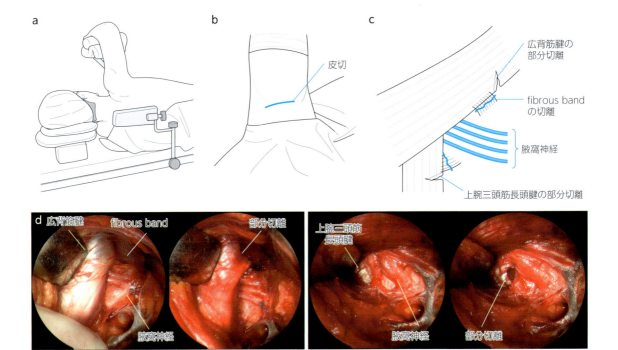

図16 腋窩アプローチによる腋窩神経

腋窩アプローチで，広背筋と大胸筋の間において腋窩神経を同定し，fibrous bandを切離し，上腕三頭筋長頭腱と広背筋腱を部分切離する。
a：体位
b：皮切
c：術式の模式図
d：術中鏡視像

肩甲上神経損傷
suprascapular nerve injury

Profile 肩甲上神経は第5・6神経根から起始し，腕神経叢の上神経幹から分枝して肩甲切痕に至り同部で上肩甲横靱帯の下を通って棘上窩に入り棘上筋への筋枝を出す．次いで後外下方へ向かい棘窩切痕に至り同部において下肩甲横靱帯の下を鋭角的に曲がって内下方へ向かい棘下筋への筋枝，関節枝，感覚枝を分枝する[32,33]（図17）．

肩甲上神経の損傷は，Kopellら[34]が1959年に最初の報告をしたが，原因には非外傷性，外傷性，絞扼性神経障害がある[33]．非外傷性は第5・6頚髄神経に好発する神経痛性筋萎縮症の部分症が主体である．外傷性では単車事故や転落事故などによる腕神経叢牽引損傷の部分症，後頚三角部から鎖骨上部の鈍的・鋭的外傷，肩甲切痕や棘窩切痕に及ぶ肩甲骨骨折，肩関節脱臼などにより生じる．絞扼神経障害は，解剖学的特徴から肩甲切痕部または棘窩切痕部のいずれかで生じる．肩甲切痕部は骨構造と上肩甲横靱帯に囲まれて狭く，棘窩切痕部では神経が鋭角的に曲がるうえに下肩甲横靱帯により規定されているためである．肩の外転外旋では肩甲切痕部と棘窩切痕部，内転内旋では棘窩切痕部で神経の緊張が増大することが指摘され，それを繰り返すオーバーヘッドスポーツや挙上位作業労働者に好発する[3,5,33,35,36]．バレーボール選手では「ペッコリ病」と称される棘下筋のみの著明な筋萎縮を生じることがあるが（図18），空中のボールを打つときの棘下筋の遠心性収縮による棘下筋枝の反復牽引が原因と考えられている[37]．肩甲切痕部や棘窩切痕部の骨形態異常，同部に発生する傍関節唇ガングリオン（図19），上・下肩甲横靱帯の肥厚・骨化が静的な発症要因になる．オーバーヘッド動作では外転外旋・内転内旋の繰り返し，また，腱板断裂に伴う腱板の退縮により肩甲切痕・棘窩切痕部で肩甲上神経が牽引・圧迫を受けて棘上筋・棘下筋の麻痺を生じるとの報告もある[38-40]（図20）．

症状

自覚症状としては，運動時または安静時の肩後方を主体とした疼痛，肩の脱力やだるさである．疼痛は鈍痛であることが多いが，ときに激痛を生じることもある．感覚障害は肩甲骨後面に確認されるという報告[32]があるが，自覚することはまれである．

身体所見

筋萎縮は神経障害が重度になると棘上筋・棘下筋に生じるが，棘上筋は僧帽筋に被覆されているため目立たない．バレーボール選手では前述したように，棘下筋単独の筋萎縮（ペッコリ病）を生じる（図18）[35,36]．野球選手で筋萎縮が進行すると，フォロースルーで「腕が飛んでいく感じ」になる[3]．

診断は，棘上筋や棘下筋の筋萎縮を生じている場合やMRI・超音波検査でガングリオンを認めた場合（図19）には容易であるが，筋萎縮を伴わず疼痛が主体の場合は困難となる．肩甲切痕部や棘窩切痕部の圧痛，肩甲骨後面の感覚障害，肩甲上神経ブロックの反応性は診断の一助となる[33,41]（図21）．確定診断は筋電図検査によるが，棘下筋単独障害の所見を示す場合が多い[33,35,36]．

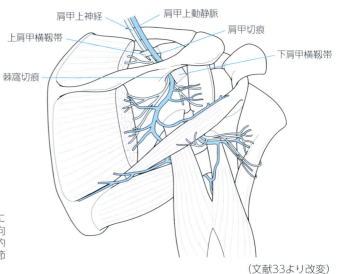

図17 肩甲上神経の走行
肩甲切痕部の上肩甲横靱帯の下を通って棘上窩に入り棘上筋への筋枝を出す。次いで後外下方へ向かい棘窩切痕において下肩甲横靱帯の下を鋭角的に曲がって内下方へ向かい棘下筋への筋枝，関節枝，感覚枝を分枝する。

（文献33より改変）

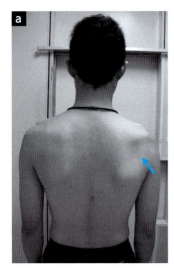
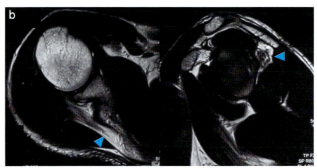

図18 バレーボール選手の棘下筋萎縮例（ペッコリ病）
a：棘下筋の著明な萎縮を認める（**矢印**）。
b：MRI T2強調像。傍関節唇ガングリオンは存在しないが，棘下筋に限局して著明な筋萎縮を認める（**矢頭**）。

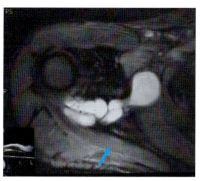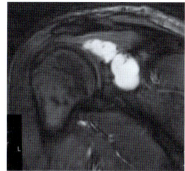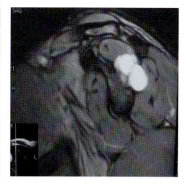

図19 傍関節唇ガングリオンのMRI T2強調脂肪抑制像
多房性のガングリオンが肩甲上神経の走行部位である関節窩後方上方から肩甲切痕部まで占拠している。棘下筋の萎縮も認める（**矢印**）。

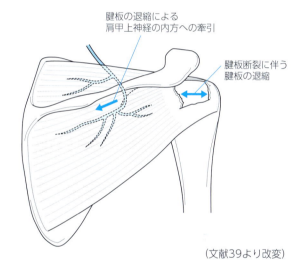

図20 腱板断裂による肩甲上神経損傷の発生機序

（文献39より改変）

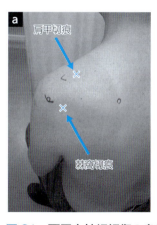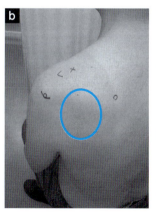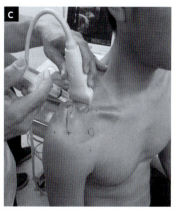

図21 肩甲上神経損傷の身体所見
a：肩甲上神経損傷の圧痛。肩甲切痕や棘窩切痕に圧痛を認めるが深部であるため不明瞭なこともある。
b：肩甲上神経損傷例の感覚障害。肩甲骨後面に認めることがある。
c：肩甲上神経ブロック。肩甲切痕部でのブロックにより除痛効果を認める場合には肩甲上神経損傷の可能性が高い。深部であり超音波ガイド下に行う。

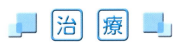

STEP 1 治療戦略

　筋萎縮が軽度か認められず，傍関節唇ガングリオンなどの占拠・圧迫病変が存在しない場合には，スポーツ活動などを中止して，その間に薬物療法・注射療法・理学療法などの保存療法を行う[3,5,33]。

STEP 2 保存療法

　肩甲骨周囲筋の疲労を解消するため，同筋群のリラクセーションを行う。肩甲上腕関節の可動性低下がある場合には，肩甲骨の代償運動により肩甲上神経の牽引ストレスが増しているため，肩甲上腕関節のストレッチングを行う。その後，肩甲胸郭関節周囲筋の機能訓練を行う。傍関節唇ガングリオンを認める場合には，肩甲上腕関節内ステロイド剤注射や超音波ガイド下の穿刺吸引・水溶性ステロイド注射を行う。

STEP 3 手術療法

　傍関節唇ガングリオン症例で明らかな筋萎縮が生じている場合と，穿刺吸引しても再発を繰り返す場合には，鏡視下ガングリオン除圧術が行われる[41,42]（図22）。通常，後上関節唇に微小損傷があり同部がチェックバルブとなりガングリオンが発生しているため，肩甲上腕関節鏡視で微小損傷部の拡大とガングリオン壁の破壊を行う。関節唇

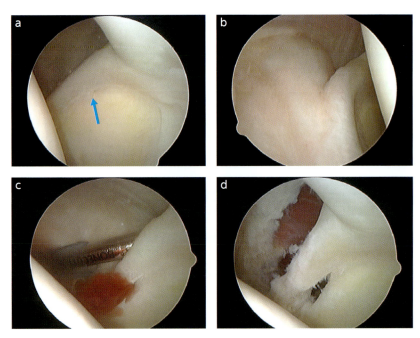

図22　鏡視下ガングリオン除圧術
a：10時に関節唇のfrayingを認める（**矢印**）。
b：10〜12時に関節包の膨隆を認める。
c：関節唇損傷部を剥離したところ，赤褐色液が漏出した。
d：関節包膨隆部を切開し除圧した。

損傷が深く広範で関節唇の不安定性が明らかな場合には関節唇修復術が行われる。

ガングリオンや占拠病変によるもの以外の肩甲上神経損傷で，筋萎縮が明らかな例と保存療法に抵抗する疼痛が持続する例では，神経剥離術の適応となる。剥離部が肩甲切痕部の場合は鏡視下法[43]（図23）と直視下法[35,36,44]（図24）があるが，棘窩切痕部の場合は直視下法[35,36]で行う。

外傷性完全麻痺で3～6カ月後において針筋電図上の回復徴候がなければ手術療法を行い，所見に応じて神経剥離術・神経修復術・神経移植術（腓腹神経移植）を行う[45]。

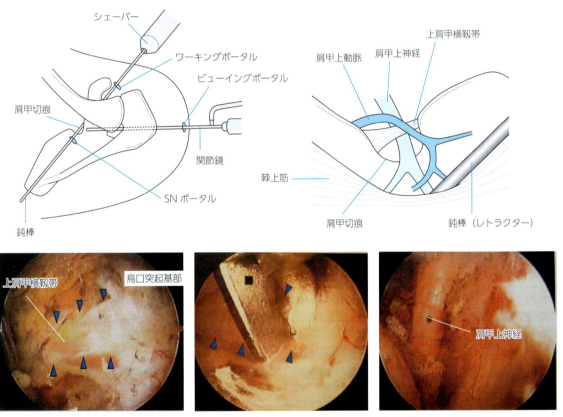

（大泉尚美, ほか. 肩甲上神経麻痺に対する鏡視下上肩甲横靱帯切離術の手術手技とコツ. スキル関節鏡下手術アトラス 肩関節鏡下手術. 越智光夫監, 米田 稔編. 東京：文光堂；2010. p296-300 より許可を得て転載）

図23 鏡視下上肩甲横靱帯切離術

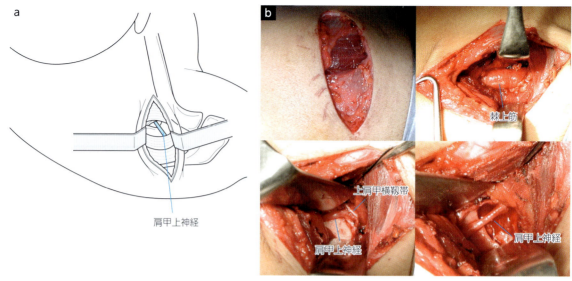

(池上博泰,ほか.肩甲切痕部での肩甲上神経剥離術－僧帽筋を分割してのアプローチの安全性と有用性.肩関節 2004；28：569-582 より許可を得て転載)

図24 僧帽筋分割アプローチによる直視下上肩甲横靱帯切離術
a：模式図
b：術中写真

副神経損傷
accessory nerve injury

Profile 副神経は胸鎖乳突筋と僧帽筋を支配する，ほぼ純粋な運動神経である．胸鎖乳突筋後縁のほぼ中央部で後頸三角部に現れ（図25），後傾三角部を斜め下方に走行し僧帽筋上部線維に数本の枝を出し，僧帽筋肋骨面を下行しながら第3および第4頸神経の線維と合流して僧帽筋中部・下部線維に分枝して終止する[46]．

僧帽筋は外後頭隆起・上項線・項靱帯・第7頸椎と全胸椎の棘突起に起始し，上部線維は鎖骨外側1/3・肩峰，中部線維は肩甲棘，下部線維は肩甲棘根部に停止する．上部線維は肩甲骨を挙上しながら上方回旋し，停止部が固定されている場合は頸椎を同側に側屈かつ対側に回旋させ，両側が同時に収縮すると頸椎を伸展させる．さらに上部線維は静的機能として肩甲挙筋とともに上肢帯を懸垂している．中部線維は肩甲骨を内転させる．下部線維は肩甲骨を引き下げる（下制）．上・中・下部線維が収縮すると肩甲骨は内転しながら上方回旋する[46]（図26）．

要因として外傷性と非外傷性があり，外傷性には閉鎖性と開放性がある．閉鎖性の原因としては，直達外力（頸部の打撲・圧迫）と介達外力（交通事故・スポーツ外傷による頸部の回旋・側屈と上肢の牽引，重量物の運搬や担ぎ）がある．開放性のほとんどが後頸三角部でのリンパ節生検・腫瘍切除などの医原性であり[47]，その他に切創・刺創がある．非外傷性は特発性ともよばれ，中枢性麻痺や神経原性筋萎縮症（Kugelberg-Welander病）の部分症状として生じる．後頸三角部における医原性損傷による僧帽筋単独麻痺が大部分を占める（図27）．副神経本幹の損傷では胸鎖乳突筋と僧帽筋の両者が麻痺し，主に特発性で生じるが，まれである[46]．

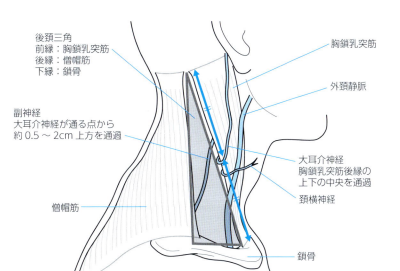

図 25　副神経の走行
副神経は胸鎖乳突筋後縁のほぼ中央部で後頚三角に現れる。

（文献48より改変）

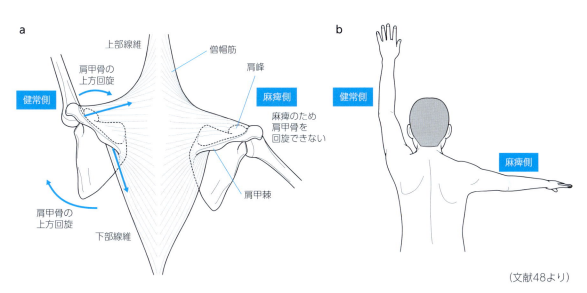

（文献48より）

図 26　僧帽筋の機能と麻痺による外転障害
健常側は僧帽筋の作用で肩甲骨が上方回旋するため良好な外転が可能である。麻痺側は肩甲骨の上方回旋ができないため外転制限を生じる。

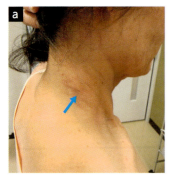
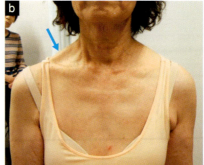
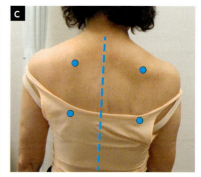
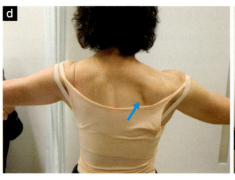
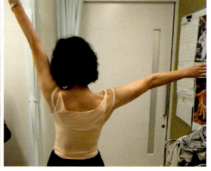

図27　側頚部軟部腫瘍切除後の副神経麻痺例
a：右側頚部の手術創。
b：右僧帽筋上部線維の萎縮（**矢印**）。
c：右肩甲骨は外下方へ偏位し，軽度の翼状肩甲を認める。
d：外転時に右肩甲骨の翼状肩甲が増強して，外転制限を認める。

診断

　臨床で遭遇する副神経損傷の大部分が僧帽筋麻痺のため，本項では僧帽筋麻痺について述べる。

症状

　肩甲帯の抗重力筋である僧帽筋が麻痺して肩甲帯が下降することにより，肩甲骨周囲の頑固な鈍痛と肩こりを生じる。外観上の特徴として，上肢下垂位では僧帽筋上部線維が萎縮して肩甲骨上角が突出するとともに，肩甲骨内縁が外下方に偏位する（図27）。上肢外転時には肩甲骨が下方回旋し，肩甲骨内側縁が浮き上がる翼状肩甲が明瞭となる[46]（図27）。肩関節の運動は，屈曲はほとんど制限されないのに対して，外転は上肢の重みで肩甲骨が下方回旋して制限される（前鋸筋麻痺では屈曲が制限され外転はほとんど制限されない，図26, 27）。

身体所見

　医原性損傷が多いため，頚部の手術歴と手術創のチェックが重要である。僧帽筋の筋萎縮や肩甲骨の位置・レリーフ・翼状肩甲を確認するために，上半身を裸にして観察する必要がある（図27）。

画像検査

　MRIやCTで左右を比較すると，僧帽筋の筋萎縮の程度が把握できる（図28）。

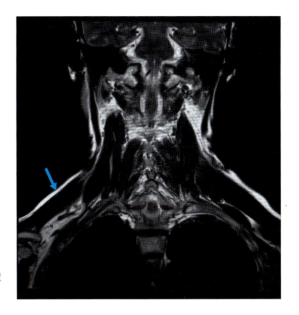

図28　副神経麻痺例のMRI T2強調像
右僧帽筋上部線維の萎縮を認める（**矢印**）。

電気生理学的検査

僧帽筋にのみ脱神経電位を認めれば確定診断できる。

鑑別診断

翼状肩甲を示す疾患として，長胸神経損傷（前鋸筋麻痺）・筋ジストロフィーなど，肩関節外転制限を生じる腱板断裂・腋窩神経損傷などとの鑑別が必要となる。

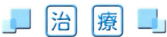

治療

閉鎖性損傷

保存療法が基本である。安静時には，三角巾かカラー&カフなどにより肩甲帯の下垂を予防し，肩関節・肩甲帯の拘縮予防のための可動域訓練，肩甲骨周囲筋機能訓練を実施する。3カ月で回復を認めない場合には，筋電図所見を確認したうえで手術療法を検討する。

開放性損傷

・新鮮例
　刺創・切創の場合には，早期に手術療法（神経修復術または神経移植術）を行う。手術歴がある場合には，執刀医に手術内容と術中所見を確認する。神経切断以外に筋鉤などによる圧迫・牽引の場合もあるが，完全麻痺の場合には躊躇せず早期に手術に踏み切り神経修復を行うほうが得策で，仮に神経の連続性が保たれていても神経剥離の効果が得られる[48]。不全麻痺の場合には閉鎖性損傷の保存療法に準じたリハビリテーションを行い，3カ月で回復を認めない場合には筋電図所見を確認したうえで手術療法（神経修復術または神経移植術）を適応する（**図29**）。

・陳旧例
　一般的に神経修復術の麻痺筋の回復は受傷後

6カ月を過ぎると不良であり，長くても受傷後1年以内であるが，副神経麻痺の場合はほぼ純粋な運動神経でfunicular patternが単純であること，中・下部線維については頚神経との二重支配であることから，神経修復術の成績は受傷後1年以上でも良好な成績が報告され，2年程度までは適応としてもよい[46]。それ以上の陳旧例で，肩甲挙筋・菱形筋・肩関節外転筋などによる代償機能訓練を積極的に実施して，その効果が十分得られない場合に機能再建術を適応する。術式としては，肩甲骨を筋膜ひもで胸椎棘突起に固定するHenry法，Henry法に加えて肩甲挙筋の停止部を外側に移行するDewar-Harris法，肩甲挙筋と菱形筋の両者の停止部を外側に移行するEden-Lange法などがある[46]（図30）。

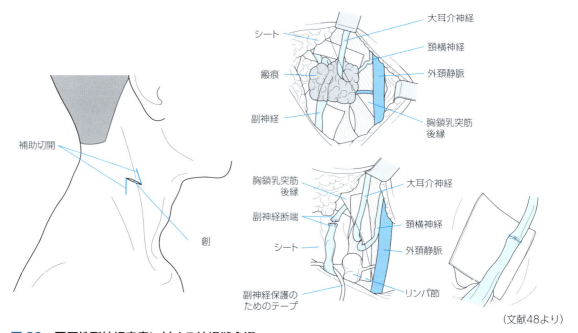

(文献48より)

図29　医原性副神経麻痺に対する神経縫合術

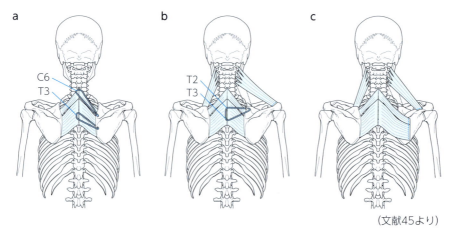

(文献45より)

図30　副神経陳旧性麻痺に対する静的・動的肩甲骨制動術
a：Henry法。肩甲骨を筋膜ひもで胸椎棘突起に固定する。
b：Dewar-Harris法。Henry法に加えて肩甲挙筋の停止部を外側に移行する。
c：Eden-Lange法。肩甲挙筋と菱形筋の両者の停止部を外側に移行する。

肩 肘 手

長胸神経損傷
long thoracic nerve injury

Profile 長胸神経は第5～7頚神経からなる。第5・6頚神経の分枝は合流後に中斜角筋を貫通し、その後、前鋸筋上部に支配枝を出し、さらに中斜角筋前方を走行してきた第7頚神経の分枝と合流して長胸神経本幹となる。第2肋骨弯曲部で走行が下方に変わり、その後は胸壁上を筋枝を出しながら下行する（図31）。全長が約25cmと長い[49,50]。

前鋸筋は、第1～9肋骨から起始し3つのパートに分けられる。上部は第1・2肋骨に起始し、肩甲骨内上角に停止し、中部は第2肋骨に起始し肩甲骨体部の内側縁に停止し、下部は第3～9肋骨に起始し肩甲骨下角に停止する。前鋸筋全体としては肩甲骨を上方回旋・外転させながら胸壁に引き寄せる[49]（図31, 32）。

長胸神経損傷の原因としては、転落・転倒などの急性外傷、リュックサック・松葉杖などの持続圧迫、スポーツ活動・肉体労働などの反復小外傷、神経痛性筋萎縮症、医原性、など多岐にわたる[49,51,52]。反復小外傷については、前述の解剖学的特徴から、頚椎の対側方向への回旋や側屈、上肢の挙上、肩甲骨の外転（前進）により中斜角筋貫通部から第2肋骨弯曲部において牽引力が加わりやすく、テニス・ゴルフ・ホッケー・体操などのスポーツ活動で生じる。

長胸神経損傷は、1825年のVelpeau[53]が長胸神経損傷による翼状肩甲の最初の報告を行い、その頻度は1940年にOverpeckとGhormley[54]がMayo Clinicにおいて0.0026％と報告しているようにまれである。

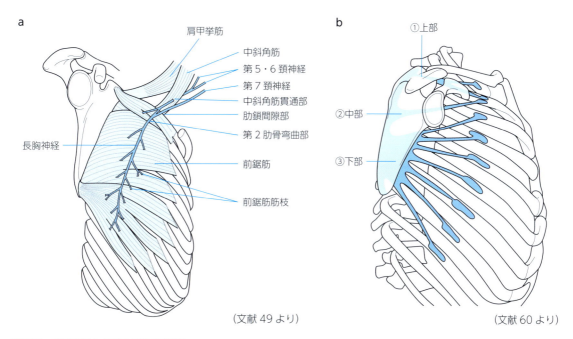

（文献49より）　　　　　　　　　　　（文献60より）

図31　前鋸筋と長胸神経の解剖
a：長胸神経は第5～7頚神経からなる。第5・6頚神経の分枝は合流後に中斜角筋を貫通し、その後、前鋸筋上部に支配枝を出し、さらに中斜角筋前方を走行してきた第7頚神経の分枝と合流して長胸神経本幹となる。第2肋骨弯曲部で走行が下方に変わり、その後は胸壁上を筋枝を出しながら下行する。
b：前鋸筋の起始・停止。①上部：第1・2肋骨に起始し、肩甲骨上角に停止、②中部：第2肋骨に起始し、肩甲骨内側縁に停止、③下部：第3～9肋骨に起始し、肩甲骨内側縁と下角に停止。

診断

身体所見

下垂位において患側の肩甲骨は挙上・下方回旋し，上肢前方挙上時に翼状肩甲を生じ，壁に正対して手で壁押ししたり患側上肢を検者の抵抗下に突き出させると翼状肩甲が顕著となる[49]（図32, 33）。

画像検査

単純X線正面像で患側の肩甲骨が下方回旋し，Y撮影で肩甲骨下角が胸壁から浮上する（図34）。胸郭MRIにて麻痺側の前鋸筋の萎縮が確認される（図35）。筋電図により前鋸筋のみに脱神経電位が検出されれば診断が確定する。

鑑別診断

鑑別診断としては，翼状肩甲を呈する疾患が対象となるが，そのうち副神経損傷と筋ジストロフィー（特に顔面肩甲上腕型ジストロフィー）が重要である。副神経損傷による翼状肩甲が上肢側方挙上時に強調されるのに対し，長胸神経損傷による翼状肩甲は上肢前方挙上時に強調される。筋ジストロフィーでは両側性で他の筋萎縮を合併し，筋電図で筋原性所見を示すこと，血液検査でCPKの高値を認めることで鑑別可能である。

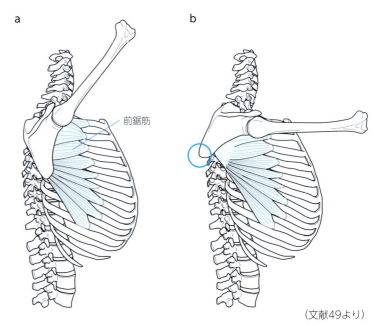

図32　肩屈曲時の前鋸筋の機能と前鋸筋麻痺による屈曲制限

a：正常時。肩屈曲時に肩甲骨が前鋸筋により胸郭に固定され，十分な屈曲が可能である。
b：麻痺時。肩甲骨が胸郭に固定されず肩甲骨が前傾して下角が後方へ突出する。肩甲上腕関節の屈曲は正常と同様だが屈曲制限を生じる。

（文献49より）

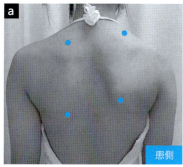
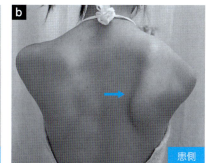
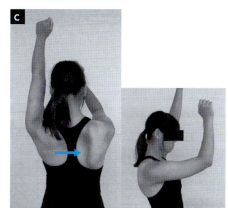

図33　長胸神経麻痺の身体所見

a：下垂位。右肩甲骨が挙上・下方回旋し，内側縁が浮き上がる翼状肩甲を認める。
b：壁押し時。右肩甲骨が下方回旋し，内側縁の浮き上がりにより翼状肩甲が増強する（**矢印**）。
c：肩屈曲時。右肩甲骨の翼状肩甲が増強（**矢印**）して屈曲制限を認める。

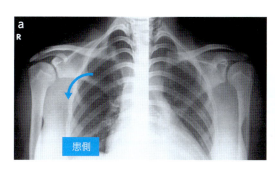
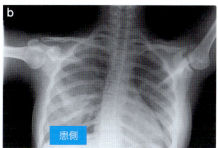
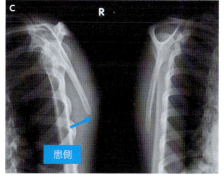

図34　長胸神経麻痺の単純X線像

a：肩関節正面像。右肩甲骨は下方回旋している。
b：バンザイ位像。右肩甲骨は上方回旋できていない。
c：Y像。右肩甲骨下角は胸郭から浮上している。

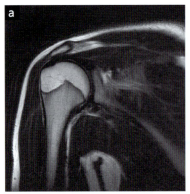
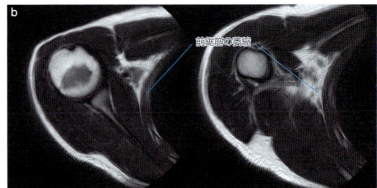

図35 長胸神経麻痺のMRI T2強調像
a：斜冠状断像。腱板や関節唇などに異常は認めない。
b：横断像。前鋸筋の萎縮を認める。

治療

STEP 1 治療戦略

多くは牽引や圧迫によるneurapraxiaのため，ほとんどの症例は保存療法で回復が期待できる。通常，2－3カ月以内に回復徴候がみられ，多くは6カ月～1年以内に回復する[49,50]。

STEP 2 保存療法

麻痺した前鋸筋が伸張される運動負荷を休止し，僧帽筋の強化と拮抗筋となる菱形筋・小胸筋の短縮予防訓練を行う。

保存療法 → 手術療法 のターニングポイント

1～2年経過しても回復徴候がみられない場合には，手術療法を検討する。

STEP 3 手術療法

障害部位が特定できる不全麻痺例には神経剥離術を行うが，適応症例は限られる。一般的な手術として静的な方法と動的な方法がある。静的な方法は肩甲胸郭関節固定術であり，筋膜などを用いて肩甲骨内縁を，第4～7胸椎棘突起や第4～7肋骨に連結する方法などがあるが[55,56]（図36），上肢の外転制限や連結部の破綻を生じる危険がある。動的な方法は筋腱移行術であり，大胸筋[57-59]・小胸筋・大円筋・菱形筋などが用いられるが，著者は大胸筋胸骨部を骨片付きで肩甲骨下角に移行する方法[58]を愛用している（図37，38）。

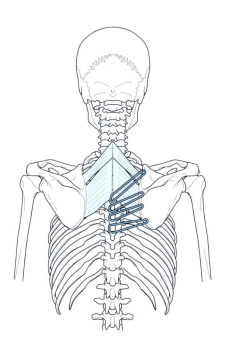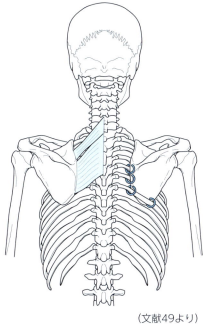

（文献49より）

図36　長胸神経麻痺に対する静的方法
筋膜などを用いて肩甲骨内縁を第4〜7胸椎棘突起や第4〜7肋骨に連結する。

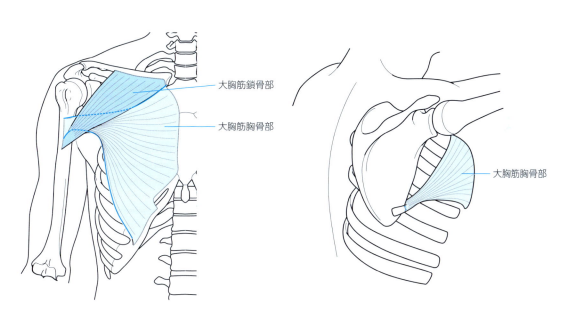

図37　長胸神経麻痺に対する大胸筋胸骨部移行術

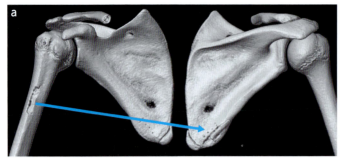
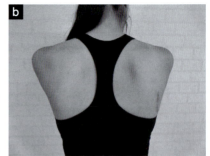
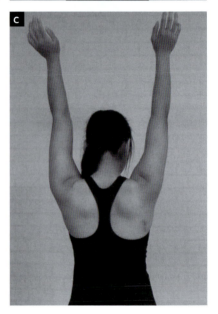

図38　長胸神経麻痺に対する大胸筋移行術後
a：右大胸筋胸骨部を骨片付きで肩甲骨下角後方に移行した（矢印）。
b, c：壁押し・前方挙上時の翼状肩甲や屈曲制限は消失した。

橈骨神経損傷（三角形間隙症候群）
radial nerve injury (triangular space syndrome)

Profile 橈骨神経は烏口突起の遠位で腕神経叢の後神経束から腋窩神経と分岐した後，大円筋の下縁，上腕三頭筋長頭の外側，上腕骨または上腕三頭筋内側頭に囲まれた三角形間隙（triangular space）または三頭筋裂孔（triceps hiatus）[60]を深上腕動脈とともに通過して後方へ出て，その後に上腕骨の橈骨神経溝に向かう（図39）。このスペースにおいて過度な肉体労働・ウエイトトレーニングや上肢挙上位での肘の屈伸を繰り返すスポーツ活動（剣道，ボクシング，野球など）により橈骨神経の絞扼神経障害を生じることがあり，三角形間隙症候群（triangular space syndrome）または三頭筋裂孔症候群（triceps hiatus syndrome）とよばれている[61-65]。三角形間隙は四辺形間隙とともに肩関節周辺の神経・血管の代表的な通路であるが，この部位の絞扼神経障害である本症の認知度は低く報告も少ない。日常診療においてスポーツや肉体労働による発症例に時折遭遇するので注意が必要である。

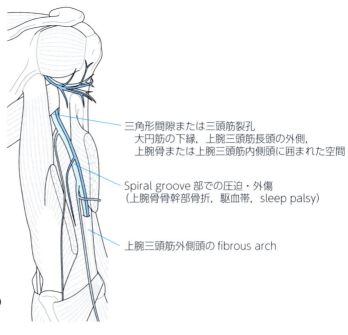

図39 肩～上腕部における橈骨神経の障害・絞扼部位

- 三角形間隙または三頭筋裂孔
  大円筋の下縁，上腕三頭筋長頭の外側，上腕骨または上腕三頭筋内側頭に囲まれた空間
- Spiral groove 部での圧迫・外傷
  （上腕骨骨幹部骨折，駆血帯，sleep palsy）
- 上腕三頭筋外側頭の fibrous arch

診断

身体所見

　肩後方から上腕後方の疼痛が主症状であり，ときに肘外側から前腕橈側の疼痛・しびれを生じることもある。肩関節の挙上や肘関節屈曲・伸展の制限や疼痛と疼痛による筋力低下を認めるが，明らかな運動麻痺や感覚障害を生じることはまれである。三角形間隙の圧痛，肩関節挙上位での肘関節深屈曲で疼痛が誘発され運動制限を認める（図40）。四辺形間隙症候群を併発することが多い。

治療

　保存療法が基本であり，肉体労働やスポーツ活動を休止し，三角形間隙周囲の大円筋・上腕三頭筋のリラクセーション，非ステロイド系消炎鎮痛薬・ビタミンB_{12}製剤の内服，トリガーポイント注射を実施する。難治例には神経剥離術[63]が行われる。

（岩堀裕介）

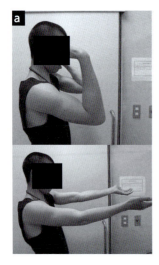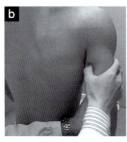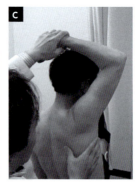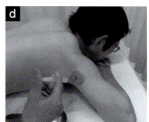

図40 三角形間隙症候群の身体所見
a：肘関節の屈曲・伸展制限を認め，終末域で肩～上腕後面の疼痛を訴える．
b：三角形間隙の圧痛．
c：肩挙上位肘屈曲テスト．肩挙上位で肘屈曲制限が顕著となる．
d：三角形間隙部のトリガーポイントブロックの即時除痛効果がある．

文献

1) 井手淳二. 胸郭出口症候群. 最新整形外科学大系13 肩関節・肩甲帯. 越智隆弘 総編集, 高岸憲二 専門編集. 中山書店；東京：2006. p278-89.
2) Peet RM, Henriksen JD, Anderson TP, et al. Thoracic outlet syndrome–evaluation of a therapeutic exercise program. Proc Staff Meet Mayo Clin 1956；31：281-7.
3) 辻野昭人, 伊藤恵康. 肩関節周辺末梢神経障害. MB Med Reha 2006；73：71-8.
4) 岩堀裕介, 梶田幸宏, 齋藤 豊, ほか. オーバーヘッドスポーツ選手の肩肘痛における胸郭出口症候群の関与と治療成績. 肩関節 2013；37：1167-71.
5) 岩堀裕介. 肩関節周辺神経障害の病態と治療. MB Med Reha 2013；157：163-79.
6) Atasoy E. Thoracic outlet syndrome: anatomy. Hand Clin 2004；20：7-14.
7) Wilbourn AJ. Thoracic outlet syndromes. Neurol Clin 1999；17：477-97.
8) Fugate MW, Rotellini-Coltvet L, Freischlag JA. Current management of thoracic outlet syndrome. Curr Treat Options Cardiovasc Med 2009；11：176-83.
9) Sanders RJ, Hammond SL, Rao NM. Thoracic outlet syndrome – a review. Neurologist 2008；14：365-73.
10) Morley J. Brachial pressure neuritis due to a normal first thoracic rib – its diagnosis and treatment by excision of rib. Clin J XL 1913：2：461.
11) Wright IS. The neurovascular syndrome produced by hyperabduction of the arms. Am Heart J 1945；29：1-19.
12) Roos DB. Congenital anomalies associated with thoracic outlet syndrome – Anatomy, symptoms, diagnosis, and treatment. Am J Surg 1976；132：771-8.
13) Eden KC. The vascular complications of cervical ribs and first thoracic rib abnormalities. Br J Surg 1939；27：111-39.
14) Safran MR. Nerve injury about the shoulder in athletes, part 2 - long thoracic nerve, spinal accessory nerve, burners/stingers, thoracic outlet syndrome. Am J Sports Med 2004；32：1063-76.
15) Sanders RJ, Pearce WH. The treatment of thoracic outlet syndrome: a comparison of different operations. J Vasc Surg 1989；10：626-34.
16) Park JY, Oh KS, Yoo HY, et al. Case report: Outlet syndrome in an elite archer in full-draw position. Clin Orthop Relat Res 2013；47：3050-60.
17) 大歳憲一, 古島弘三, 辻野昭人, ほか. 野球選手の胸郭出口症候群の特徴と術後成績の検討. 日整外スポーツ医会誌 2011；31：142-8.
18) Chandra V, Little C, Lee JT. Thoracic outlet syndrome in high

19) 古島弘三, 古賀龍二, 古賀龍二, ほか. 野球選手の胸郭出口症候群に対する手術方法と成績－鏡視下手術の有用性に着目して－. 肩関節 2015；39：777-82.
20) 岩堀裕介. 胸郭出口症候群に対する関節鏡補助下経腋窩第1肋骨切除術. 整・災外 2016；59：1678-83.
21) Ide J, Kataoka Y, Yamaga M, et al. Compression and stretching of the brachial plexus in thoracic outlet syndrome: correlation between neuroradiographic findings and symptoms and signs produced by provocation manoeuvres. J Hand Surg 2003；28B：218-23.
22) Cahill BR, Palmer RE. Quadrilateral space syndrome. J Hand Surg 1983；8A：65-9.
23) Price MR, Tillett ED, Acland RD, et al. Determining the relationship of the axillary nerve to the shoulder joint capsule from an arthroscopic perspective. J Bone Joint Surg 2004；86A：2135-42.
24) 濱田一壽. 腋窩神経麻痺. 最新整形外科学大系 13 肩関節・肩甲帯. 越智隆弘 総編集, 高岸憲二 専門編集. 中山書店；東京；2006. p319-24.
25) 伊藤岳史, 岩堀裕介, 筒井 求, ほか. 関節上腕靱帯上腕側剥離（HAGL）損傷の鏡視下修復術後に腋窩神経麻痺を生じた1例. 肩関節 2017；41：598-601.
26) 辻野昭人, 伊藤恵康, 奥山訓子, ほか. 投球時の骨頭と広背筋腱による腋窩神経障害. 日手会誌 2003；20：395-8.
27) Redler MR, Ruland LJ 3rd, McCue FC 3rd. Quadrilateral space syndrome in a throwing athlete. Am J Sports Medicine 1986；14：511-3.
28) 菅原 誠, 荻野利彦, 三浪明男, ほか. スポーツによる腋窩神経麻痺：肩関節痛との関連について. 肩関節 1986；10：68-72.
29) 岩堀裕介, 梶田幸宏, 齋藤 豊, ほか. 腋窩神経障害が主病変と考えられた投球障害肩の治療成績. 肩関節 2011；36：745-9.
30) Sperling JW, et al. Nerve injuries with instability procedures：Prevention and management. Shoulder instability：a comprehensive approach. Provencher M and Romeo A ed, Saunders；Philadelphia；2012. p435-41.
31) Francel TJ, Dellon AL, Campbell JN. Quadrilateral space syndrome: Diagnosis and operative decompression technique. Plast Reconstr Surg 1991；87：911-6.
32) Horiguchi M. The cutaneous branch of some human suprascapular nerves. J Anat 1980；130：191-5.
33) 池上博泰. 肩甲上神経麻痺. 最新整形外科学大系 13 肩関節・肩甲帯. 越智隆弘 総編集, 高岸憲二 専門編集. 中山書店；東京；2006. p325-8.
34) Kopell HP, Thompson WA. Pain and the frozen shoulder. Surg Gynecol Obstet 1959；109：92-6.
35) 濱 弘道, ほか. バレーボール選手の棘下筋萎縮. 別冊整形外科 1984；6：239-41.
36) 濱 弘道. 肩甲上神経麻痺. 整形災害外科 1990；33：677-86.
37) Ferretti A, Cerullo G, Russo G. Suprascapular neuropathy in volleyball players. J Bone Joint Surg 1987；69A：260-3.
38) Albritton MJ, Graham RD, Richards RS 2nd, et al. An anatomic study of the effects on the suprascapular nerve due to retraction of the supraspinatus muscle after a rotator cuff tear. J Shoulder Elbow Surg 2003；12：497-500.
39) Costouros JG, Porramatikul M, Lie DT, et al. Reversal of suprascapular neuropathy following arthroscopic repair of massive supraspinatus and infraspinatus rotator cuff tears. Arthroscopy 2007；23：1152-61.
40) Massimini DF, Singh A, Wells JH, et al. Suprascapular nerve anatomy during shoulder motion：a cadaveric proof of concept study with implications for neurogenic shoulder pain. J Shoulder Elbow Surg 2013；22：463-70.
41) Iannotti JP, Ramsey ML. Arthroscopic decompression of a ganglion cyst causing suprasucapular nerve compression. Arthroscopy 1996；12：729-45.
42) 筒井 求, 花村浩克, 岩堀裕介. 鏡視下除圧術を行った肩甲部paralabral cyst の6症例. 肩関節 2009；33：507-10.
43) Lafosse L, Piper K, Lanz U. Arthroscopic suprascapular nerve release: indications and technique. J Shoulder Elbow Surg 2011；20：S9-13.
44) 池上博泰, 小川清久, 高山真一郎, ほか. 肩甲切痕部での肩甲上神経剥離術－僧帽筋を分割してのアプローチの安全性と有用性. 肩関節 2004；28：569-82.
45) 落合直之. 肩甲上神経麻痺. 最新整形外科学大系 22 末梢神経疾患, 筋疾患, 循環障害. 越智隆弘 総編集, 三浪明男 専門編集. 中山書店；東京；2007. p48-52
46) 後藤 渉. 副神経麻痺. 最新整形外科学大系 13 肩関節・肩甲帯. 越智隆弘 総編集, 高岸憲二 専門編集. 中山書店；東京；2006. p312-8.
47) Park SH, Esquenazi Y, Kline DG, et al. Surgical outcomes of 156 spinal accessory nerve injuries caused by lymph node biopsy procedures. J Neurosurg Spine 2015；239：518-25.
48) 池田和夫. 副神経損傷に対する腓腹神経移植術. OS NEXUS No.17 末梢神経障害・損傷の修復と再建術. メジカルビュー社；東京；2019. p112-21.
49) 後藤 渉. 長胸神経麻痺. 最新整形外科学大系 13 肩関節・肩甲帯. 越智隆弘 総編集, 高岸憲二 専門編集. 中山書店；東京；2006. p306-11.
50) 落合直之. 長胸神経麻痺. 最新整形外科学大系 22 末梢神経疾患, 筋疾患, 循環障害. 越智隆弘 総編集, 三浪昭男 専門編集. 中山書店；東京；2007. p53-5.
51) Johnson TH, Kendall OH. Isolated paralysis of the serratus anterior muscle. J Bone Joint Surg Am 1955；37：567-74.
52) Vastamäki M, Kauppila LI. Etiologic factors in isolated paralysis of the serratus anterior muscle. A report of 197 cases. J Shoulder Elbow Surg 1993；2：240-3.
53) Velpeau A. Traité d'anatomie chirurgicale, ou anatomie des regions, considérée dans ses rapports avec la chirurgie. Paris；Crevot 1825；1：303.
54) Overpeck DO, Ghormley RK. Paralysis of the serratus magnus muscle caused by lesions of the long thoracic nerve. JAMA 1940；114：1994-6.
55) Bizot P, Teboul F, Nizard R, et al. Scapulothoracic fusion for serratus anterior paralysis. J Shoulder Elbow Surg 2003；12：561-5.
56) Whiteman A. Congenital elevation of scapula and paralysis of the serratus magnus muscle. JAMA 1932；99：1332-4.
57) Tubby AH. A case illustrating the operative treatment of paralysis of the serratus magnus by muscle grafting. J Bone Joint Surg 1904；S2-2：163-6.
58) Galano GJ, Bigliani LU, Ahmad CS, et al. Surgical treatment of winged scapula. Clin Orthop Relate Res 2008；466：652-60.
59) Connor PM, Yamaguchi K, Manifold SG, et al. Split pectoralis major transfer for serratus anterior palsy. Clin Orthop Relate Res 1997；341：134-42.
60) Michael Schünke, et al. 坂井健雄・松村讓兒監訳, 神経と血管：局所解剖 上腕後部. プロメテウス 解剖学アトラス 解剖学総論／運動器版 第2版. 医学書院；東京；2014. p384-5.
61) Manske PR. Compression of the radial nerve by the triceps muscle：A case report. JBJS 1977；59A：835-6.
62) Prochaska V, Crosby LA, Murphy RP. High radial palsy in a tennis player. Orthop Rev 1993；22：90-2.
63) Ng AB, Borhan J, Ashton HR, et al. Radial nerve palsy in an elite bodybuilder. Brit J Sports Med 2003；37：185-6.
64) Lin JJ, Yang JL. Reliability and validity of shoulder tightness measurement in patients with stiff shoulders. Manual Therapy 2006；11：146-52.
65) Sebastian D. Triangular interval syndrome：A differential diagnosis for upper extremity radicular pain. Physiotherapy Theory Practice 2010；26：113-9.

Ⅱ 疾患別治療法

肘関節
小児肘関節疾患

前腕の回内・外運動は直接ひねる動作以外にも，対象物に手指を向けて，手を自然に無理なく使用するために必要である。先天性橈尺骨癒合症は近位橈尺関節が先天的に癒合している疾患であり，この動作ができない。強直肢位が中間位であれば隣接関節の代償によりADL制限は少ないが，重度回内位強直では利き手の場合箸操作，非利き手なら茶碗の把持動作がしにくくなる。重度の回内位強直や両側例の場合は制限が大きくなるため手術療法を行う。

橈尺骨癒合症
proximal radioulnar synostosis

Profile 近位橈尺関節部が先天的に癒合している疾患で，前腕の回内・外運動が不能である。強直肢位は回内位が多く，重度例では箸操作などがしにくくなる。強直肢位が中間位であれば隣接関節の代償運動によりADL制限は少ない。両側例が多く，他の疾患に合併したり，家族歴を認めたりすることもある[1]。重度回内位強直では，これを中間位に変更する回旋骨切り術や分離授動術が行われる。

診断

身体所見

橈骨と尺骨の近位端が癒合した病態であるので，回内と回外が障害されている。ただし，手関節部や肘関節部の軽度の緩みがみられるようになっており，手指の動きと相まって回内・外様の運動が少しできるようにみえる。程度の差はあるが回内位強直が多い。

肘を屈曲して行う動作では，肩を過度に内転することで回外を補っている。おつりをもらい受ける「頂戴」の手の形や洗髪や洗顔などが苦手である（**図1**）。困難な動作を**表1**に示す。

徒手検査

患者の肘関節を90°に屈曲し，片手で患者の肘を固定して反対の手で橈骨・尺骨の遠位端を把持しながら前腕の回内・外を試みる。患者には上肢の力を抜いてリラックスするよう指示する。単純X線像で近位橈尺関節が癒合していても腕尺関節の緩みによる回旋運動を触知できる。強直肢位は肘関節90°屈曲位での回内・外角度で評価する。手関節にも弛緩性があるため，手掌面と上腕のなす角を記載するだけでなく，橈骨・尺骨の遠位端同士を結ぶ線と上腕のなす角も記録して評価す

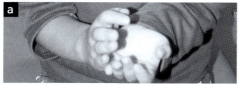
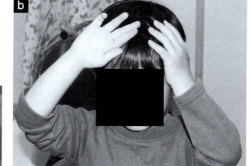

図1 回内位強直例の動作
a：「頂戴」の手つきをしているところ。右前腕の回外ができない。
b：前頭部の洗髪の様子をまねているところ。右が回外できないために母指で頭をなでる。正常な左手で主に洗髪している。

表1 苦手な日常動作やスポーツ

日常動作	食事動作（利き手の箸動作，非利き手の茶碗把持）
	前頭部の洗髪
	洗顔
	ドアノブひねり
	おつりのもらい受け（「頂戴」のときの手の形）
	荷物の支え上げ
	靴ひも結びなど
スポーツ	野球では足下のゴロの捕球
	鉄棒，体操など

る。臨床像として肘の屈伸に伴い，弾発を伴う例をみることがある。肘関節の屈伸に伴う弾発現象やロッキングがあるかどうかも確認する必要がある[2]。

画像検査

・単純X線像

前腕の標準的な単純X線撮影法は前腕回外位であるが，橈尺骨癒合症では回内位をとることが多いため困難である。本疾患の撮影では手関節の撮影肢位に従って，前腕中間位として前腕の撮影を行う（図2, 3）。

・CT像

橈骨と尺骨の立体的な弯曲状態や癒合状態を把握できる（図4）。分離授動術を行う際には癒合部や橈骨の形状を認識することが必須となる。

分類

橈骨頭の位置により前方脱臼型・脱臼のない型，後方脱臼型に分類される[3]（図5）。前方脱臼型では軟骨性癒合もみられるが，これは癒合部が未骨化の完全癒合である（図6）。前方脱臼型に弾発肘やロッキングを訴える例がある。また，回内拘縮を伴うが橈尺骨間に可動性を有する症例もある。

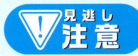
・橈骨を切り離しても回外できない症例がある．回旋骨切りを行う際にも尺骨骨切り追加の可能性があることを念頭に置き準備する．
・橈側列形成不全に伴う橈尺骨癒合症や無巨核球性血小板減少を伴う橈尺骨癒合症（radioulnar synostosis with amegakaryocytic thrombocytepenia），Williams syndromeなど，橈尺骨癒合症が全身疾患に合併する場合がある．
・肘周辺にみられるその他の癒合症として腕頭関節癒合症（Antley-Bixler syndrome, ulnar longitudinal deficiencyなど）や腕尺関節癒合症（Apert syndromeなど）がある．

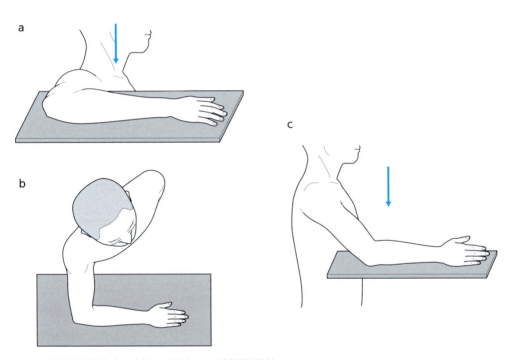

図2 橈尺骨癒合症に対する前腕のX線撮影肢位
a：前腕を中間位として手関節のように撮影する．X線入射は前腕中央部中心（**矢印**）である．
b：肩を90°外転して前腕を撮影する．
c：肘を軽度屈曲位としてa，bのX線像と直交した像を撮影する．

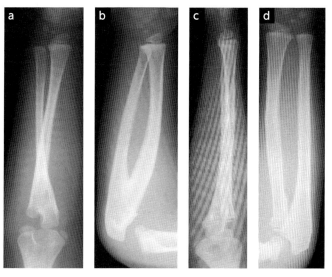

図3　単純X線像
a：左前腕回内位強直例の正面像。上腕骨顆部は正面で橈尺骨が交差してみえる。
b：左前腕回内位強直例の側面像。近位橈尺関節部が広範囲で癒合し，橈骨頭は後方へ脱臼している。遠位橈尺関節部は橈尺骨が重なってみえており，重度回内位であることが示唆される。
c：右前腕中間位の正面像。正常像。aとの比較で形態の特徴がわかりやすい。
d：右前腕中間位の側面像。正常像。bと比較する。

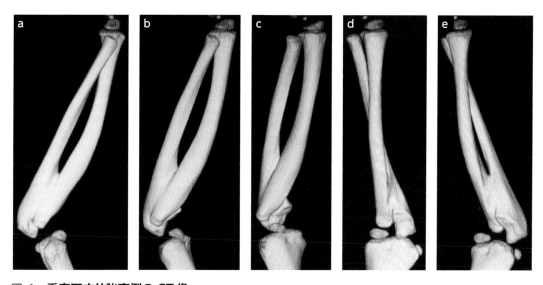

図4　重度回内位強直例のCT像
それぞれ上腕骨顆部のみえ方からわかるように回転させながら観察したもの。
a：後外側から癒合部を観察している。
b：外側から観察している。橈骨頭の後方脱臼がわかりやすい。
c：前外側から観察している。
d：正面から癒合状況を観察している。
e：前内側から癒合部を観察している。

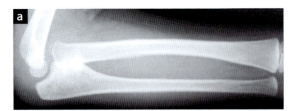
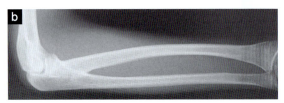
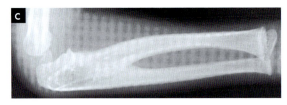

図5　橈骨頭の位置による橈尺骨癒合症の分類
a：前方脱臼型。橈骨頭は前方に位置している。
b：脱臼のない型。腕頭関節が対向している。
c：後方脱臼型。最も多い。尺骨滑車切痕の形状が浅くなっている。

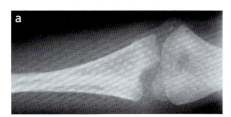
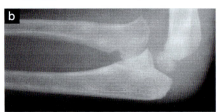
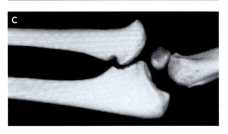

図6　軟骨性癒合型
a：単純X線正面像。尺骨が橈骨に向けて幅広くなっている。
b：単純X線側面像。骨頭は前方に位置している。橈尺関節間に隙間があるようにみえる。
c：CTによる肘側面像。腕尺関節間は隙間としてみえている。徒手検査では完全癒合。

治　療

STEP 1　治療戦略

　先天性橈尺骨癒合症が疑われたときは，徒手検査後，単純X線像により癒合状態を確認する。完全癒合であっても軽度回外位や中間位であればそのまま経過観察でよい。30°未満の軽度回内位でも経過観察のみでもよい。それ以上の中等度から重度回内位の場合は中間位をめざす橈骨回旋骨切り術が標準的適応である。また，手術の難度は高くなるが，施設により自動回内・外運動を可能にする分離授動術が行われている。

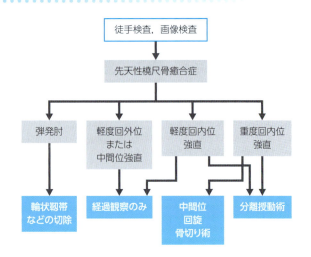

STEP 2 保存療法

保存療法は無効である．中間位強直の場合，日常動作はすべて可能であるが，箸操作や茶碗把持のように本来回外を要する動作がやや不自然にみえる．

STEP 3 手術療法

・橈骨回旋骨切り術

術前の回内強直の程度によるが，幼児期までは橈骨中央部の切離と，手掌面の最大回外位での外固定によりほどよい外旋矯正が可能である[4]（図7）．それ以上の年齢では術後の前腕コンパートメント症候群に注意が必要である．橈骨を骨切りしたのみでは中間位まで矯正できない例もある．その際は，橈骨と尺骨の2箇所を回旋骨切りしてプレート固定する（図8）．

・分離授動術

現在行われている授動術は，Kanayaらの報告に始まる[5]．著者らが行っている手術操作は以下の通りである（図9, 10）．
①橈尺骨癒合部の分離・形成を行う．

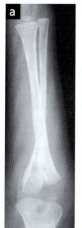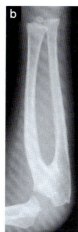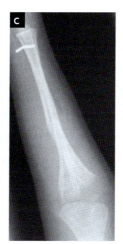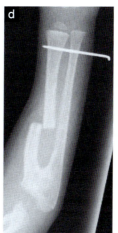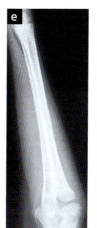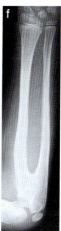

図7　橈骨骨切りと外固定による回旋骨切り術
a：術前のX線正面像．重度回内位のため橈尺骨が交差してみえる．
b：術前のX線側面像．癒合範囲を確認する．
c：術中のX線正面像．鋼線を刺入して矯正肢位を確認する．
d：術中のX線側面像．橈骨の骨切り面は接触しない．
e：術後自家矯正後のX線正面像．中間位が保たれている．
f：術後自家矯正後のX線側面像．橈骨はまっすぐに連続している．

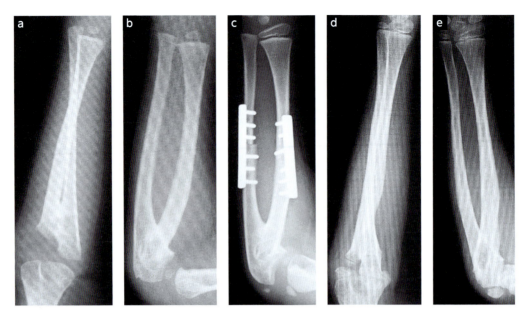

図8 橈骨および尺骨の回旋骨切り
a：術前のX線正面像。重度回内位のため橈尺骨が交差してみえる。
b：術前のX線側面像。癒合範囲を確認する。
c：術中のX線側面像。遠位橈尺関節部の重なりが改善している。
d：抜釘後のX線正面像。中間位が保たれている。
e：抜釘後のX線側面像。遠位橈尺関節部の重なりはなく，中間位が保たれている。

②上腕二頭筋腱を橈骨分離部へ移動させる。
③脂肪筋膜動脈弁により橈尺骨分離部の隔壁を形成する。
④橈骨の短縮・外旋骨切りを行う。
⑤ここまでの操作で，なお回外が不足する場合は尺骨外旋骨切りを追加する。

POINT 煩雑な手技であり，コンパートメント症候群や神経損傷を起こさないよう十分な配慮が必要である。また，手術創が大きくなり，再癒合の可能性もあることを術前から患者にリスクとして説明しておくことも必要である。

（関　敦仁）

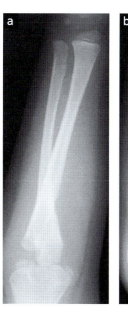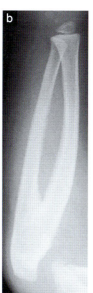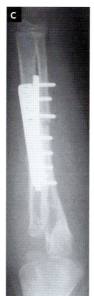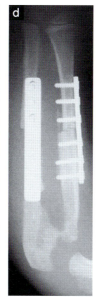

図 9　重度回内位強直例の授動術
a：術前のX線正面像。重度回内位のため橈尺骨が交差してみえる。
b：術前のX線側面像。癒合範囲を確認する。
c：術後1カ月のX線正面像。橈骨および尺骨の骨切りを行うことで，十分な回外角度を得た。
d：術後1カ月のX線側面像。アライメントはよく保たれている。

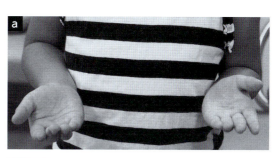
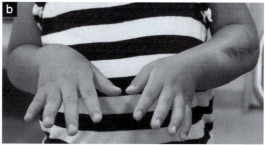

図 10　術後 3 カ月の回内・回外自動運動
a：左が術後の自動回外。右は正常。
b：左が術後の自動回内。前腕伸側に創跡がみえている。

文 献

1) 細見 僚, 高山真一郎, 関 敦仁, ほか. 先天性橈尺骨癒合症77例128肢の臨床像の検討. 日肘会誌 2011；18：204-6.
2) 堀井恵美子, 洪 淑貴, 中村蓼吾. 先天性橈尺骨癒合症における弾発肘の経験. 日肘会誌 2000；7：113-4.
3) Cleary JE, Omer GE. Congenital proximal radio-ulnar synostosis. Natural history and function and assessment. J Bone Joint Surg Am 1985；67：539-45.
4) 堀井恵美子, 洪 淑貴, 大塚純子, ほか. 先天性橈尺骨癒合症に対する手術治療 2012；29(3)：196-8.
5) Kanaya F, Ibaraki K. Mobilization of a congenital proximal radioulnar synostosis with use of a free vascularized fascio-fat graft. J Bone Joint Surg 1998；80：1186-92.

II 疾患別治療法

肘関節
肘のスポーツ障害

　日常診療において，スポーツに関連した肘関節障害に遭遇することは少なくない。若年者においても，運動器の解剖学的な破綻・異常によることが原因の場合もある。的確な診断がなされず，一定期間のスポーツ制限のみでは，運動制限をしない整形外科もしくは機能改善という名目の下に代替医療に流れ，さらに症状および病態を悪化させる場合もある。

　まずは正しい診断がなされることにより，適切な治療方針が決定される。しかし，肘が痛いといって来院する患者は必ずしも肘関節に問題があるとは限らない[1]。肘関節痛を訴える患者のなかには，胸郭出口症候群（thoracic outlet syndrome；TOS），四辺形間隙症候群，頚椎由来（頚肋），第1肋骨疲労骨折，腫瘍などの肘関節に直接の原因がない場合や，これらに加えて肘関節器質的障害を合併するdouble lesionを含む場合もあるため，診断には詳細な問診，可能な限り上半身を裸にしての視診，触診を含む身体所見をとり，適切な画像診断を確認し，さらに一定期間の経過観察が必要になることを十分に留意すべきである。

離断性骨軟骨炎
osteochondritis dissecans (OCD)

Profile　本疾患は画像上では関節軟骨下骨の骨透亮像から始まり，進行すると軟骨とともに遊離する疾患であり，肘関節のみでなく，肩，膝，足などさまざまな関節に生じる。わが国から多くの報告がなされているように，上腕骨小頭OCDは成長期投球障害の代表的疾患であり，初期では軟骨下骨の変化で無症状または軽微な症状であることが多い。そのため，有症状になり病院を受診した際には，すでに進行して遊離した骨軟骨片がlockingしていることも少なくない。近年，日本各地で超音波を用いた少年野球肘検診が行われるようになり，早期発見がされるようになってきた。しかし，いまだ重症例もあり，手術が必要となる例もある。適切な診断，投球制限を含むスポーツ禁止期間，治療介入時期などの解明が必要と思われる。

身体所見

　圧痛，可動域制限など，初期（ときに進行期でも）では著明な異常身体所見がないことがある。そのため，診断が遅れたり，手術加療が遅れる場合があるので注意を要する。進行すれば，肘外側の痛

み，小頭部の圧痛，伸展および屈曲の可動域制限がみられる。一見すると伸展制限はほとんどない場合でも，反対側の肘が過伸展する場合には制限がみられると判断すべきことがあるため，必ず左右を確認する。

上腕骨小頭の圧痛を確認する際には，OCDの病変が上腕骨小頭前方にあるため，肘を十分に屈曲させて確認する。

徒手検査

特殊なテストはないが，外反ストレス強制での伸展の際に45〜60°付近で外側の疼痛とクリックを触れる場合にOCDを疑う(lateral milking test)。

画像検査

・単純X線

軟骨下骨より病変が始まるため，正しいX線撮影が最も重要である。Takaharaら[2]は，野球選手では上腕骨小頭前方に病変があることが多いため，屈曲45°にして上腕骨小頭の前方に焦点を当てることを勧めている(図1)。草野ら[3]は，単純X線正面像は，健常な後方部分と重なって一見正常にみえやすいため，4方向撮影(正面，側面，屈曲45°正面，尺側45°からの斜位撮影)を勧めている。単純X線像による分類(三浪ら[4]，岩瀬ら[5])は，初期診断における病期の把握には有用である。実際の治療に際してはさまざまな撮影手法との組み合わせにより，または術中所見により決定される。

・超音波検査

Takaharaら[6]は，超音波検査の有効性が高いことを報告している。特に可動域制限の少ない場合には，十分に肘を屈曲・伸展させることで，上腕骨小頭のほとんどの部分を確認することが可能である(図2)。一方，可動域制限のある場合には前方および後方からの十分な確認が必要であり，他の画像所見も合わせて確認すべきである。近年，解像度の進歩と比較的小型の機械でも高い画質が得られるなどの携帯性の向上により，野球肘検診やスポーツの現場において活用されている。

・CT検査

前述のように軟骨下骨より病変が始まるため，CTによる軟骨下骨の評価は非常に有用である。特に三次元再構築を行うことにより，医療側のみでなく，選手，家族，チーム関係者にもわかりやすく病変の大きさと部位を認識してもらうことができる(図3)。

・MRI検査

MRIは主に軟骨の評価において有効である(図4)。しかし，軟骨は一見問題がなくとも軟骨下骨の病変が大きく，不安定性がある場合もある。T2強調像における軟骨下骨のhigh intensity areaをみることで不安定性を評価できるとされているが，実際の手術所見と必ずしも一致しない場合があることも報告されている[7]。

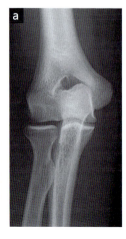
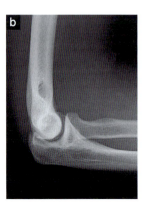
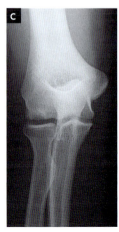

図1　右肘単純X線像
14歳，男子。
a，b：正・側面像。アライメントは整(carrying angle 9°，tilting angle 36°)。関節内遊離体，橈骨頭の肥大化。
c：屈曲45°正面像。上腕骨小頭前面の関節面不整，透過性亢進。骨端線は閉鎖している。

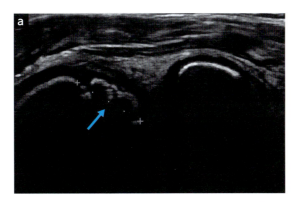

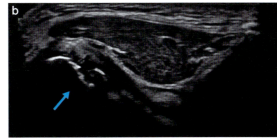

図2 超音波像（図1と同一症例）
軟骨下骨の不整像（矢印）。
a：長軸像
b：短軸像

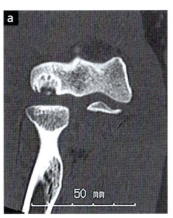 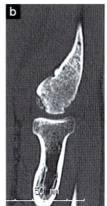 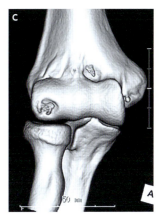

図3 CT 超音波像（図1と同一症例）
小頭前面に10mm大の骨軟骨不整像あり。遊離体＋。
a：矢状断像
b：冠状断像
c：三次元再構築像（3D-CT）

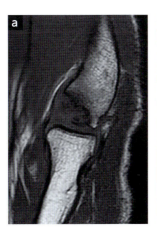 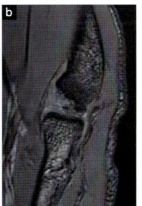 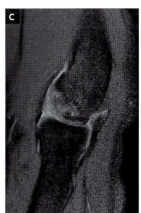

図4 MRI 超音波像（図1と同一症例）
T2強調において軟骨下骨への滑液の有無を，プロトン強調において軟骨表面，軟骨下骨の浮腫像を評価できる。
a：T1強調矢状断像
b：T2強調矢状断像
c：脂肪抑制プロトン密度強調矢状断像

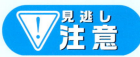 基本的には関節軟骨下骨に病変があるため，単純X線検査による上腕骨小頭の変化により確定診断される。治療の選択に際しては，CTによる病変の大きさ，部位，遊離骨片の有無，MRIによる骨軟骨片不安定性，関節軟骨の状態について確認した後に決定する。

Panner病

OCDに類似の疾患として，Panner病がある。OCDとの違いは，Panner病は比較的若年（4～8歳といわれる）で発症して病変が外側顆骨端核の全体にわたり，良好な自然修復が期待できることである。診断・治療には注意深い経過観察が必要である。

治療

STEP 1 治療戦略

骨端線閉鎖以前には治癒能力が十分にあり，病巣の縮小が期待できる例が少なくない。本質的な治療の目的は短期の競技復帰ではなく，将来の肘関節症変化の防止であることを肝に銘じておくべきである。治癒までには，単純X線，MRI，超音波などさまざまな撮画手法を用いて十分な期間の経過観察を要する。

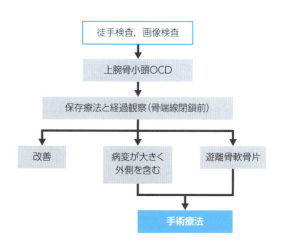

STEP 2 保存療法

保存療法は，基本的には上腕骨小頭への力学的負荷を軽減することが目的となる。実際に手術に至るのは野球などの投球動作を行っている場合が多いことを考えると，まずは投球制限が必要となる。しかし，投球を継続しながらもOCDが治癒する例があることも事実であり，骨年齢，病変の大きさ，部位，内側支持機構，腕橈関節適合性，などから総合的に治療方針を決定する。

保存療法 → 手術療法 のターニングポイント

①骨端線閉鎖後も3カ月以上治癒傾向にない症例で病変が大きい，②外側である，③内側不安定性がある，などの場合には，いたずらに保存療法を継続することは橈骨頭の変形を含む関節症性変化につながる可能性がある[8]。

中学生での手術例が多く，長期休暇などのタイミングでの手術例が多いが，急速に進行する例もみられるため，試合があるからといって手術のタイミングを変更するのは大きなリスクを伴うことを十分に理解すべきである．少なくとも2～3カ月に一度はフォローすべきと考える．

STEP 3 手術療法（図5）

症例により関節鏡視下デブリドマン（arthroscopic debridement），軟骨骨片固定術（fragment fixation），関節面再建術［joint reconstruction（自家骨軟骨柱移植；mosaicplasty w/articular cartilage，肋軟骨移植術；costal osteochondral graft）］などが選択される．関節面の再建はドナーの問題があるものの，比較的早期に関節面の力学的負荷を分散させることが可能であり，これまでの報告からもさまざまな大きさ・部位にも良好な臨床成績が報告されている[9,10]．

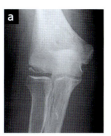
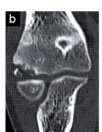
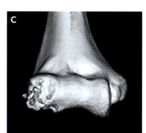
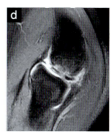
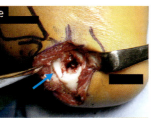
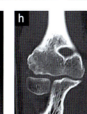
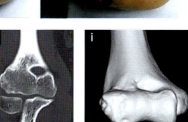
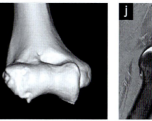
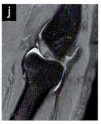

図5 手術療法
15歳，男子．
a：術前単純X線像．屈曲45°正面像．外側広範囲の病変．
b：術前CT
c：術前3D-CT
d：術前MRI
e：OCD病変部（**矢印**）
f：移植された骨軟骨柱（**矢印**）
g：術後単純X線像．屈曲45°正面像．腕橈関節の適合性は良好．
h：術後CT
i：術後3D-CT
j：術後MRI

（文献10より）

内側側副靱帯損傷
medial collateral ligament injury

Profile 肘内側側副靱帯（medial collateral ligament；MCL）損傷は，いわゆる外傷性の断裂とoverhead athletesのoveruseによるものがあり，診断，治療方針などが大きく異なる。本項では，主にoveruseによるものの診断，治療方針について述べる。近年アメリカを中心にプロ野球選手など多数の術後復帰選手が活躍していることから，上肢スポーツ障害の代表として認知されている。一方で，手術により能力が向上するという誤った考えや，診断・治療が不的確なため術後に成績不良となる選手も少なからず存在する。単にMRIによる画像診断のみでなく，尺骨神経障害，肘頭疲労骨折，TOSおよびこれらとの合併に注意して診断を行う。

診断

身体所見

下肢，体幹，肩甲帯，肩甲上腕関節の柔軟性，筋力の把握を行うことは，肘関節の診断をするうえで非常に重要であるが，本項では肘関節に着目して記載する。

圧痛は非常に重要な所見であり，内側上顆下端，MCL，尺骨鉤状結節，総指屈筋起始部，尺骨神経，腕橈関節（soft spot），橈骨頭，上腕骨小頭，肘頭，肘頭窩を丁寧に触診する。

> **POINT** 特に内側部の圧痛は，MCLの走行に留意して注意深く行う。

徒手検査

外反不安定性を確認するための最も一般的なテストは，moving valgus stress test[11]である。肘外反強制をしながら伸展していき，この範囲で70〜120°の範囲で最も疼痛が強ければMCL損傷の可能性が大きい。最大屈曲位，90°，30°の3肢位のみでもよい。断裂例では最大屈曲位〜90°の肢位で最も疼痛が強いことが多い[1]。最大屈曲位では後部線維を，屈曲90°では比較的前方の線維の状況を確認していることに留意しつつ検査を進める。肘関節屈曲・伸展中に尺骨神経亜脱臼の有無も確認する。より深い位置で亜脱臼感がある際には，snapping triceps syndromeの可能性について超音波検査などで確認する（triceps syndromeの場合，より深い位置で2段階に乗り上げる）。Tinel徴候は腋窩から内側上腕筋間中隔を含め，肘部管出口まで確認する[1]。内側上腕筋間中隔部分において，中隔の肥厚，三頭筋内側頭の肥大，動的因子などにより，いわゆる"Struthers' arcade"における尺骨神経絞扼性障害が生じている場合がある。

画像検査

・単純X線

成長期の上腕骨内側上顆下端障害がみられることがある。古島ら[12]は遺残骨片がある場合，MCL再建術を要するリスクが高くなることを報告している。高いレベルでの競技期間が長くなると，いわゆる肘関節症性変化が生じることが多い（**図6a**）。

・外反ストレス撮影

動的な不安定を示す重要な検査である（**図6b**，

c)。Haradaら[13]は60°屈曲位を推奨している。著者らの施設ではオリジナルに作製した木台を使用している[3]。

・CT，MRI検査

MRI検査はMCLを確認するためには必須と考える。近年，肘関節のコイルを用いてMCL anterior bundleの走行に適切に合わせた撮影をすることにより，MCLを鮮明に描出することが可能となっている。一方で，MRI検査によりMCLが確実に断裂していながらもプレーをしている選手がいることも事実である。

高度な外反不安定ストレス下にある状況が長い期間続くと，肘関節周囲，特に肘頭および肘頭窩に反応性の骨棘がみられ，valgus extension overload syndrome[14]とよばれる（図7）。これをどこまで切除するかについては見解が分かれるが，術式を決定するためにCT検査は重要である。

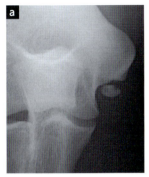
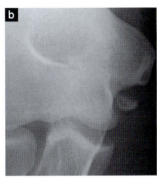
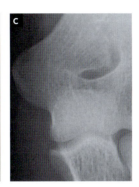

図6　単純X線像
18歳，男子。
a：単純X線像。内側上顆に遺残骨片がみられる。
b，c：自重ストレス撮影単純X線像。患・健側の関節裂隙を比べると2mm以上の差がみられる。
b：患側
c：健側

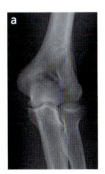
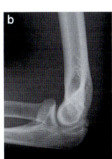
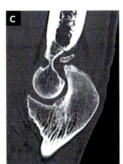
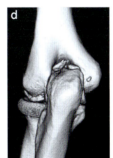
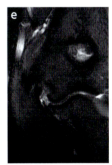

図7　プロ野球選手のvalgus extension overload syndrome
25歳，男性。
a：単純X線正面像
b：単純X線側面像
c：CT。肘頭窩に遊離した骨片を認める。
d：3D-CT。肘部管にも遊離骨片を認める。
e：MRI。内側側副靭帯の輝度変化がある。

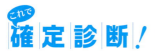
外反ストレス時（投球時）の肘内側部の疼痛，局所に限局した圧痛，およびストレスX線像において内側関節裂隙開大差2mmの外反不安定性（症候性）がみられ，MRIにおいてMCL断裂がみられること，さらに他の病態を除外することで，診断は確定する。

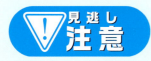

頚椎疾患
明らかな神経学的異常所見が疑われれば，頚椎単純X線やMRI検査を行い，頚椎病変を確認すべきである。

胸郭出口症候群（TOS）
圧痛として斜角筋三角[subclavian (supraclavicular) triangle]，鎖骨上窩(supraclavicular fossa)およびquadrilateral space (QLS)が重要な所見である。特殊なテストとして，Wright test，Roos test，Morley testを行う（p.194「肩関節－末梢神経損傷」参照）。特にRoos test[15]は感度が高く重要なテストである。画像検査として，単純X線像で頚肋を，単純CTで肋鎖間隙を，さらに造影CTによる鎖骨下動脈の圧迫と血栓の有無を確認する。超音波検査による前斜角筋－中斜角筋間距離（interscalene distance；ISD）や動脈最大血流量（peak systolic velocity；PSV）も重要な診断ツールとなってきている[16,17]（図8）。

肘頭疲労骨折
肘頭疲労骨折はvalgus extension overload syndromeの1つの病態である。近年，MCL損傷との関連が指摘されている[18]。肘関節後方障害のテストとして，extension stress testがある。検者は外反ストレスをかけて肘伸展動作を行い，その後外反ストレスをかけずに肘伸展動作を繰り返す。肘内側後方の痛みが誘発された場合に陽性とし，valgus extension overload syndromeを考える。疲労骨折は単純X線検査により確定診断される。肘頭疲労骨折は単純X線像によるFurushimaらの分類[19]がよく用いられる（図9）。成長期においては，一般的に投球側から骨端線が閉鎖すること，関節面から閉鎖することに留意して診断を行う。肘頭骨端離開（physeal type）は両側側面像を比較確認する必要がある。

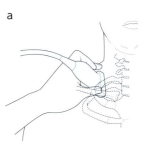
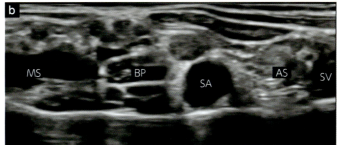
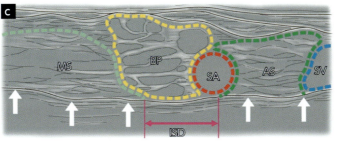

SV：subclavian vein
　　（鎖骨下静脈）
AS：anterior scalene muscle
　　（前斜角筋）
SA：subclavian artery
　　（鎖骨下動脈）
BP：brachial plexus
　　（腕神経叢）
MS：medial scalene muscle
　　（中斜角筋）
ISD：interscalene distance
　　（前斜角筋－中斜角筋間
　　距離）

（文献20より）

図8　超音波による斜角筋三角底辺間距離計測
右鎖骨上窩における描出画像。
a：検査肢位は頚部正中とし，鎖骨上アプローチで画像を描出する。
b：aのプローブ位置で描出された超音波像。
c：bの解説。ランドマークは第1肋骨とSAとし，第1肋骨は長軸像で最もhigh echo（**矢印**）になるように描出し，SAは短軸像で円形になるよう描出する。

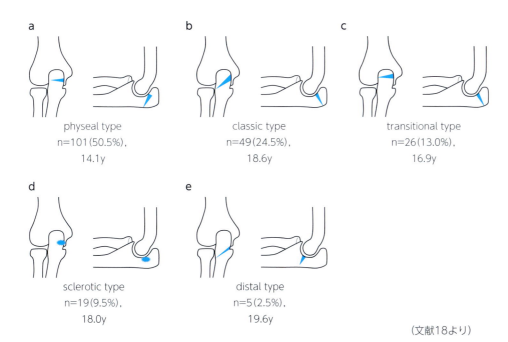

（文献18より）

図9　肘頭疲労骨折の分類
肘頭疲労骨折患者の分類，頻度および平均年齢（N＝200）。

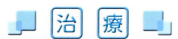

STEP 1 治療戦略

競技復帰を目的とする場合その目標設定は，競技レベル，年齢，ポジションなどさまざまな因子により決定されるため，一律に手術適応を決めることは困難である．そのため治療戦略としては，まずは合併症を含む正しい診断を行うこと，次に十分な保存療法を行うこととなる．それにもかかわらず，競技レベルの投球が困難で，本人の復帰に対する強い希望がある場合には手術療法となる．

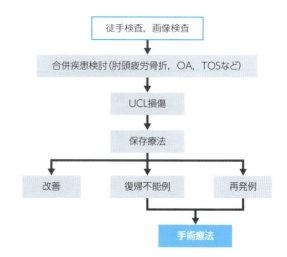

STEP 2 保存療法

競技レベルのスポーツを継続しないのであれば局所安静で改善することが多く，再建術の必要はない．2～3カ月の投球制限，肘屈曲回内筋群の強化のみでなく，全身のconditioning改善，肩甲胸郭運動，肩腱板および肩関節周囲筋の強化などで肘関節の過剰な外反ストレスが軽減されれば，疼痛は改善可能な例も少なくない．しかし，高いレベルの投手では一時的に復帰できても再度疼痛を繰り返し，結局再建術を行うことになる場合も多い[1]．近年，MCL部分損傷に対する多血小板血漿(platelet rich plasma；PRP)療法の有効性が報告されている[21]．しかし，現在のところlevel I studyは行われておらず，American Shoulder and Elbow Surgeonsの調査では，プロレベルのMCL断裂の完全断裂については手術適応とのコンセンサスがあるとの報告がある[22]．

STEP 3 手術療法

基本的には損傷された靱帯は新鮮外傷例を除き一次修復は困難であり，再建術を要する．現在はJobeらが報告したMCL再建術[23]が，いわゆるTommy John手術として広く認知されているが，初期固定力，再々建の可否などの点から，著者は骨釘を用いる伊藤法[1]が最も優れていると考えている．また，合併症がある場合には同時手術の必要性についても十分に検討すべきである．

上腕骨外側上顆炎（テニス肘）
lateral epicondylitis of the humerus (tennis elbow)

 上腕骨外側上顆炎（テニス肘）は日常診療で多く遭遇する疾患である。日本整形外科学会『上腕骨外側上顆炎診療ガイドライン』は，テニス肘を肘外側の有痛性障害のうち，前腕伸筋群，特に短橈側手根伸筋（extensor carpi radialis brevis；ECRB）起始部の腱付着部炎（enthesopathy）と定義している[24]。

診断

診断基準

①抵抗性手関節背屈運動で肘外側に疼痛が生じる
②外側上顆の伸筋腱起始部に最も強い圧痛がある
③腕橈関節障害など伸筋腱起始部以外の障害によるものは除外する

　上腕骨外側上顆炎は多くの場合保存療法が有効である。しかし，関節内病変や橈骨管症候群などの神経性疾患など，いわゆる難治性の場合も存在するため，まずは正確な診断が必要である。

徒手検査

　Thomsen test, Chair test, middle finger extension testなどのストレステストがある。

画像検査

- **単純X線**

　典型的な像はないが，石灰化や骨棘がみられることがある。

- **超音波所見**

　腱付着部の炎症，部分断裂，軟骨下骨変化などを確認する。

- **MRI**

　上腕骨外側上顆炎症例のMRIで，ECRB起始部におけるT2強調高信号像は特異的ではなく診断価値は低い。しかし，長期経過例の症例では比較的よく認められる。近年の解像度の高いMRI検査では，詳細な情報を提供できるとの報告もある。

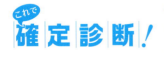 伸筋腱断裂，側副靱帯・輪状靱帯の刺激状態，滑膜ひだ（フリンジ）などを完全に除外することは不可能である。少なくとも後骨間神経の絞扼性神経障害とされる橈骨管症候群は除外する。

治療

STEP 1 治療戦略

上腕骨外側上顆炎の治療は保存療法が主であるが，ときに手術療法も行われている。

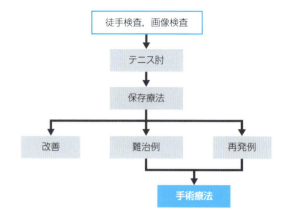

STEP 2 保存療法

保存療法は，装具療法（テニス肘バンド），理学療法，薬物療法，ステロイド局所注射（局注），体外衝撃波療法（extracorporeal shock wave therapy；ESWT），PRP療法などがある。ステロイド局注は短期的には他の保存療法より有効であるという論文が多い。局注の具体的方法は統一されていない。副作用として，ECRBおよび外側側副靱帯複合体起始部の断裂，顔面紅潮，注射部位の疼痛，皮膚萎縮などが報告されており，いたずらに継続すべきではないと考える。ESWT長期フォローでも疼痛改善があるとする報告があるが，他の治療法と比べて統計学的な優位性はみられないとする報告もある[25]。

保存療法 → 手術療法 のターニングポイント

一定の見解はないが，通常6カ月以上の保存療法を行っても症状の残存する例に対して手術療法が行われる。手作業やスポーツ例，特に競技レベルが高いほど再発率は高いとされ，肘関節への環境を変えても改善しない，もしくは環境を変えられない場合には手術を検討する。

STEP 3 手術療法

関節内病変に対しては，関節鏡による滑膜ひだの腕橈関節内へのインピンジメント（synovial fringe）除去が有効であるとの報告がある。関節外病変に対してはECRB付着部切除と新鮮化を行う方法（Boyd法[26]，Nirschl法[27]）を行う。ガイドラインでは橈骨管症候群は除外するとあるが，実際には完全に除外することは困難な場合があり，手術療法においては，神経障害の合併がある場合には，arcade of Frohseの緊張を緩める神経除圧術も同時に行っている。

（船越忠直）

文献

1) 伊藤恵康著. 肘関節外科の実際 私のアプローチ. 東京：南江堂；2011.
2) Takahara M, Shundo M, Kondo M, et al. Early detection of osteochondritis dissecans of the capitellum in young baseball players. Report of three cases. J Bone Joint Surg Am 1998；80 (6)：892-7.
3) 草野 寛, 古島弘三, 船越忠直, ほか. 肘関節の画像診断. 関節外科 2018；37(4月増刊)：78-92.
4) 三浪三千雄, 中下 健, 石井清一, ほか. 肘関節に発生した離断性骨軟骨炎25例の検討. 臨整外 1979；14：805-10.
5) 岩瀬毅信, 井形高明. 上腕骨小頭骨軟骨障害. 整外MOOK 1988；54：26-44.
6) Takahara M, Ogino T, Tsuchida H, et al. Sonographic assessment of osteochondritis dissecans of the humeral capitellum. AJR Am J Roentgenol 2000；174：411-5.
7) Iwasaki N, Kamishima T, Kato H, et al. A retrospective evaluation of magnetic resonance imaging effectiveness on capitellar osteochondritis dissecans among overhead athletes. Am J Sports Med 2012；40：624-30.
8) Matsui Y, Funakoshi T, Momma D, et al. Variation in stress distribution patterns across the radial head fovea in osteochondritis dissecans：predictive factors in radiographic findings. J Shoulder Elbow Surg 2018；27：923-30.
9) Iwasaki N, Kato H, Ishikawa J, et al. Autologous osteochondral mosaicplasty for osteochondritis dissecans of the elbow in teenage athletes：surgical technique. J Bone Joint Surg Am 2010；92 Suppl 1 Pt 2：208-16.
10) Funakoshi T, Momma D, Matsui Y, et al. Autologous osteochondral mosaicplasty for centrally and laterally located, advanced capitellar osteochondritis dissecans in teenage athletes：clinical outcomes, radiography, and magnetic resonance imaging findings. Am J Sports Med 2018；46：1943-51.
11) O'Driscoll SW, Lawton RL, Smith AM. The "moving valgus stress test" for medial collateral ligament tears of the elbow. Am J Sports Med 2005；33：231-9.
12) 古島弘三, 伊藤恵康, 岩部昌平, ほか. 投球障害における裂離骨片を伴った肘内側側副靱帯損傷−保存例と手術例の比較−. 日肘関節会誌 2012；19：102-5.
13) Harada M, Takahara M, Maruyama M, et al. Assessment of medial elbow laxity by gravity stress radiography：comparison of valgus stress radiography with gravity and a Telos stress device. J Shoulder Elbow Surg 2014；23(4)：561-6.
14) Wilson FD, Andrews JR, Blackburn TA, et al. Valgus extension overload in the pitching elbow. Am J Sports Med 1983；11：83-8.
15) Roos DB. Edgar J. Poth Lecture. Thoracic outlet syndromes：update 1987. Am J Surg 1987；154：568-73.
16) 井上 彰, 古島弘三, 宇良田大悟, ほか. 鎖骨下動脈における血流速度測定の信頼性と第一肋骨切除術前後の血流速度変化の検討. 日整外スポーツ医会誌 2017；37：53-8.
17) 井上 彰, 古島弘三, 草野 寛, ほか. 胸郭出口症候群診断のための斜角筋三角底辺間距離計測の信頼性と再現性−術前超音波所見と術中内視鏡所見との比較−. 日整外スポーツ医会誌 2018；38：51-6.
18) Funakoshi T, Furushima K, Momma D, et al. Alteration of Stress Distribution Patterns in Symptomatic Valgus Instability of the Elbow in Baseball Players：A Computed Tomography Osteoabsorptiometry Study. Am J Sports Med 2016；44：989-94.
19) Furushima K, Itoh Y, Iwabu S, et al. Classification of Olecranon Stress Fractures in Baseball Players. Am J Sports Med 2014；42：1343-51.
20) 船越忠直, 古島弘三, 草野 寛. 胸郭出口症候群に対する診断と第1肋骨切除術. 岩崎倫政編. OS NEXUS 17 末梢神経障害・損傷の修復と再建術. 東京：メジカルビュー社；2019. p122-31.
21) Podesta L, Crow SA, Volkmer D, et al. Treatment of partial ulnar collateral ligament tears in the elbow with platelet-rich plasma. Am J Sports Med 2013；41：1689-94.
22) Hurwit DJ, Garcia GH, Liu J, et al. Management of ulnar collateral ligament injury in throwing athletes：a survey of the American Shoulder and Elbow Surgeons. J Shoulder Elbow Surg 2017；26：2023-8.
23) Jobe FW, Stark H, Lombardo SJ. Reconstruction of the ulnar collateral ligament in athletes. J Bone Joint Surg Am 1986；68：1158-63.
24) 日本整形外科学会診療ガイドライン委員会/上腕骨外側上顆炎ガイドライン策定委員会編. 上腕骨外側上顆炎診療ガイドライン. 東京：南江堂；2006.
25) Aydin A, Atic R. Comparison of extracorporeal shock-wave therapy and wrist-extensor splint application in the treatment of lateral epicondylitis：a prospective randomized controlled study. J Pain Res 2018；11：1459-67.
26) Boyd HB, McLeod AC Jr. Tennis elbow. J Bone Joint Surg Am 1973；55：1183-7.
27) Nirschl RP, Pettrone FA. Tennis elbow. The surgical treatment of lateral epicondylitis. J Bone Joint Surg Am 1979；61：832-9.

II 疾患別治療法

肘関節
脱臼, 骨折ほか（小児）

肘内障, 上腕骨外側顆骨折, 上腕骨顆上骨折, Monteggia骨折に代表される肘関節脱臼・骨折について, その診断と治療と対応について概説する。

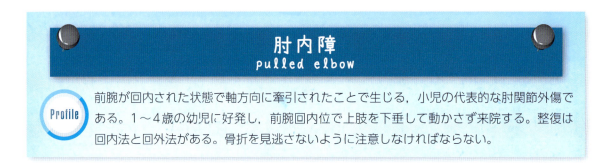

肘内障
pulled elbow

Profile 前腕が回内された状態で軸方向に牽引されたことで生じる, 小児の代表的な肘関節外傷である。1〜4歳の幼児に好発し, 前腕回内位で上肢を下垂して動かさず来院する。整復は回内法と回外法がある。骨折を見逃さないように注意しなければならない。

診 断

身体所見

　前腕回内位で上肢を下垂した肢位で動かそうとしないのが特徴である（**図1**）。患側上肢を動かさない, 挙上できないということで保護者に連れられて来院する。腕を引っ張られて受傷するのが特徴といわれるが, 実際にそのような受傷機転での受傷は半数程度という報告もあり, ただ一緒に遊んでいた, 寝返りをした, 飛び付かれたなどはっきりしない場合も多い[1]。

徒手検査

　健側と比較しても肘に腫脹を認めないのが特徴である。前述のように回内下垂位で動かさないが, 肘を屈伸させたり橈骨頭を触知すると痛がる。

画像検査

　単純X線像では異常所見がないが, 超音波画像で橈骨頭と上腕骨小頭の間に挟まる構造物が, 回外筋が輪状靭帯とともに腕橈関節内に引き込まれる像として描出され, この所見が診断根拠になりうる[2]。

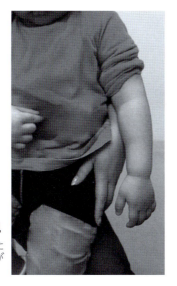

図1　肘内障の身体所見
前腕回内位で上肢を下垂した肢位で動かそうとしないのが特徴である。

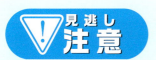

上記所見より確定診断に至るが，骨折との鑑別が重要である。同様に上肢を動かさず，肘周辺を痛がるが，腫脹，圧痛が強い場合，単純X線像で骨折の有無を確認する。また超音波所見における関節内血腫（高エコー像）の存在も骨折の存在を示唆する重要な所見となる[2]。

骨折であるにもかかわらず肘内障と診断して，無理な徒手整復を行うようなことはあってはならない。

STEP 1　治療戦略

上記検査で肘内障と診断されれば徒手整復に入る。

STEP 2　保存療法

整復は徒手的に診察室で行うことが可能である。整復操作には母指を橈骨頭にあてがい肘関節を屈曲しつつ回外していく回外法（図2）と，屈曲しつつ（過）回内していく（過）回内法がある。近年，回内法の整復率が高く整復後の疼痛の程度も小さいといわれ，その有用性が報告されている[3]が，どちらも整復時に小さなクリックを指に感じる。回外法あるいは回内法で整復されない場合はもう一方の整復法で整復を試みる。整復後も患児の機嫌が悪い場合が多いので，自動運動の確認には一度診察室外に出て落ち着いてから確認するのがよい。

再発することも少なくないため，患児の手を強く引っ張ることのないように保護者には指導しておく。

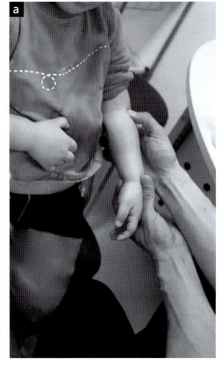
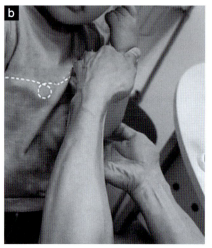

図2 肘内障の整復操作
母指を橈骨頭にあてがい（a），肘関節を屈曲しつつ回外していく（b，回外法）。

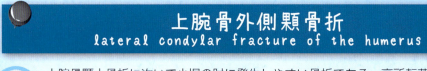

上腕骨外側顆骨折
lateral condylar fracture of the humerus

Profile 上腕骨顆上骨折に次いで小児の肘に発生しやすい骨折である。高所転落で発生するが，単純X線像では斜めに走行する骨折を評価するため斜位像も重要である。肘関節鋭角屈曲位前腕回内位で外固定を行うが，一般に転位が2mm以上であれば手術を考慮する。

診断

身体所見

高所からの転落により受傷するが，肘関節が伸展位で内反強制され，外側筋群による牽引力と尺骨近位端によるくさび効果による受傷機転[4]がある。上腕骨外側顆部を中心にして腫脹・圧痛を認めるが，上腕骨顆上骨折のような著明な変形を起こすことは少ない[5]。

画像検査

　単純X線像において古くから肘関節正面像による分類がいくつか知られている[4]が，実際には斜めに走行する骨折線を評価できていないことがあるため，斜位像やCTでの評価も重要である。

　また，ときに単純X線像では骨折線が外側にしか確認しえない上腕骨遠位骨端離開のこともある。関節造影や骨折部造影，超音波画像が診断の一助になる。関節造影などの検査は術前全身麻酔下で行うのが現実的であるが，内側まで骨折線の及ぶ骨端離開を疑えば内側の整復固定が必要になる。これを怠り外側顆骨折として外側のみ固定を行うと，後に高度な内反肘変形をきたす可能性があるので十分注意が必要である。

これで確定診断！ 上記画像診断で正確に外側顆骨折であること，またその転位状態を確認して治療戦略を立てていく。

見逃し注意 前述の肘内障と同様，疼痛のために上肢を動かさずにいるが，受傷機転や受傷時の状況を正確に聴取して見逃さないように注意したい。また，内側まで骨折線の及ぶ上腕骨遠位骨端離開は単純X線像において骨折線が外側しか写らないことがあるため注意が必要である。

治療

STEP 1 治療戦略

　2mm以上の転位は手術適応となるが，2mm未満でも外固定中に側方転位が増強し，いわゆるlate displacementの状態となり，当初保存療法を計画しても1〜2週間を経て手術適応となる場合もある。

STEP 2 保存療法

　外固定を肘関節鋭角屈曲位前腕回内位とすることで，骨片を後方より三頭筋腱，前方より橈骨頭で挟み安定化させて，さらに回内位をとることで短橈側手根伸筋が骨片を押さえ込む。そうすることで極力このlate displacementを防ぐ。

　実際には受傷直後の腫脹，疼痛のため鋭角屈曲位が困難なことがある。その場合は100°程度を目標に無理ない固定を心がける。

　3〜4週間程度，この外固定を継続する。

保存療法 → 手術療法 のターニングポイント

転位が2mm以上であれば手術適応と考えてよい．また前述のような肢位で保存療法を行ってもlate displacementが起きて転位が2mm以上となれば手術適応となる．

STEP 3 手術療法

上腕骨「外側」顆は外側というよりは肘の後方にあることを意識すべきである．そのため，著者らは後外側アプローチを好んで用いている．関節面の整復状態を確認しやすく術後の瘢痕も目立ちにくい[6]．

固定法はKirschner wire（K-wire）のみで固定性に不安のある場合は軟鋼線を通し，鋼線締結法（tension band wiring）を行う．当然，術後外固定肢位は肘関節鋭角屈曲位前腕回内位が理想的であるが，確実な内固定ができているのであれば肘関節屈曲位でよいと考えている[5]．

上腕骨顆上骨折
supracondylar fracture of the humerus

Profile 上腕骨顆上骨折は最も高頻度に発生する小児肘関節周囲骨折である．高所からの転落で発生するが，転位の強いことも多く，さまざまな合併症を起こしうる．的確な診断，治療方針を立ててこれらを防ぐことが重要である．

診 断

身体所見

上腕骨外側顆骨折と同様，高所からの転落により肘関節を伸展して手をついて受傷する．ほとんどが伸展型で肘関節を屈曲して肘をついて受傷する屈曲型はきわめてまれである．本項では伸展型について述べる．

内旋，内反，過伸展方向に転位し[7]後方にシフトするが，転位が強い場合，近位の内側前方の鋭利な骨折端が突出して前方の皮膚を貫こうとして皮膚がすぼまった状態となる（pucker sign）．転位が強いと外観上のずれもかなり目立つため，「肘が脱臼した」とみられ，救急要請される場合も少なくない（図3）．

画像検査

上腕骨顆上部の骨折で診断は容易であるが，転位がほとんどない場合は単純X線側面像でのfat pad signを参考にする．

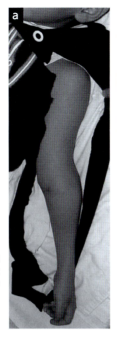
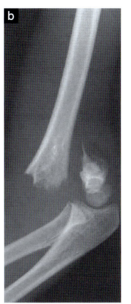

図3　上腕骨顆上骨折の外観
転位が強いと外観上のずれもかなり目立つため，「肘が脱臼した」とみられ，救急要請される場合も少なくない。
a：外観像
b：単純X線側面像

上記画像診断で正確に上腕骨顆上骨折であること，またその転位状態を確認して治療戦略を立てていくが，さまざまな合併症を起こしうるためそれらを見逃さないように注意が必要である。

ここに挙げる合併症は重要なので，特に注意を払いたい。

①神経障害

近位の骨折端が前方に突出するような転位が強い状態では，前方に走る正中神経ないし橈骨神経が圧迫，牽引され麻痺が生じうる。例えば，正中神経では前骨間神経の成分が主に麻痺するため長母指屈筋，示指の深指屈筋が働かず，いわゆるつまみ動作ができなくなる。受傷時の気が動転している状態で麻痺を評価するのは困難であるが，可能な限り早期に神経の損傷状態を確認し，整復・固定を行うべきである。

②コンパートメント症候群，Volkman拘縮

骨折遠位部が腫脹して起こる。所見として古くから5P [Pain (疼痛), Pallor (蒼白), Pulselessness (脈拍消失), Paresthesia (知覚異常), Paralysis (運動麻痺)] が知られるが，Pain以外はみられないことのほうが多く，Noonanらは3A [Agitation (興奮), Anxiety (不安), Analgesic requirement (鎮痛の必要性)] を提唱している[8]。いずれにしても疼痛が最も重要なサインであるが，PCA (patient controlled analgesia) による鎮痛管理で痛みがマスクされ見逃されてしまうことがあり，そこが要注意である。

キャストやきつい包帯固定の解除などで回避しうることもあるが，それでも改善しない場合は緊急の筋膜切開が必要となる。

これを見逃すと筋は阻血の状態となり，いわゆるVolkman拘縮の状態となる。重篤な機能障害をきたすため，この点を認識し，見逃さないように心がけたい。

③内反肘

外観上の問題のみならず，遅発性尺骨神経麻痺，遅発性後外側不安定性，再骨折を起こすことが知られており，矯正骨切りが必要となる[9]。過去にさまざまな骨切り法が紹介されてきたが，著者らは内反方向のみの矯正でも問題ないことを調べ[7]，現在は直角三角形をくり抜いて矯正する方法で簡便に行っている[10]。

治療

STEP 1 治療戦略

かつては垂直牽引を行ってきたが，入院が長期に及ぶこと，屈曲可動域改善の遷延化がみられること[11]から，転位のほとんどない症例には外固定，転位のみられる症例には手術治療を積極的に行っている。

STEP 2 保存療法

・Gartland Ⅰ型

転位のほとんどない症例は腫脹に気を配りながら外固定を3週程度行う。

保存療法 → 手術療法 のターニングポイント

転位の強い場合は手術を検討する。転位の強くない場合でも内側の骨皮質が粉砕していれば，今後内反肘に進行する可能性が高いため手術を検討する。

STEP 3 手術療法

・Gartland Ⅱ型

内側の粉砕例は，たとえ転位が軽微でも今後内反肘に進行する可能性が強いため，手術が考慮される。徒手矯正後ピンニング固定となるが，尺骨神経損傷のリスクを回避するため，内側からのピン刺入を行わず外側から複数本のピンニングとする症例を見受けるが，重要なのは内側をしっかり整復固定して内反肘を防止することである。

内側小皮切を加えれば，尺骨神経の位置や内側の整復状態を直接確認できるので，内側のピン刺入を考慮してよいと考えている。

・Gartland Ⅲ型

転位の強い症例においても徒手矯正，経皮ピンニングを行うことが一般に知られているが，転位の強い骨片に対して繰り返し徒手矯正を行うことは，神経血管束の嵌合を助長させる可能性やコン

パートメント症候群に陥る可能性が出てくる。そのため，徒手矯正が困難な場合，前方は直下に上腕骨近位骨折端が存在するので，前方横切開を加えて愛護的に整復する。そうすることで神経血管束の損傷状態も確認できる。神経血管束の圧迫，牽引があればこれを解除して，ピンニング固定を行う。内側のピン刺入の際に尺骨神経に留意することは前述の通りである。

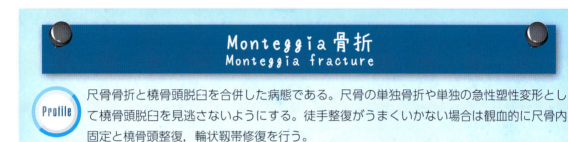

Monteggia骨折
Monteggia fracture

Profile 尺骨骨折と橈骨頭脱臼を合併した病態である。尺骨の単独骨折や単独の急性塑性変形として橈骨頭脱臼を見逃さないようにする。徒手整復がうまくいかない場合は観血的に尺骨内固定と橈骨頭整復，輪状靱帯修復を行う。

診断

身体所見

転倒により前腕に強い回内方向への力が働き，尺骨骨折部より橈骨に力がかかって橈骨頭が脱臼するとされる。脱臼した橈骨頭が触知される場合もあるが，多くは単純X線像で確認する。

画像検査

尺骨骨折を認めた場合は，肘関節の単純X線像を確認し，橈骨頭と上腕骨小頭の中心が対向しているかを確認して，橈骨頭脱臼の有無を確認する。Bado[12]によりⅠ型（尺骨骨折前方凸変形と橈骨頭前方脱臼），Ⅱ型（尺骨骨折後方凸変形と橈骨頭後方脱臼），Ⅲ型（尺骨骨折外側方凸変形と橈骨頭外側脱臼），Ⅳ型（橈尺骨骨折と橈骨頭前方脱臼）に分けられ，Ⅰ型が最も多い。

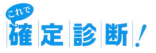 単純X線像上，尺骨骨折と橈骨頭脱臼を認めた場合はMonteggia骨折の診断となる。

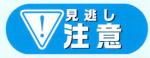 橈骨頭脱臼が見逃されて陳旧化すると治療が困難になるため注意が必要である。尺骨骨折や尺骨の急性塑性変形(弯曲)がみられた際には，橈骨頭の脱臼を必ず疑うべきである。健側との比較も有用である。また橈骨頭前方脱臼の際に後骨間神経が圧迫や牽引により麻痺することがあるので注意が必要である。

治 療

STEP 1 治療戦略

　徒手整復を試み，うまくいかない場合は観血的に尺骨の内固定と橈骨頭整復，輪状靱帯修復を行う。受傷後早期の新鮮例であれば徒手整復でうまくいく場合が多いが，数日以上経過すると困難なこともあり，手術に至る場合も少なくない。

STEP 2 保存療法

　尺骨骨折が整復されれば橈骨頭脱臼も同時に整復される場合が多いため，まず徒手整復を試みる。徒手整復は長軸方向の牽引下に尺骨の整復と同時に橈骨頭の整復を行う。小児の急性塑性変形でも同様に整復される[13]。

保存療法 → 手術療法 のターニングポイント

　徒手整復で橈骨頭の整復が得られた場合は外固定を行い，そのまま保存的に経過をみるが，徒手整復でうまく整復位が得られない場合は手術を考慮する。また整復位が得られても，成人例の場合は尺骨骨折にプレート固定を行い，整復位を保持するのが無難である。

STEP 3 手術療法

　尺骨骨折をプレート固定により整復固定し，橈骨頭の整復が得られていればそのまま外固定でよいが，得られない場合は観血的に橈骨頭の整復と輪状靱帯の修復を行う。

（高木岳彦）

文 献

1) 麻生邦一. 肘内障の臨床的検討－とくに受傷機転と治療法の検討－. 日小整外会誌 2008；17：122-6.
2) 皆川洋至. 整形外科超音波画像の基礎と臨床応用－見えるから分かる，分かるからできる－. 日整会誌 2012；86：1057-64.
3) Macias CG, Bothner J, Wiebe R. A comparison of supination/flexion to hyperpronation in the reduction of radial head subluxations. Pediatrics 1998；102：e10.
4) Jakob R, Fowles JB, Rang M, et al. Observations concerning fractures of the lateral humeral condyle in children. J Bone Joint Surg Br 1975；57：430-6.
5) 高木岳彦, 関　敦仁, 高山真一郎. 上腕骨外側顆骨折. 整・災外 2012；55：537-42.
6) Moran N, Hunter JB, Colton CL. The posterolateral approach to the distal humerus for open reduction and internal fixation of fractures of the lateral condyle in children. J Bone Joint Surg Br 2000；82：643-5.
7) Takagi T, Takayama S, Nakamura T, et al. Supracondylar osteotomy of the humerus to correct cubitus varus: do both internal rotation and extension deformities need to be corrected? J Bone Joint Surg Am 2010；92：1916-26.
8) Noonan KJ, McCarthy JJ. Compartment syndromes in the pediatric patient. J Pediatr Orthop 2010；30：S96-101.
9) 高木岳彦, 高山真一郎. 小児上腕骨顆上骨折後の内反肘変形に対する骨切り術. 関節外科 2014；33：868-72.
10) Takagi T, Seki A, Takayama S, et al. Modified Step-cut osteotomy for correction of post-traumatic cubitus varus deformity: a report of 19 cases. J Peditatr Orthop B 2016；25：424-8.
11) 江口佳孝, 高山真一郎, 日下部浩, ほか. 上腕骨顆上骨折垂直牽引法における屈曲可動域改善遷延例の検討. 日肘関節会誌 2007；14：65-7.
12) Bado JL. The Monteggia lesion. Clin Orthop 1967；50：71-86.
13) Takagi T, Mochida J, Takayama S. Gentle manual reduction for traumatic bowing/plastic deformation of the ulna with radial head dislocation. J Hand Surg Am 2014；39：2346-8.

II 疾患別治療法

肘関節
脱臼，骨折ほか（成人）

　肘関節は腕橈関節，腕尺関節，さらには近位橈尺関節の3つの構成体よりなり，肘関節屈伸運動および前腕回旋運動を司っている。この部位での外傷は，とりわけ偽関節あるいは拘縮といった問題を引き起こしやすく，日常生活への支障は著しいものとなる。従って，それらを回避することが治療上の最大の目標となる。本項では，まず成人の代表的な肘関節外傷を取り上げ，それらの診断および治療について述べる。

上腕骨遠位部骨折
distal humeral fracture

Profile
　成人の肘関節周囲骨折としては最も頻度の高い外傷の1つである。上腕骨遠位部の骨折部位別に顆上部骨折，顆間部骨折，通顆骨折に分けられる（**図1**）。若年者では比較的高エネルギー外傷によって起こることが多いが，近年では高齢者の脆弱性骨折としての上腕骨通顆骨折が増加してきている。上腕骨顆部は解剖学的に骨折面の接触面積が小さく，とりわけ高齢者では遷延癒合や偽関節が起こりやすいことを周知しておくべきである。
以下，頻度の高い高齢者のケースとして解説する。

診断

身体所見

　肘周囲の高度な腫脹，皮下出血斑とともに痛みを伴う可動域制限が顕著である。

画像検査

　単純な骨折型では単純X線正・側面2方向で診断は十分可能である（**図2**）。

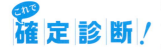
　粉砕骨折例など詳細な骨折線の存在を確認するためには必ずCTを撮影する。単純X線では判別できなかった新たな骨折線が確認されることも多い。

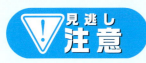 痛みのために正確な2方向の撮影ができず，斜位となり骨折線や関節面の読影が困難となることが多いので注意が必要である。

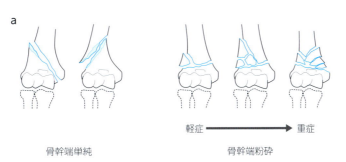

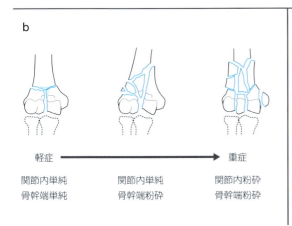

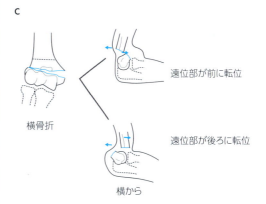

図1 上腕骨遠位部骨折の骨折型
a：上腕骨顆上部骨折
b：上腕骨顆間部骨折
c：上腕骨通顆骨折

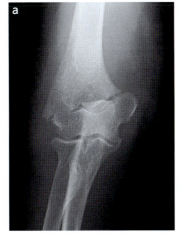
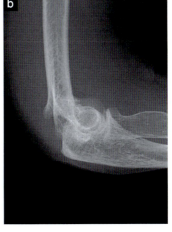

図2 上腕骨通顆骨折例の単純X線像
86歳，女性。
a：正面像
b：側面像

治療

STEP 1 治療戦略

　転位がないものでも骨癒合は遷延しやすく，漫然としたキャスト固定の経過中に偽関節化が明瞭となることも珍しくない。また，高齢者特有の全身合併症や認知症の問題，さらには高齢者にとっての肘関節は，つかまり立ちなどの補助で過度な荷重がかかりやすいなどの理由により，積極的に手術療法を行うことが望ましい。

STEP 2 保存療法

　全身状態の問題により麻酔が施行できない場合などに限定されるものと考える。

STEP 3 手術療法

　遠位骨片が小さく強固な内固定が困難となりやすいことや，骨折部に回旋力がかかりやすいことを考慮して，double plateによる強固な固定がgold standardである（図3）。

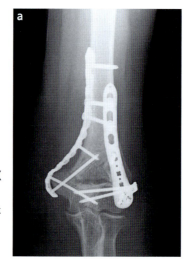
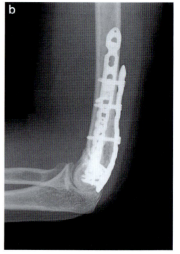

図3　上腕骨通顆骨折の術後単純X線像
67歳，女性。double plateによる強固な固定を行った。
a：正面像
b：側面像

上腕骨小頭・滑車骨折
distal humeral coronal shear fracture

Profile 肘関節周辺骨折の1％という頻度で比較的まれな外傷であり，一般的には中高年女性に好発する脆弱性骨折であるが，骨端線閉鎖前の時期にも小さなピークがある。上腕骨小頭と滑車の冠状面に骨折線を生じる関節内骨折であり，McKee[1]らはcoronal shear fractureと呼称している。上腕骨小頭単独骨折の場合もあれば，滑車骨折を合併する場合もある。さらに，転位のわずかな上腕骨外側顆骨折を合併していることも多い。

診断

身体所見

肘関節前方部の圧痛を認める。屈曲・伸展の運動時痛が強く，痛みによる可動域制限を認める。

画像検査

典型的なものでは，肘関節側面像でdouble arc sign[1]を認める（図4）。

確定診断！ 小頭および滑車部の骨折型の正確な評価には3Dを含むCTが有用である（図5）。その際，Dubberley分類[2]（図6）に基づいて骨折型診断を行う。

見逃し注意 単純骨折で転位の小さなタイプでは見逃されることがあるので注意を要する。特に単純X線正面像では判別が難しく，正確な側面像撮影が大切である。

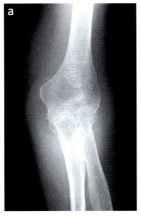
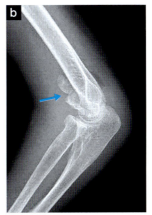

図4 上腕骨小頭・滑車骨折例の単純X線像
61歳，女性。正面像（a）ではわかりにくいが，側面像（b）でdouble arc sign（**矢印**）が認められた。

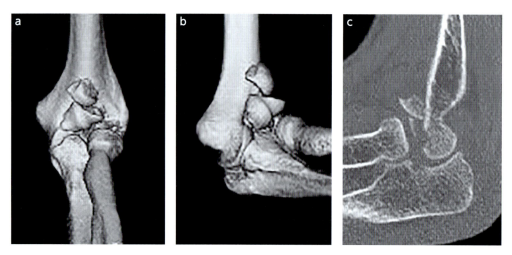

図5 上腕骨小頭・滑車骨折例のCT所見
a, b：3D-CTで小頭および滑車の骨片が明瞭に確認された。
b：矢状面像では小頭後壁の粉砕は確認されなかった。

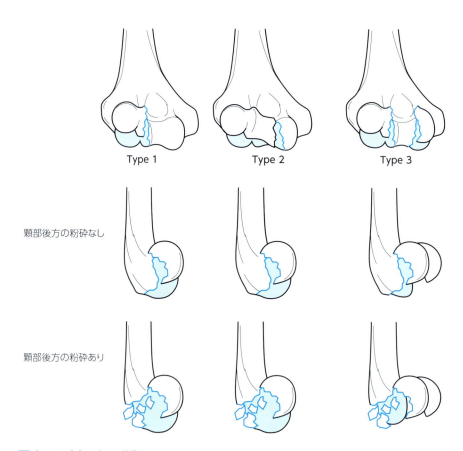

図6 Dubberley分類
Type 1：小頭および滑車外側縁を含む骨折
Type 2：小頭および滑車を含み一塊となった骨折
Type 3：小頭および滑車を含み粉砕している骨折

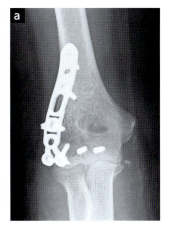
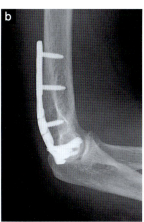

図7 上腕骨小頭・滑車骨折の術後単純X線像

70歳，女性。拡大外側アプローチで展開した。バットレスプレート固定を併用してheadless bone screwによる骨片固定を行った。
a：正面像
b：側面像

治療

STEP 1 治療戦略

骨片は不安定な関節内骨折であり，正確な解剖学的整復および強固な内固定が原則となる。とりわけ小頭後壁の粉砕がある場合は手術の難度も高く，速やかに上肢を専門とする高次施設へ搬送するべきである。

STEP 2 手術療法

アプローチ法として外側，前外側，後方，拡大外側などがあるが，術前の骨折型評価に照らして適宜選択する。骨片を埋没タイプのheadless bone screwや吸収性ピンにより固定するが，後壁の粉砕がある場合は骨移植やバットレスプレート固定を併用する（図7）。

橈骨頭単独骨折
isolated radial head fracture

Profile 頻度は肘関節周辺骨折の約1/3とされており，そのうちの約8割が成人に起こるとされている。一般的に高所からの転倒・転落などで起こりやすいが，近年は高齢者の脆弱性骨折も増加してきている。特に高エネルギー外傷では，内側側副靱帯損傷や肘頭骨折，脱臼を合併することもある。

診断

身体所見

肘関節外側に腫脹・圧痛を認める。前腕回内・外での運動時痛が誘発されやすい。

画像検査

典型的なものは単純X線で明瞭に確認される（図8）。小児では頚部の骨折がほとんどであるが，

成人の場合は骨頭骨折となりやすい。治療方針決定の指標として、骨折型はMason-Morrey分類[3]（**図9**）で評価を行う。

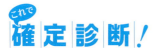 頚部の圧潰の程度や骨頭部の粉砕の程度の詳細な評価はCTが有用である。

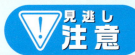 わずかな傾斜（圧潰）を伴う頚部骨折や転位の少ない骨頭の辺縁部骨折は単純X線の画像評価だけでは見逃されやすいので、身体所見としての圧痛の有無を確実に評価し、疑わしきはCT精査を追加すべきである。

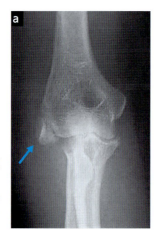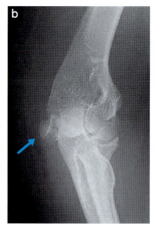

図8　橈骨頭骨折例の単純X線像

69歳、女性。橈骨頭は明らかに骨折しており、大きく関節外へ転位していた（**矢印**）。

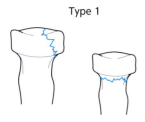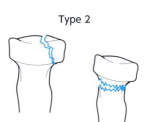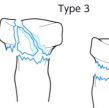

図9　Mason-Morrey分類

Type 1：骨頭骨片の転位が2mm未満、もしくは頚部の転位が10°未満。
Type 2：2mm以上、もしくは10°以上の転位のある関節面を30％以上含んだもので粉砕骨折ではないもの。
Type 3：橈骨頭全体に及ぶ粉砕骨折、あるいは大きく転位した骨折。
Type 4：骨折のタイプにかかわらず肘関節脱臼に合併したもの（便宜上、シェーマでは割愛）。

治療

STEP 1　治療戦略

　原則的にMason type 1は保存的に加療する。Mason type 2でも頚部の傾斜が15°以内であれば保存的とする。それ以外のタイプでは観血的整復固定の適応である。

STEP 2　保存療法

　一般的に2週程度の外固定とする。その後，外反ストレスを禁止しながら肘関節の屈伸運動を行う。途中，転位の増強があれば手術療法へ変更する場合があることをあらかじめ説明しておく。

STEP 3　手術療法

　頻度の高い単純な辺縁骨折はheadless bone screwによる内固定を行う。粉砕骨折に関しては，まず粉砕した骨片をまとめて一塊とした骨頭を再建し，さらにプレートで骨幹部と骨頭を固定するといった二段階方針で固定する。その際，見過ごされやすい頚部の圧潰部には骨移植を確実に行い，プレートは近位橈尺関節への干渉を避けるように，できるだけsafe zone内への設置を原則とする（図10）。なお，骨接合困難例に対する橈骨頭切除は，続発する合併症の問題もあり禁忌とされている。そのような場合はサルベージとしての人工橈骨頭置換術のよい適応である。

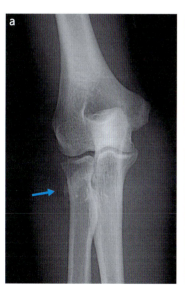
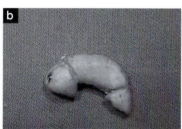
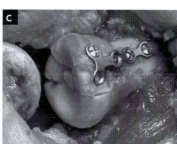
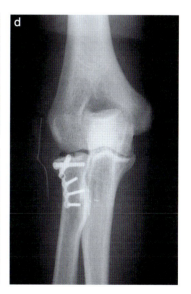

図10　橈骨頚部骨折例

59歳，男性。
a：橈骨頭は粉砕しており，骨片は一部関節外へ逸脱していた（矢印）。
b：粉砕した骨頭を可及的に整復しheadless bone screwで一塊とした。
c：圧潰した頚部に骨移植を行いながら，プレートで骨幹部と骨頭部を固定した。
d：術後単純X線像

肘関節脱臼・複合靱帯損傷
complex fracture dislocation of the elbow

Profile 肘関節単独脱臼は肩関節に次いで多く，そのほとんどが後方脱臼である。一方，肘関節脱臼骨折にはさまざまなタイプのものがあるが，大別すると伸展位・外反損傷による橈骨頭骨折＋脱臼の場合と屈曲位損傷としてのcomplex elbow instabilityを伴う病態に分けられる。それらのほとんどが高エネルギー外傷による発生であり，頻度的には多くはない。関節周囲の骨性要素と靱帯性要素の破綻がさまざまに組み合わさっており，その損傷部の確実な診断が治療方針決定において重要となる。

近年，complex elbow instabilityを呈する病態は，合併する鉤状突起骨折の骨折型パターン（O'Driscoll CT分類）により3つに大別されている[4]（図11）。
①Terrible triad injury（TTI）：橈骨頭骨折＋鉤状突起骨折（tip type）＋脱臼
②内反後内側回旋不安定症（varus posteromedial rotatoty instability；varus PMRI）：鉤状突起骨折（anteromedial facet type）＋（亜）脱臼
③肘頭脱臼骨折（olecranon fracture-dislocation；OFD）：肘頭および鉤状突起骨折（basal type）＋脱臼＋橈骨頭骨折

これらの外傷は内・外側側副靱帯損傷や，橈骨頭骨折，肘頭骨折，鉤状突起骨折などが組み合わさり，その治療は非常に難渋し，偽関節や拘縮を伴い悲惨な結果になることもまれではない。本項では難治性のcomplex elbow instabilityの病態に限定し説明することとする。

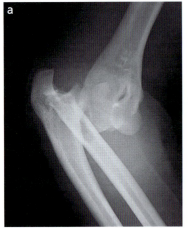 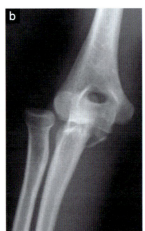 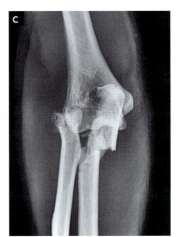

図11 Complex elbow instability
a：Terrible triad injury
b：Varus PMRI
c：Olecranon fracture-dislocation

診断

身体所見

高度の腫脹・出血斑を伴い，脱臼に伴う変形および関節動揺性が顕著である．整復が遅れると局所循環不全に伴い，容易に患部に水疱が形成される（図12）．

徒手検査

側方の関節不安定性の評価には内反，外反のストレステスト，さらには後外側回旋不安定性の評価としてのlateral pivot shift testがある（図13）．ともに全身麻酔下での評価が重要である．

画像検査

単純X線だけでは病態の正確な診断は困難であり，詳細な骨折線の評価にはCT（図14），靱帯損傷の評価にはMRI（図15）が有用である．

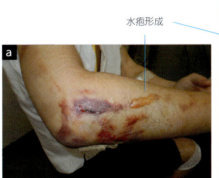

図12 術前の局所循環不全状態
61歳，男性．Olecranon fracture-dislocation例．脱臼が整復されないまま受傷後3日目に当科紹介となった．肘関節の広範な皮下出血斑とともに水疱形成が著しい．結果的に根治手術が遅れてしまった教訓的なケースである．
a：外側
b：内側

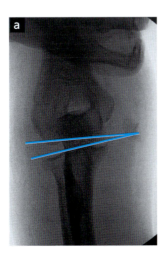
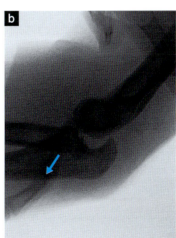

図13 関節不安定性評価
a：内・反ストレステスト．腕尺関節の開大が10°以上になると外側側副靱帯（複合体）損傷の可能性が高くなる．
b：Lateral pivot shift test（後外側回旋不安定性テスト）．回外，外反，軸圧負荷を加えると，橈骨頭は関節後方に落ち込むが（矢印），前方関節包は保たれているため，鉤状突起は後方へ脱臼しない．

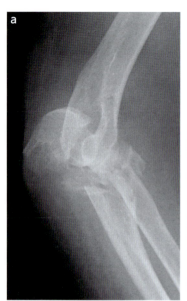
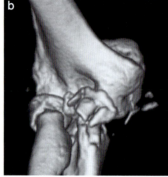
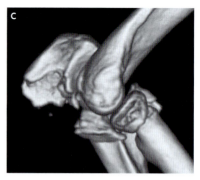
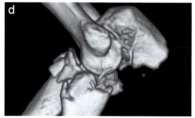

図 14　肘頭脱臼骨折例における CT 評価
82歳，女性。単純 X 線（a）による評価では病態の把握に限界があるが，3D-CT では骨折部の詳細がより鮮明に確認された（b〜d）。

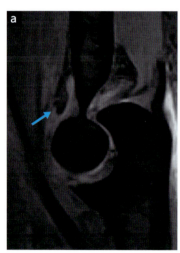
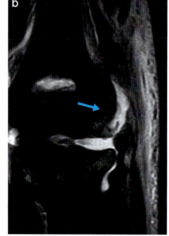

図 15　靱帯損傷に対する MRI 評価
a：鉤状突起より剥離した前方関節包靱帯損傷が確認された（矢印）。
b：外側顆部より外側側副靱帯が伸筋群と一塊となって剥離していることが確認された（矢印）。

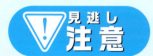
術前の各種画像診断や術前・術中のストレステストを確実に行い，骨折部と靱帯損傷部の評価を確実に行うことが重要である。

治療

STEP 1　治療戦略

　すべてのタイプにおいて大切な初期治療は，速やかな脱臼の整復処置である．できれば透視下での愛護的な操作で整復を行い，そのまま良肢位での外固定を追加する．整復困難例や易脱臼性が強い場合はdamage control orthopaedics（DCO）としての創外固定の適応もあり，速やかに上肢を専門とする高次施設へ搬送するべきである．治療の原則は骨性要素と靱帯性要素の確実な再建であり，保存療法を行うケースはほぼないものと思われる．実際の根治手術は難度も非常に高く，上肢の専門医と綿密に連携を図るべきである．

STEP 2　手術療法

　一般的には，脱臼整復後，外固定して待機とする．易脱臼性が著しい場合はDCOとしての創外固定がなされることもある．この根治手術までの待機期間中にCT，MRI評価で損傷部の正確な診断を行い，最終的な術式を決定する．骨折部は骨接合が基本であるが，橈骨頭の粉砕骨折に関しては無理せず人工橈骨頭置換術を行うこともある．またTTIの鉤状突起骨折はtip typeの骨片で小さいことが多く，あえて骨接合は行わず骨片に付着する前方関節包を尺骨にpull-outして固定する．また，断裂した側副靱帯損傷は生理的位置でbone anchorを用いて固定とする．最終的に不安定性が残存してしまう場合は，ヒンジ付き創外固定の適応とされている．

〔坂井健介〕

文献

1) McKee MD, Jupitar JB, Bamberger HB. Coronal shear fractures of the distal end of the humerus. J Bone Joint Surg Am 1996；78：49-54.
2) Dubberley JH, Faber kJ, Macdermid JC, et al. Outcome after open reduction and internal fixation of capitellar and trochlear fractures. J Bone Joint Surg Am 2006；88：46-54.
3) Morrey BF. Current concepts in the treatment of fractures of the radial head, the olecranon, and the coronoid. Instr Course Lect 1995；44：175-85.
4) Doornberg JN, Ring D. Coronoid fracture patterns. J Hand Surg Am 2006；31：45-52.

II 疾患別治療法

肘関節
関節症・炎症性疾患

　肘関節を障害する慢性関節性疾患，関節症，炎症性疾患はそれほど多くない。しかし，いったん肘関節に障害が及ぶと，その影響は甚大であり，日常生活に著明な障害を生じる。従って，最終的に人工肘関節全置換術を選択することもやむをえないことも多い。しかしそれまでに可能な保存療法は試みるべきであるし，また逆に必要ならば人工肘関節全置換術の施行を躊躇するべきではない。

　本項では診断から治療方針の決定において考慮すべきこと，保存療法と手術療法についてまとめて述べる。

関節症・炎症性疾患
（変形性肘関節症，特発性骨壊死，ステロイド性関節症，Charcot関節，血友病性関節症，関節リウマチ，痛風・偽痛風，感染性肘関節炎）

arthritis and inflammatory disorders of the elbow

Profile　慢性関節症や炎症性疾患が肘関節に及ぶと，重度の機能障害を生じることがある。機能障害を未然に防ぐためには早期診断がきわめて重要で，症状が軽微なときに診断を確定すべきである。局所治療の保存療法としては，サポーター，関節注射や運動療法などがあり，これらを組み合わせて治療すべきである。症状や機能障害が重症化して不可逆になったと判断した場合は手術療法を検討するが，特に屈曲制限は重要なポイントである。手術療法としては人工肘関節全置換術がgold standardであるが，滑膜切除術や関節形成術も検討してよい手術療法である。

診断

問診

　肘関節を障害する多くの関節症・炎症性疾患は慢性の経過を辿るため，いつから症状が生じたかは明確には答えられないことが多い。しかし既往歴や，他の関節の症状を確認することで，鑑別診断を絞ることができることがある。特に肘関節の関節症で頻度の高い関節リウマチについては，肘関節以外の関節の症状や経過を確認することで，比較的容易に診断に至る可能性が高い。その他，変形性肘関節症（肘OA）では仕事の履歴や外傷歴，ステロイド性関節症では投薬歴などが重要になる。血友病性関節症は若年発症であり，誘因のはっきりしない繰り返す関節炎では常に疑うべき

である（図1）．一方，痛風，偽痛風，感染性肘関節炎などはいずれも急性の経過を辿ることがほとんどである．いずれも肘関節罹患の頻度は低いが，原因不明の急性関節炎をみた場合は，これらの疾患が鑑別診断として挙げられることを覚えておく必要がある．

身体所見

　肘関節は関節症変化が外見に現れることが比較的多く，視診はきわめて重要である．また外見上さほど異常がみられなくとも，可動域制限，特に伸展制限を確認できれば，慢性関節症があると強く疑うことは難しくない．

> **POINT**　慢性の肘関節症は尺骨神経障害を合併することがあり，肘関節の診察時には，手指の感覚障害，運動障害，筋萎縮を常に確認するようにする．

画像検査

・単純X線

　慢性の関節症では単純X線に変化がみられる可能性がきわめて高く，その重要性は画像診断が進歩した現在でも色褪せることはない．一方，微小な骨棘形成は，あっても症状に直結しないことが多く，過大評価をしないように心がける必要がある．

・関節超音波検査

　最も頻度の高い疾患が関節リウマチであることから，関節超音波で滑膜炎症を確認することは，重要な画像検査の1つである（図2）．その他さまざまな所見を手軽に確認することが可能である．現在多くの医療機関で関節超音波が常備されるようになってきており，基本的な手技は学んでおくようにしたい．

・MRI

　単純X線と並んでgold standardになっているMRIであるが，慢性肘関節症に限っては，MRIでなければわからない病態や疾患は少ない．しかし単純X線で所見のほとんどない慢性関節炎では，診断の一助として重要である（図3）．

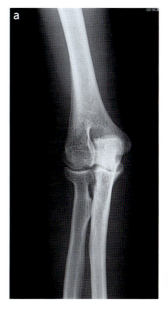
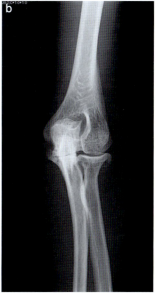

図1　血友病性関節症の単純X線像
長期間放置されてきたために左肘関節（b）に変形性変化をきたしている．

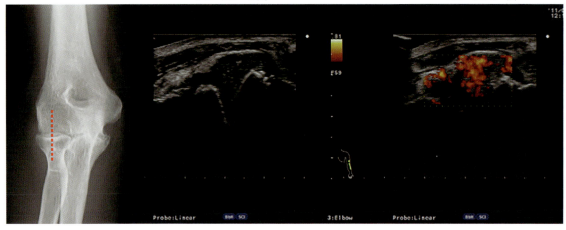

図2　肘関節超音波像
腕橈関節に滑膜肥厚とパワードプラーシグナルを認める。

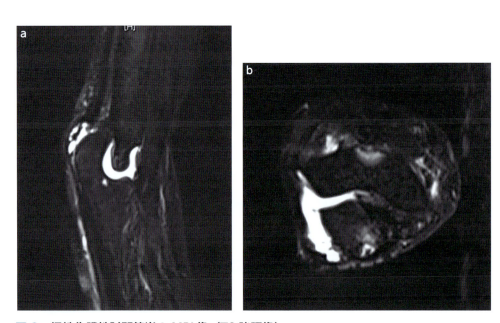

図3　慢性化膿性肘関節炎のMRI像（T2強調像）
単純X線で変化は少なくても，関節液貯留を認めることがある。一方骨髄への伸展は認められず，治療方針の決定には重要な所見である。
a：冠状断像
b：横断像

・CT

　CTがなければ診断ができない疾患はほとんどないが，診断確定後に治療方針を決定するため，関節破壊の程度や部位を確認するときにはきわめて重要である．特に手術療法を選択した場合は，術前に必ず撮像して現状の把握と治療方針の決定に役立てたい．

> **これで確定診断！** 確定診断は常に総合的な診断力が必要で，可能性のある他の疾患を除外したうえで，病名を確定する必要がある．関節リウマチや急性炎症性疾患では，血液検査や関節液の細菌培養検査や検鏡も重要である．必要があれば，各種の診断(ないし分類)基準を確認することを心がける．

> **見逃し注意** わずかな伸展制限のある慢性関節症は，その後悪化して不可逆的な変化をきたすことがある．早期に積極的な治療介入を心がけたい．

治療

STEP 1　治療戦略

　どのような慢性関節疾患でも同様であるが，まずは奏効する可能性のある保存療法を十分試み，それが不十分である場合に手術療法を考慮する．特に慢性肘関節症では，疼痛と可動域制限が日常生活に与える影響が甚大であるため，その2点に絞った治療戦略を立てることが重要である．逆に重度関節リウマチなどで肘関節に不安定性が生じた場合，疼痛がなければ意外なほど愁訴は少ない(図4)．そのような患者においては単純X線所見を過大評価して無理に手術療法を勧めるべきではなく，本人のニーズに応じた治療を行う必要がある．慢性疾患であることから，本人の障害の程度や希望を十分聞いたうえで，じっくり治療戦略を立てるべきである．

　一方，全身性慢性関節疾患において，下肢関節と比較して肘関節は治療を検討するのが遅れがちであるため，本人が手術療法を希望したときは人工肘関節全置換術が事実上唯一の治療法であることもしばしばである．できれば早めに保存的に治療介入をすることを心がけたい．また，感染性関節炎が疑われる場合は手術療法を含めた早急な対応が必要であり，常にその可能性を忘れないようにしたい．

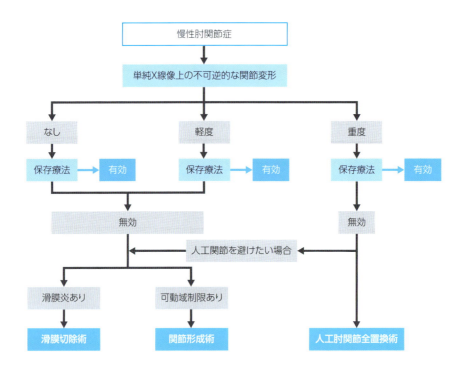

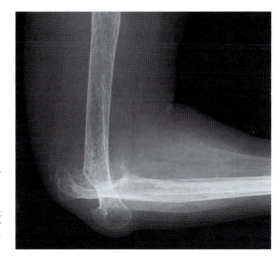

図4　ムチランスタイプの関節リウマチ患者の肘関節単純X線像

完全に脱臼しているが，意外なほど痛みは訴えず，可動域も保たれている。このように単純X線所見が重度でも，日常生活の支障は少ないことがあることに留意が必要である。

STEP 2 保存療法

関節リウマチ，糖尿病によるCharcot関節，血友病性関節症などでは，原疾患に対する薬物治療がきわめて重要であるため，診断がついた時点で当該の診療科に速やかに紹介する必要がある。一方，関節破壊がすでに進んでいる場合，原疾患に対する薬物治療だけで肘関節の症状や機能障害がすべて解決する可能性は低く，肘関節に対する局所的治療が必要である。保存療法として安静やサポーターなどに加えて，関節内注射は重要な治療法の1つであり，関節リウマチにおけるステロイドの関節内注射は，一定の有効性が報告されている[1]。ただし急性関節炎の場合は，化膿性関節炎を除外することが重要であるため，慎重な対応が必要である。また慢性疾患では長期的に運動療法は根本的に重要であり，痛みに応じた可動域訓練などを常に患者に指導するべきである。

保存療法 → 手術療法 のターニングポイント

慢性肘関節疾患に対する手術療法は，その機能障害が強くなったときに考えるべきで，人工肘関節全置換術がgold standardといえる。特に屈曲制限が強くなって顔に手が届かなくなると（図5），洗顔，食事などの基本的なADLがきわめて強く障害されるため，手術療法を積極的に考えるべきである。また可動域制限はそれほど強くないが，痛みが強くて障害が強い場合も，関節破壊が強ければ人工関節を考えるべきである。難しいのは関節破壊が軽度の場合で，関節リウマチなどで炎症が強ければ，滑膜切除術はよい適応で，意外なほど長期成績はよい（図6）。肘OAなどで痛みが強く可動域制限がある場合，関節破壊が強くなければ，骨棘切除を中心とする関節形成術を考慮する。

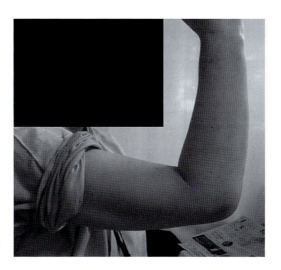

図5 慢性肘関節疾患の症例
最大屈曲位でも90°程度しか屈曲できず，ADLには著しい障害を生じている。

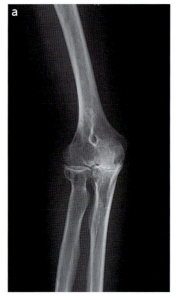
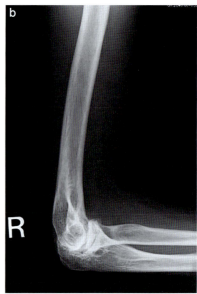

図6 肘関節滑膜切除後10年の症例
可動域制限もわずかで痛みもなく、変形のわりに術後長期成績も良好である。
a：正面像
b：側面像

STEP 3 手術療法

　手術療法が必要と判断した場合、これまで述べてきたように人工肘関節全置換術がgold standardであるが、まずはそれ以外の手術療法で治療が可能かどうかは常に検討する必要がある。可能性のある手術療法としては、前述したように、滑膜切除術と関節形成術が考えられ、この2つは同時に行われることも多い。また手術法として、これらを関節鏡視下に行うことも可能であり、もしその技術を持っていれば検討すべきである。滑膜切除術と関節形成術は、関節破壊の程度から想像するよりも長期的に有効である可能性が高く、一度は検討すべき手術法である[2]。

　一方、関節破壊が重度で、特に不安定性を伴う場合、あるいは関節可動域制限が著しいなどの場合には、人工肘関節全置換術を選ばざるをえないことが多い（図7）。前述したように、下肢関節と比較して肘関節は手術療法を検討するのが遅れがちで、患者が手術を希望されたときには人工肘関節全置換術以外の手術療法は適応でなくなっていることも多い。一方、人工肘関節全置換術は、その治療効果はきわめて高く、成績も安定しているので、積極的に勧めてよい手術療法といえる[3]。ただし股関節や膝関節と比べて、わが国における年間の手術件数が1/50〜1/100程度であることからわかるように、どの施設でもどの術者でも同じような手術ができ、また良好な術後成績が期待できる手術療法ではない。

> **POINT** 人工肘関節全置換術は、合併症も比較的多く、場合によっては思い切って近隣で経験のある術者に手術を依頼するなどの判断も重要であることを強調したい。

（伊藤　宣）

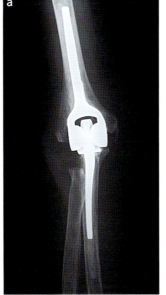
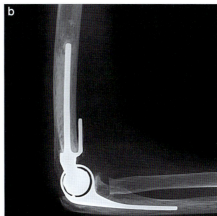

図7 不安定性のある関節破壊の強い例に行った，接合型人工肘関節全置換術の術後単純X線像
a：正面像
b：側面像

文献

1) Hetland ML, Østergaard M, Ejbjerg B, et al; CIMESTRA study group. Short- and long-term efficacy of intra-articular injections with betamethasone as part of a treat-to-target strategy in early rheumatoid arthritis: impact of joint area, repeated injections, MRI findings, anti-CCP, IgM-RF and CRP. Ann Rheum Dis 2012; 71: 851-6.
2) Ishii K, Inaba Y, Mochida Y, et al. Good long-term outcome of synovectomy in advanced stages of the rheumatoid elbow. Acta Orthop 2012; 83: 374-8.
3) 伊藤　宣, 吉富啓之, 中村孝志. 関節リウマチに対するCoonrad-Morrey型人工肘関節の臨床成績と合併症. 日整会誌 2010; 84: 890-5.

II 疾患別治療法

肘関節
末梢神経損傷

　肘関節周囲には正中神経，尺骨神経，橈骨神経のほか，内・外側前腕皮神経などが走行している．いずれも外傷時や手術時に神経損傷が生じうるが，外傷を伴わなくても肘部管症候群，前骨間神経麻痺，後骨間神経麻痺，円回内筋症候群，橈骨神経管症候群などの神経障害が生じることも多い．

　本項では日常診療で遭遇する頻度が比較的高い神経障害である肘部管症候群，前骨間神経麻痺，後骨間神経麻痺について，その診断と治療について述べる．

肘部管症候群
cubital tunnel syndrome

Profile　肘部管症候群は小指などのしびれで発症し，進行すると手内筋麻痺により指内・外転が障害され巧緻運動が行いづらくなる．原因として変形性肘関節症や関節リウマチ，上腕骨外側顆偽関節やそれ以外の外傷後遺症（内・外反肘を含む），占拠性病変，筋破格などが挙げられるが，特別な原因が見当たらない特発性も多い．麻痺が進行すると手術を行っても完全に発症前の状態に回復しない場合もあるため早期診断・早期治療が重要であるが，軽傷のうちは日常生活の支障が少なく，病院受診を決断するころには重症化している傾向にある．

診断

身体所見

・感覚障害

　小指，環指尺側，手尺側にしびれ，感覚鈍麻を認める．手背尺側にも感覚障害があり，Guyon管症候群と鑑別される．環指の正中で感覚障害の有無が分かれる場合，頸椎や腕神経叢ではなく尺骨神経由来の症状である可能性が高い．前腕尺側は尺骨神経の支配領域ではないため，肘部管症候群では感覚障害は生じない．

・変形・筋萎縮

Wartenberg's sign, finger escape sign：骨間筋の筋力低下により指の内・外転が障害され（**図1**），特に小指内転が不能となることが多い．これは橈骨神経支配の固有小指伸筋に小指を外転する作用があり，尺骨神経支配の掌側骨間筋麻痺による内転筋力低下に伴い，筋力バランスが不均衡となるために生じる．

鷲手変形，鉤爪変形，claw hand（**図2**）：指を伸展したときに環小指のMP関節が過伸展し，PIP

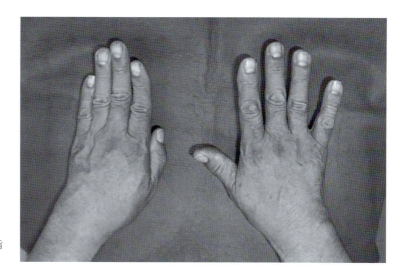

図1 Finger escape sign
本症例の右手では小指だけでなく示指一小指の内転が不能である。

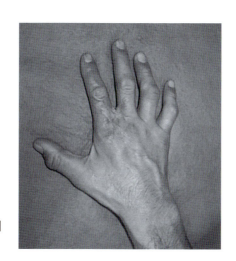

図2 鷲手変形, 第1背側骨間筋萎縮

関節は伸展不全となる。尺骨神経支配である環小指の虫様筋が麻痺することにより橈骨神経支配の伸筋との筋力バランスが崩れるためとされる。

> **POINT** 重症例では視診で骨間筋萎縮, 特に第1背側骨間筋の萎縮が確認できる。

誘発テスト

・Tinel様徴候
内側上顆後方を叩打すると尺骨神経領域にしびれが放散する。より近位のStruthers' arcadeや遠位の尺側手根屈筋 (flexor carpi ulnaris; FCU) 二頭間でTinel様徴候が陽性となる場合もある。

・Froment徴候
母指と示指でつまみ動作 (特にkey pinch) を行うと, 母指MP関節過伸展位, IP関節屈曲位となる。MP関節を過伸展位で固定した状態で正中神経支配である長母指屈筋を用いることで母指内転筋の筋力低下を代償するための動作である。

・肘屈曲テスト
肘の深屈曲位を保持するとしびれが増悪する。肘を90°以上屈曲すると肘部管内圧が上昇するためとされる。

画像検査

・単純X線

　肘部管撮影を含めた3方向撮影をルーチンで行い，変形性肘関節症(図3)をはじめ，骨関節の変形をチェックする．上腕骨外側顆偽関節(図4)後の外反肘に伴う遅発性尺骨神経麻痺は有名であるが，診断・治療技術の進歩に伴い，近年みる機会は減少している．内反肘では上腕三頭筋に尺骨神経が圧迫されて尺骨神経麻痺を生じることがある．

・超音波

　神経の圧迫を検出可能であり，また同時に占拠性病変の有無もチェックできる．

・MRI

　ガングリオンや軟部腫瘍などの占拠性病変を疑う場合に有用である．MR neurographyなど神経の圧迫や神経(周囲)の輝度変化を描出する試みもある．

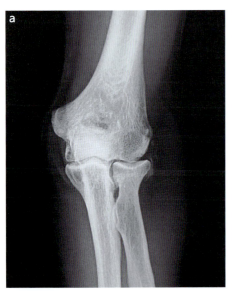
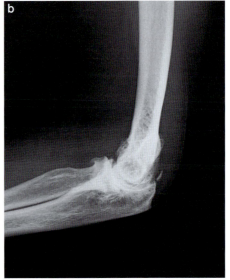
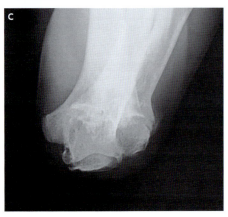

図3　変形性肘関節症の単純X線像
a：正面像
b：側面像
c：肘部管撮影．肘部管に骨棘を認める．

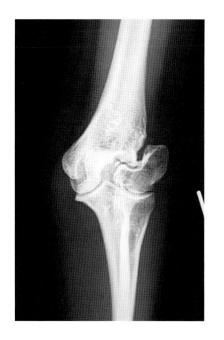

図4　上腕骨外側顆偽関節の単純X線像
本症例では外反変形は目立たない。

電気生理学的検査（神経伝導検査，針筋電図）

　運動および感覚神経伝導速度（motor and sensory nerve conduction velocity；MCV・SCV）の遅延を算出し，遠位潜時を計測することでGuyon管症候群との鑑別や合併のチェックを行う．肘周囲でインチングを行うと，より障害部位が特定しやすい．針筋電図は侵襲を伴う検査だが，他疾患との鑑別に有用であり，なるべく行うよう努めている．

鑑別診断

　疼痛を伴ったり症状が典型的でなかったりする場合，頸椎疾患や胸郭出口症候群など腕神経叢での障害，Guyon管症候群，神経内科的疾患との鑑別に難渋することがある．病巣が単一ではなく，double lesionの場合もある．身体所見，誘発テストの詳細な評価は当然として，迷った場合は積極的に脊椎外科医や神経内科医にコンサルトする姿勢も必要である．

治療

STEP 1　治療戦略

発症からどれくらい経過しているか，現在の麻痺の進行具合はどれくらいか，など，現状把握することが重要である。進行した尺骨神経麻痺は手術しても期待するほど回復しない場合もあり，運動麻痺を認める場合はいたずらに保存療法や経過観察を続けるのではなく，診断が確定したら手術を勧めるべきである。占拠性病変による神経麻痺は，保存療法では効果に乏しいので手術を勧める。

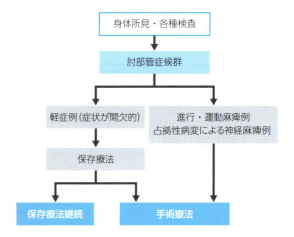

STEP 2　保存療法

症状が間欠的な場合など，軽症例に対しては肘屈曲位が続く作業を避けるよう指導する。夜間も肘に弾性包帯，バスタオルを巻くなどして，肘伸展位を保持するよう努める。場合によって夜間シーネ固定することもある。

保存療法 → 手術療法 のターニングポイント

進行した肘部管症候群に対する保存療法の効果は限定的とされる。書字や箸使用に不自由を感じていたり，小指内転障害や鷲手変形を認める場合，筋萎縮がある場合は，診断が確定したら手術を勧めるべきである。

STEP 3　手術療法

いわゆるOsborne band，FCU二頭間の深筋膜，滑車上肘筋，Struthers's bandなど尺骨神経を絞扼する軟部組織を切離する単純除圧術（図5），内側上顆を部分切除するKing変法，尺骨神経を皮下前方あるいは屈筋回内筋群の深層へ移動させる尺骨神経（皮下あるいは筋層下）前方移動術などの報告がある。いずれも治療成績に大きな差はないと報告されており，病態に応じて使い分ければよい。骨関節の変形や内・外反肘がある場合もそれ自体が愁訴になっていなければ，尺骨神経に対する処置を優先すればよい。占拠性病変がある場合はその切除術を併せて行う（図6）。いずれの術式でも内側前腕皮神経を損傷しないよう注意する。重症例には母指内転や示指外転の再建，鷲手矯正などを目的として腱移行術を同時に行うことがある。

図5　変形性肘関節症に伴う肘部管症候群
除圧後，尺骨神経に圧痕を認める。

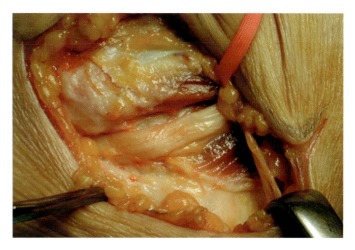

図6　尺骨神経に接してガングリオンを認めた症例

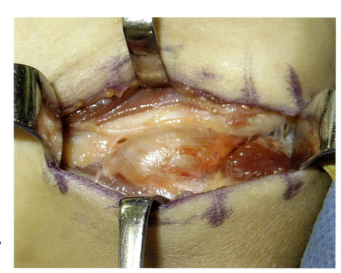

前骨間神経麻痺
anterior interosseous nerve palsy

Profile 主に母指IP関節と示指（ときに中指も）DIP関節の屈曲が障害される。感覚障害は伴わない。特発性の場合が多いが，上腕骨顆上骨折に伴う場合や腫瘍・上腕二頭筋腱停止部滑液包炎などの占拠性病変，筋破格などが原因の場合もある。特発性では肩甲帯から肘周辺の疼痛が数日から数週間続いた後，気付いたら手指の麻痺が生じていたというパターンが多く，原因は神経炎との説があるが，正確にはいまだ不明である。手術中に神経束に「くびれ」がみられることがある。特発性は自然回復する場合もあり，手術適応やそのタイミングについて，一定の見解は得られていない。

診断

身体所見

- **前駆症状**

  特発性では麻痺が生じる前に，肩甲帯から肘周辺の激痛，灼熱痛が数日から数週間続くことが多い。

- **Tear drop sign（図7）**

  長母指屈筋，示指（ときに中指）深指屈筋が麻痺するので，母指IPと示指DIPを屈曲できず，うまく丸（perfect O）を作れない（tear drop sign陽性）。

  > **POINT** 典型例ばかりではなく，長母指屈筋単独あるいは示指への深指屈筋単独の麻痺，あるいは正中神経本幹にも障害がみられる場合がある。長母指屈筋単独あるいは示指への深指屈筋単独の麻痺では腱皮下断裂との鑑別が重要となる。

- **回内筋力低下**

  方形回内筋も前骨間神経支配である。しかし正中神経本幹支配の円回内筋は温存され，また橈側手根屈筋なども前腕回内作用があり，症状として回内障害を訴えることは少ない。肘を最大屈曲にして前述の筋作用を減ずると回内筋力低下や可動域制限が確認しやすい。

- **感覚障害**

  原則としてしびれ，感覚鈍麻は生じない。しかし前述のように，典型例ばかりではなく，正中神経本幹領域にも障害が生じる場合がある。

- **圧痛**

  病巣上に圧痛を認める場合があるので，神経走行に沿って確認すべきである。

画像検査

- **単純X線**

  外傷を除けば特異的な所見はなく，他疾患を鑑別することが主な目的である。

- **MRI（図8）**

  麻痺筋はT2強調像で高輝度に描出されるので，その部位・範囲を確認する。特にT2脂肪抑制が有用である。同時に筋萎縮についてもチェックする。ガングリオンや軟部腫瘍などの占拠性病変を疑う場合にも有用である。

- **超音波**

  占拠性病変だけでなく，神経束の「くびれ」も描出可能との論文がある。

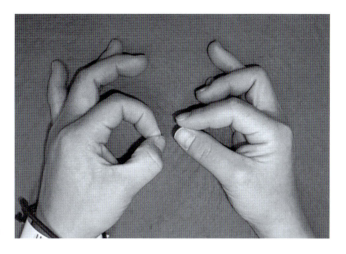

図7 Tear drop sign（右手）

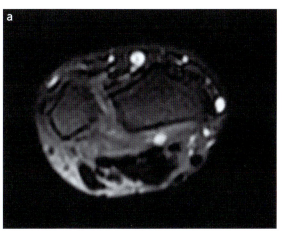
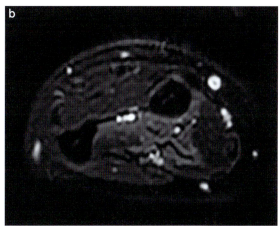

図8 MRI（T2脂肪抑制）
a：方形回内筋の輝度変化・萎縮を認める。
b：長母指屈筋・浅指屈筋の輝度変化・萎縮を認める。

電気生理学的検査（神経伝導検査，針筋電図）

　正中神経本幹の運動および感覚神経伝導速度は異常所見を認めない。針筋電図では長母指屈筋と方形回内筋に異常所見を認める。示指深指屈筋の検査は手技的に難しく，偽陰性となりやすい。頚椎や腕神経叢での障害，motor neuron diseaseとの鑑別に有用であり，また腱皮下断裂との鑑別が可能である。

鑑別診断

　典型例では問題ないが，疼痛やしびれを伴ったり，正中神経支配筋にも所見を認めたりする場合は診断に迷う。頚椎疾患，胸郭出口症候群やneuralgic amyotrophy，円回内筋症候群，腱皮下断裂，神経内科的疾患との鑑別が必要である。特に高齢者で前駆症状を伴わない場合，頚椎由来，あるいはdouble lesionの場合もある。

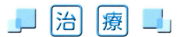

STEP 1 治療戦略

原因に応じて治療戦略を立てる。占拠性病変がある場合は手術を勧める。上腕骨顆上骨折に伴う場合，初療時に神経も展開すべきか議論が分かれる。神経断裂や整復する際に神経が骨折部に挟まれる可能性もあるので，神経の状態を目視で確認したほうが患者（家族）も医師も安心できるが，骨折が整復されれば神経麻痺もほとんどの場合自然回復するのも事実である。特発性麻痺は自然回復する場合もあるので，すぐに手術を選択せず，6カ月程度は経過観察することが多い。

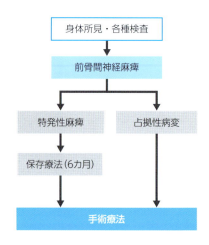

STEP 2 保存療法

ビタミンB複合体の処方，拘縮予防の手指ストレッチなどを行う。

保存療法 → 手術療法 のターニングポイント

一定の見解は得られていない。特発性麻痺発症後7カ月以内の手術例が良好な回復を示すことを踏まえ，著者は発症後半年を目処に手術を勧めている。

STEP 3 手術療法

発症後1年未満ならば神経束間神経剥離を試みる。病態に応じて展開する部位は変わるが，特発性では遠位は浅指屈筋のtendinous archから近位は神経束の色調が正常化するまで，前骨間神経を構成する神経束（2〜3本）を顕微鏡下に剥離していく。神経束の「くびれ」がある場合，ほとんどは前骨間神経が正中神経本幹から分岐する高位よりも近位にみられるので，特発性麻痺では肘窩より近位のみ展開すればよいとの意見もある。「くびれ」があれば，その周囲の線維性組織を剥離すればよく，近年は「くびれ」を切除して神経縫合を推奨する論文は少ない。なお，「くびれ」は複数個存在する例もあるので注意する（**図9**）。発症後1年以上経過している場合，腱移行術による機能再建を考慮する。

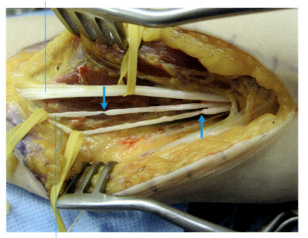

図9　神経束間神経剥離術
「くびれ」は1個とは限らない（矢印）。

正中神経本幹
前骨間神経の線維束

後骨間神経麻痺
posterior interosseous nerve palsy

Profile　母指を含めて手指MP関節の伸展が不能となる。感覚障害は伴わない。特発性のほか，上腕骨顆上骨折，Monteggia骨折など外傷に伴う場合や占拠性病変，筋破格，線維性組織などが原因の場合がある。患肢での単純作業の反復が誘因となることもある。前骨間神経麻痺同様，特発性では前駆痛の後に手指麻痺が生じることが多い。手術中に神経束に「くびれ」がみられることがある。特発性は自然回復する場合もあり，手術適応やそのタイミングについて，一定の見解は得られていない。
橈骨神経管症候群という病名も存在するが，肘外側の慢性疼痛の原因となるものの，運動麻痺を生じる病態とは異なるため，本項では割愛する。

診　断

身体所見

・**前駆症状**

特発性では麻痺が生じる前に，肩甲帯から肘周辺の激痛，灼熱痛が数日から数週間続くことが多い。

・**下垂指（drop finger，図10）**

短橈側手根伸筋以遠が麻痺するので，母指を含めて手指MP関節の伸展が不能となる。長橈側手根伸筋は障害されないため手関節伸展はやや橈屈気味となるが可能である。また尺骨神経支配の骨間筋の作用でPIP以遠は伸展可能なことが多い。

> **POINT** 典型例ばかりではなく，長母指伸筋単独あるいは総指伸筋尺側指のみの麻痺などの亜型があり，その場合は腱皮下断裂との鑑別が重要となる．腱固定効果の確認や腱走行に沿った触診が重要である．

- 感覚障害

  原則としてしびれ，感覚鈍麻は生じない．

- 圧痛

  病巣上に圧痛を認める場合があるので，神経走行に沿って確認すべきである．

画像検査（図11）

前骨間神経麻痺と同様なので割愛する．

電気生理学的検査（神経伝導検査，針筋電図）

感覚神経伝導速度は異常所見を認めない．針筋電図では後骨間神経の支配筋に異常を認める．頚椎や腕神経叢での障害，motor neuron diseaseとの鑑別に有用であり，また腱皮下断裂との鑑別が可能である．

鑑別診断

前駆症状を伴って急性発症する麻痺は特発性で「くびれ」を伴うことが多い．頚椎疾患でも下垂指を呈することがある．特に高齢者で前駆症状がない場合は頚椎由来で手内筋萎縮を伴うことが多いが，後骨間神経麻痺と肘部管症候群のdouble lesionも念頭に置く必要がある．部分麻痺など非典型例では腱皮下断裂との鑑別を要する．その他，胸郭出口症候群や神経痛性筋萎縮症（neuralgic amyotrophy；NA），神経内科的疾患との鑑別も必要である．

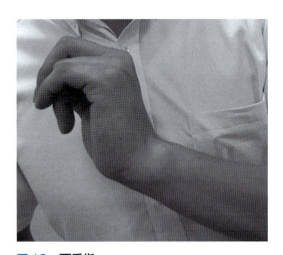

図10 下垂指

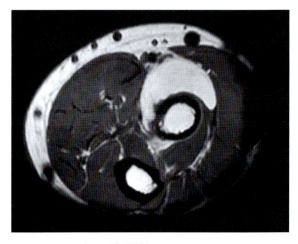

図11 MRI（T1強調像）
脂肪腫が橈骨に接して存在して後骨間神経を圧迫している．

治療

STEP 1 治療戦略

　原因に応じて治療戦略を立てる。占拠性病変がある場合は手術を勧める。肘周辺骨折に伴う場合，初療時に神経も展開すべきか議論が分かれる。骨折が整復されれば神経麻痺もほぼ自然回復するが，回復するまで患者（家族）も医師も神経断裂していないか骨折部に絞扼されていないか不安が続く。特発性麻痺は自然回復する場合もあるので，すぐに手術を選択せず，6カ月程度は経過観察することが多い。

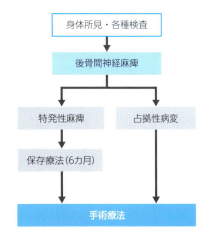

STEP 2 保存療法

　ビタミンB複合体の処方，拘縮予防の手指ストレッチなどを行う。

保存療法 → 手術療法 のターニングポイント

　一定の見解は得られていない。特発性麻痺発症後7カ月以内の手術例が良好な回復を示すことを踏まえ，著者は発症後6カ月を目処に手術を勧めている。前骨間神経麻痺に比べて下垂指は日常生活への影響が大きいためか，早めに手術を希望されるケースが多い。

STEP 3 手術療法

　発症後1年未満ならば神経束間神経剥離を試みる（図12，13）。特発性では遠位は回外筋前縁のFrohse's arcadeから近位は神経束の色調が正常化するまで，後骨間神経を構成する神経束を顕微鏡下に剥離する。別途伸側に切開を追加して回外筋出口で後骨間神経を確認する場合もある。「くびれ」があれば，その周囲の線維性組織を剥離する。「くびれ」は複数個存在する例もあるので注意する。発症後1年以上経過している場合，腱移行術による機能再建を考慮する。

（岡﨑真人）

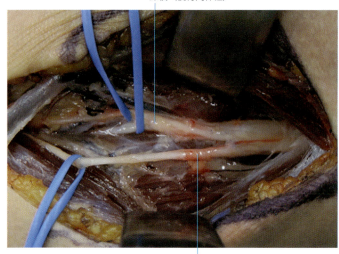

図 12 展開終了時
この段階では「くびれ」は確認できない。

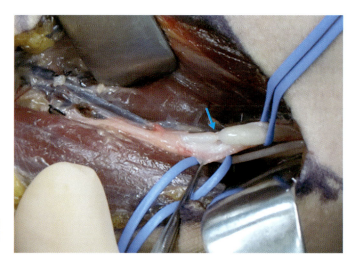

図 13 神経束間神経剥離後
神経上膜を切開して神経束間神経剥離していくと「くびれ」がみつかった（矢印）。

文献

1) 伊藤恵康. 肘関節部の末梢神経障害. 肘関節外科の実際－私のアプローチ－. 東京；南江堂；2011. p335-60.
2) 越智健介, 堀内行雄, 田崎憲一. 特発性前骨間神経麻痺, 特発性後骨間神経麻痺. 肘関節手術のすべて. 東京；メジカルビュー社；2014. p246-63.
3) Boone S, Gelberman RH, Calfee RP. The Management of Cubital Tunnel Syndrome. J Hand Surg Am 2015；40：1897-904.
4) 田崎憲一, 堀内行雄, 矢部　裕. 末梢神経のくびれ. M B Orthopaedics 2002；15：43-8.

II 疾患別治療法

手関節・手
小児の手指障害（手の先天異常）

　小児の手指障害を診療するうえで，先天異常疾患に関する一定レベルの知識は必要である。手の先天異常には，ほとんど経験する機会がない疾患もあるが，発生頻度の比較的高い疾患もあり，小児手指障害の日常診療では避けることができない疾患と考える。
　本項では手の先天異常疾患の診療を進めるうえで必要な知識と，代表的疾患の診断と治療法について概説する。

　手の先天異常疾患について基本的な疾患概念と成因，分類と診断，治療原則について理解することが必要である。また，代表的疾患として，母指多指症，合指症，合短指症，橈側列形成障害，裂手症，屈指症，短指症，絞扼輪症候群，握り母指の診断と治療について述べる。

疾患概念と成因

　手の先天異常は胎生4週から8週の器官形成期における発生・分化の異常によって生じる。遺伝的成因が約30％を占め，そのうち約20％は遺伝子異常で，10％が染色体異常とされる。非遺伝的成因として薬物，放射線，感染，酸素欠乏などの環境因子への曝露が約10％を占める。一方，約60％が原因不明である[1]。

分類と診断

　手の先天異常分類では1976年にSwansonが発表した分類法が代表的である。その後，この分類法は国際手外科連合の分類法として修飾が加えられた。わが国では日本手外科学会が改編した『手の先天異常分類マニュアル』（表1, 2012年改訂版）を用いている[2]。一方，発生学の知識を全面的に取り入れた新しい分類法が提唱されている[3]が，その臨床的有用性については一定の見解がない。

治療原則

　家族に対して発生原因，将来の問題，遺伝的相談，治療方針（保存療法，手術療法，治療時期など）を説明し，本人と家族の希望や社会的背景を考慮した治療計画を立てる。手術では整容的改善と機能的改善（握り，つまみ，手を目標に到達させる）をめざし，最終的な治療目標を明確にする。麻酔の安全性，単純X線像による骨格評価の可能な時期，運動発達などを考慮して，手術時期は原則として1歳前後とする。一方，阻血性変化を認める絞扼輪症候群，指の偏位や回旋が進行する合指，橈側列形成障害に対する中央化手術などは1歳未満でも手術を行う。

> **POINT**　手の先天異常が全身の部分症である可能性を考えて，他の臓器異常や体表奇形，血液検査や神経学的検査の異常などに留意する。他の合併疾患（心疾患，消化器疾患，泌尿器疾患，神経疾患など）がある場合には治療時期と調整が必要である。

表1 手の先天異常分類マニュアル（日本手外科学会先天異常委員会 改訂版 2012年）
Modified IFSSH Classification: [IFSSH(International Federation of Societies for Surgery of the Hand) 修飾分類法]

I. Failure of formation of parts：形成障害（発育停止）

A. Transverse deficiencies(symbrachydactyly)：横軸形成障害（合短指症）

1.	Peripheral hypoplasia type	末梢低形成型
2.	Short webbed finger type	合短指型
3.	Tetradactyly type	四指型
4.	Tridactyly type	三指型
5.	Didactyly type	二指型
6.	Monodactyly type	単指型
7.	Adactyly type	無指型
8.	Metacarpal type	中手型
9.	Carpal type	手根型
10.	Wrist type	手関節型
11.	Forearm type	前腕型
12.	Elbow type	肘型
13.	Upper arm type	上腕型
14.	Shoulder type	肩型

B. Longitudinal deficiencies：長軸形成障害（縦軸形成障害）

1. Radial(ray)deficiency：橈側(列)形成障害

	①橈骨の異常	a. Hypoplasia of the radius	橈骨低形成
		b. Partial absence of the radius	橈骨部分欠損
		c. Total absence of the radius	橈骨全欠損
	②手の異常	a. Five fingered hand	五指手（症）
		b. Hypoplastic thumb	母指形成不全
		c. Absence of more than two digital rays	2指列以上の欠損
	③肘の異常	a. Contracture of the elbow joint	肘関節拘縮
		b. Proximal radioulnar synostosis	近位橈尺骨癒合（症）
		c. Radial head dislocation	橈骨頭脱臼

2. Ulnar(ray)deficiency：尺側(列)形成障害

	①尺骨の異常	a. Hypoplasia of the ulna	尺骨低形成
		b. Partial absence of the ulna	尺骨部分欠損
		c. Total absence of the ulna	尺骨全欠損
	②手の異常	a. Hypoplasia of the little finger	小指低形成
		b. Absence of the 5th digital ray	小指列欠損
		c. Absence of more than two digital rays	2指列以上の欠損
	③肘の異常	a. Contracture of the elbow joint	肘関節拘縮
		b. Humeroradial synostosis	腕橈骨癒合（症）
		c. Radial head dislocation	橈骨頭脱臼

C. Phocomelia：フォコメリア（あざらし肢症）

D. Tendon or muscle dysplasia：筋腱形成障害

E. Nail dysplasia：爪形成障害

表1つづき

II. Failure of differentiation of parts：分化障害

A. Synostosis：先天性骨癒合（症）
	a.	Humeroulnar synosotsis	腕尺骨癒合（症）
	b.	Humeroradial synostosis	腕橈骨癒合（症）
	c.	Radioulnar synostosis	橈尺骨癒合（症）
	d.	Carpal coalition	手根骨癒合（症）
	e.	Metacarpal synostosis	中手骨癒合（症）

B. Radial head dislocation：先天性橈骨頭脱臼

C. Ankylosis of digital joints：指関節強直
1.	Symphalangism：指節骨癒合症
2.	Ankylosis of the MP joint：MP関節強直

D. Contracture, Deformity：拘縮，変形
1.	Soft tissue：軟部組織		
	a.	Arthrogryposis multiplex	多発性関節拘縮（症）
	b.	Pterygium cubitale	翼状肘
	c.	Clasped thumb	握り母指（症）
	d.	Windbrown hand	風車翼（状）手
	e.	Camptodactyly	屈指（症）
	f.	Aberrant muscles	迷入筋
2.	Bone：骨組織		
	a.	Kirner deformity	キルナー変形
	b.	Delta bone	三角状骨
	c.	Madelung deformity	マーデルング変形
3.	Others：その他の拘縮		

E. Tumorous conditions：腫瘍類似疾患
	a.	Hemangioma	血管腫
	b.	Arteriovenous fistula	動静脈瘻
	c.	Lymphangioma	リンパ管腫
	d.	Neurofibromatosis	神経線維腫症
	e.	Juvenile aponeurotic fibroma	若年性手掌腱膜線維腫
	f.	Osteochondroma	骨軟骨腫
	g.	Others	その他

III. Duplication：重複

A. Thumb polydactyly：母指多指症：1-6型（分岐高位で分類：Wassel分類に準ずる），7型浮遊型，8型その他

B. Central polydactyly：中央列多指症：カテゴリーIVに分類

C. Polydactyly of the little finger：小指多指症
	a.	Floating type	浮遊型
	b.	Well-formed type	発育良好型
	c.	Others	その他

表1つづき

D. Opposable triphalangeal thumb：対立可能な三指節母指	
E. Other types of hyperphalangism：その他の過剰指節（症）	
F. Mirror hand：鏡手（症）	
a. Mirror hand	鏡手（症）
b. Mirror hand like deformity	鏡手様変形

Ⅳ．Abnormal induction of digital rays：指列誘導障害

A. Soft tissue：軟部組織		
	1. Cutaneous syndactyly	皮膚性合指
	2. Cleft of the palm	過剰な指間陥凹
B. Bone：骨組織		
	1. Osseous syndactyly	骨性合指
	2. Central polydactyly	中央列多指
	3. Cleft hand (Absence of central finger rays)	裂手
	4. Triphalangeal thumb with cleft hand	裂手を伴う三指節母指
	5. Cleft hand complex	複合裂手

Ⅴ．Overgrowth：過成長

A. Macrodactyly：巨指症
B. Hemihypertrophy：片側肥大

Ⅵ．Undergrowth：低成長

A. Microcheiria (Hypoplastic hand)：小手（症）（低形成の手）
B. Brachydactyly：短指（症）
C. Clinodactyly：斜指（症）（斜走指）

Ⅶ．Constriction band syndrome：絞扼輪症候群

	1. Constriction ring	絞扼輪
	2. Lymphedema	リンパ浮腫
	3. Acrosyndactyly	尖端合指
	4. Amputation type	切断型

Ⅷ．Generalized skeletal abnormalities & a part of syndrome：骨系統疾患および症候群の部分症

Ⅸ．Others (including unclassifiable cases)：その他（分類不能例を含む）

（文献2より）

母指多指症
thumb polydactyly

Profile 手の先天異常で最も頻度の高い疾患であり，発生頻度は1,000出生に0.5～1人とされる。外見上重複した母指を認める。

診断

診断は比較的容易である。病型分類はX線像の分岐部位に基づき，手の先天異常分類マニュアルによる分類法を使用する（**表1**）。Wassel分類に準じ，1型と2型が末節骨レベル，3型と4型が基節骨レベル，5型と6型が中手骨レベルで，それぞれ，遠位での分岐と完全分岐を認めるものとしている（**図1**）。また，ぶらぶら母指様のものは7型浮遊型，単純X線像で分岐部判定困難なものを8型その他としている。単純X線像で明らかな三指節を伴うものは3型三指節，4型三指節のように記載する。

> **POINT** 乳幼児の骨核未熟時期におけるX線像では軟骨成分が多く，分岐部診断では軟骨性に連続している症例があることを念頭に置く。

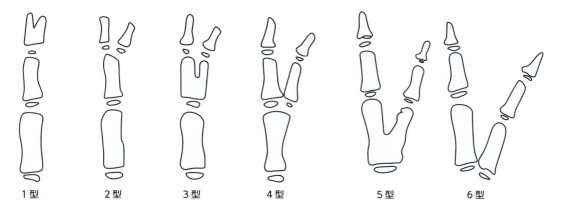

図1 Wassel分類
単純X線像で末節骨，基節骨，中手骨の分岐部位で1から6型に分類する。

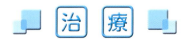

　母指多指症の手術は1歳前後で勧めている。手術法は原則として，以下としている（**図2**）。
① 低形成で機能障害が強い側を片側切除する（大部分が橈側母指を切除する）。
② 短母指外転筋は遠位停止部で切離して温存母指へ再縫着する。
③ 切除母指橈側の複合軟部組織（側副靱帯，関節包，骨膜）を利用して，温存母指の橈側側副靱帯を再建する。
④ 関節面の適合性とアライメントを考えて軟骨頭のシェービングを行う（切除量は控えめ）。
⑤ 切除母指側に伸筋腱や屈筋腱の走行を認める場合は温存母指側にも腱の走行があることを確認する。

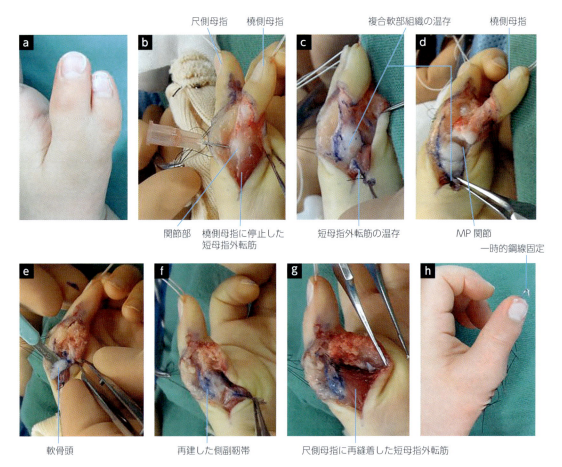

図2　基本的な母指多指症手術
a：術前
b：関節部の確認
c：複合軟部組織の温存
d：橈側母指切除
e：軟骨頭のシェービング
f：側副靱帯の再建
g：短母指外転筋を温存した尺側母指に再縫着
h：一時的鋼線固定

合指症
syndactyly

Profile 隣接指との癒合を合指症という。手の先天異常で母指多指症に次いで発生頻度が高く，2,000〜3,000出生に1人とされる。

診断

皮膚性合指と骨性合指がある。また，指尖端まで癒合しているものを完全合指，尖端まで癒合していないものを不完全合指としている。骨性合指では末節骨尖端部で癒合を示す場合が多い。罹患指は中指環指間が最も多い。

治療

1歳前後の分離手術を行うが，複雑な骨性合指では2歳ごろまで待機する。多数指罹患では数回に分けて手術を行う。握りやつまみ障害を認める母指示指間の合指や，長さの異なる指間の完全合指では生後6〜10カ月での手術を行う。指間形成には背側の長方形皮弁が広く用いられる。

皮膚に余裕がない場合は背側と掌側の三角皮膚弁を用いる。掌側はジグザグ皮切で分離するが，背側は掌側と比較して直線に近い皮切で行う。指間の神経・血管束の走行を必ず確認する。

皮膚欠損部には足関節内果または外果下方部から採皮して，全層植皮を行う（**図3, 4**）。

> **POINT** 指間部の皮膚に余裕がない症例や骨性合指では指神経と動脈が1束の場合がある。疑いのある症例では術前の血管造影検査で確認する。

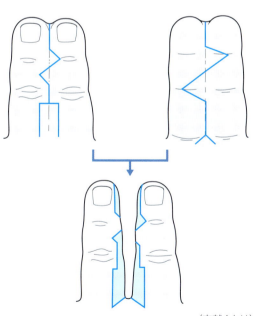

（文献4より）

図3 皮膚性合指症の分離手術
背側台形皮弁を用いた指間形成術を行い，指側方の皮膚欠損部には足部から全層植皮を行う。

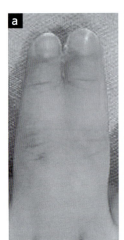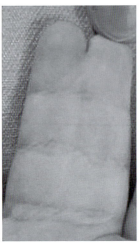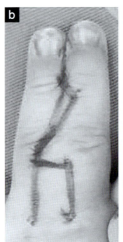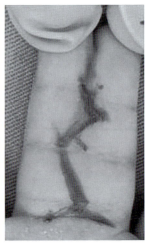
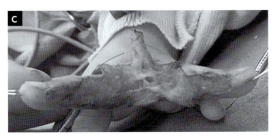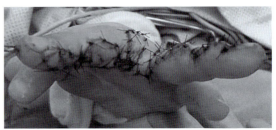

図4　皮膚性合指症の分離手術
皮膚性合指症に対して，指間分離と指間形成，全層植皮を行った。
a：術前
b：皮切デザイン
c：手術の実際

横軸形成障害（合短指症）
transverse deficiencies (symbrachydactyly)

Profile　末梢低形成型から肩型までを含めた横軸形成障害（**表1**）を基盤としている。片側罹患であり，遺伝性はない。発症頻度は20,000〜40,000出生に1人である。

診断

　指が短く皮膚性合指を合併するものから，切断様の形態を認めるものまで表現型は多彩である（**図5**）。欠損指の隣接指と罹患上肢全体は低形成を伴う場合が多い。大胸筋欠損を合併した場合はPoland症候群と称する。

> **POINT**　裂手や絞扼輪症候群と間違って診断される場合があることに留意する。

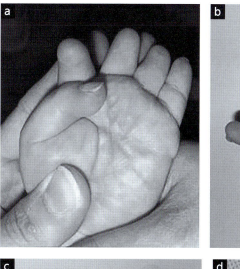
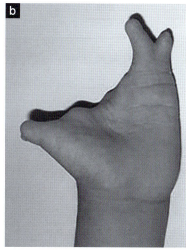
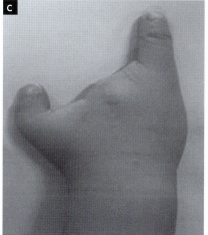
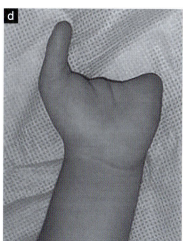

図5 横軸形成障害（合短指症）の多彩な形態異常
a：末梢低形成型
b：三指型
c：二指型
d：一指型

　主な手術は合指部の分離であり，痕跡指が整容的に問題になるときは切除する．握りやつまみ動作が不十分な場合，把持機能獲得を考えた手術を行う．残存する指が短いため，つまみ動作に支障があるときは，指延長術，指間を深くする指節化，足からの自家遊離指節骨移植術，血管柄付き足趾移植術を単独あるいは組み合わせて行う．

　手関節から遠位部が欠損している前腕型では機能的義手のよい適応となる．上肢機能の発達障害になるため機能的義手は4〜5歳ごろからの使用が推奨されている．一方，最近の筋電義手の開発により，1歳ごろの幼少児から使用開始が可能となり，良好な臨床成績が報告されている．問題点として筋電義手を用いた治療が可能な施設が限定されていることと，費用が高いことが挙げられる．

橈側列形成障害
radial ray deficiency

Profile 手関節は橈屈して内反手を呈する。母指は形成障害や欠損を認め，内反手と母指形成不全を合併する症例が多い（図6）。発生頻度は20,000出生に1人であり，男児に多く，両側性に多い。

診断

肘関節から手の橈側の形成障害を合併している症例が多いため，病態を把握するためには手や肘の異常を評価する必要がある。先天異常分類マニュアルにおいても橈側列形成障害と診断する場合には，①橈骨の異常，②手の異常，③肘の異常の項目から選んで併記する（表1）。

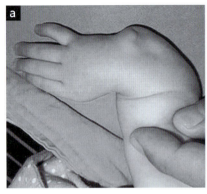
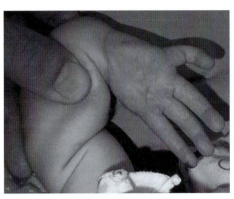
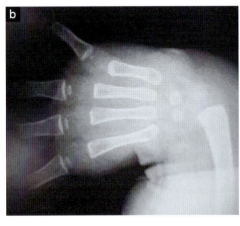
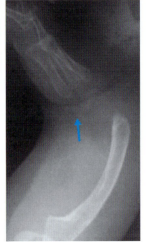

図6 橈側列形成障害
a：手関節は著明な内反変形を認め，母指は欠損している。
b：単純X線像では母指列と橈骨の欠損を認め，手関節は著明な橈屈変形と掌側への脱臼（矢印）を認める。

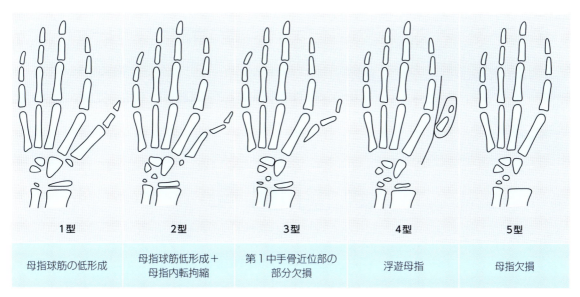

図7 母指形成不全のBlauth分類
母指形成障害の程度で分類されたBlauth分類が広く使用されている。
ManskeはBlauth分類3型をCM関節が安定しているtype Aと不安定なtype Bに改変した。

橈骨形成障害

橈骨形成障害の重症度は単純X線像で低形成，部分欠損，全欠損に分類する（Bayne分類では①short distal，②hypoplastic，③partial absence，④total absenceの4つに分類）。

母指形成不全

母指形成障害の程度で分類されたBlauth分類（1型：母指球筋の低形成，2型：母指球筋低形成＋母指内転拘縮，3型：第1中手骨近位部の部分欠損，4型：浮遊母指，5型：母指欠損）に加えて，3型をCM関節が安定しているtype Aと不安定なtype BにManskeらが改変した分類が広く使用されている（図7）。

> **POINT** 橈側列形成障害では四肢，心血管系，泌尿器系，消化器系の異常を合併することや，症候群（VACTERL連合，Fanconi貧血，Holt-Oram症候群など）の一症状としてみられる場合が多く，全身の病態把握が重要である。

 治療

生下時より可及的早期に内反手変形に対して愛護的な徒手矯正と装具治療を行う。生後6カ月以降で手関節の不安定性，橈側偏位の進行，伸筋腱・屈筋腱の滑走距離確保を目的に手関節の安定化術を行う。母指形成不全に対してはBlauth 2型以上が手術適応となる。手術は2歳前後で，対立再建術や示指の母指化術を行う。

> **POINT** 手関節安定化術後に手関節可動域が低下するため，肘関節可動域制限がある症例では手術適応を慎重に検討する。

裂手症
cleft hand

Profile 中央指列が欠損したV字状の深い指間が特徴である（**図8**）。発生頻度は20,000～90,000出生に1人で，まれな疾患である。

診断

軽症例では指欠損を伴わないものや中指のみの欠損を認める。病態が進行した例では中央3指欠損や母指を含んだ欠損を呈する。また，合指や多指が合併した場合は複合裂手に分類する（**表1**）。

> **POINT** 病態が進行した裂手では合短指症との鑑別が重要となる。

治療

病態により1歳未満から2歳ごろに中央指間閉鎖と必要な場合は第1指間の形成を行う。治療を計画するうえで母指示指間の状態評価が重要となる。Manske分類（type Ⅰ：normal web，ⅡA：mildly narrowed web，ⅡB：severely narrowed web，Ⅲ：syndactylized web，Ⅳ：merged web，Ⅴ：absent web）は手術法をきめるうえで有用な分類法である。

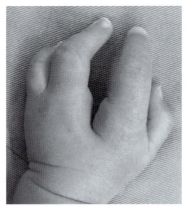
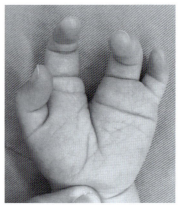

図8　裂手
中央指列が欠損したV字状の深い指間を認める。

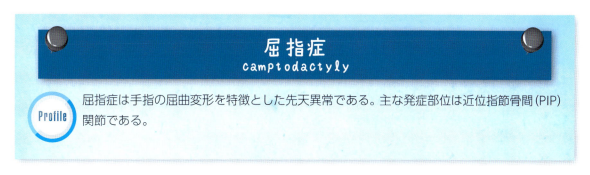

屈指症
camptodactyly

Profile 屈指症は手指の屈曲変形を特徴とした先天異常である。主な発症部位は近位指節骨間（PIP）関節である。

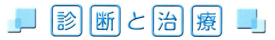

診断と治療

　小指に多く発生し，複数指の発症では小指側ほど程度が強い。原因には伸展機構の異常，掌側皮膚や皮下組織の緊張，虫様筋や浅指屈筋の異常などが指摘されている。

　治療は，PIP関節の伸展装具を使用して他動的かつ持続的に伸展矯正を行う。装具治療の無効症例では，皮膚形成，腱の延長や切離，関節包切離を組み合わせた掌側軟部組織の解離術と，皮膚欠損部への全層植皮を行う。

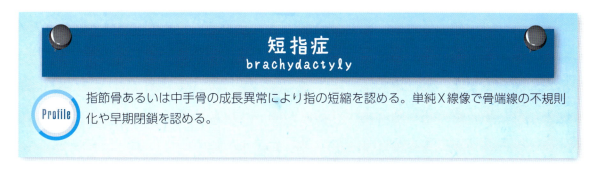

短指症
brachydactyly

Profile 指節骨あるいは中手骨の成長異常により指の短縮を認める。単純X線像で骨端線の不規則化や早期閉鎖を認める。

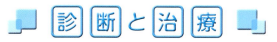

診断と治療

　短縮部位により，末節骨／中節骨／基節骨／中手骨短縮症とよぶ。中節骨が末節骨より短い場合は中節骨短縮症の診断となる。中手骨短縮症では短縮した指で中手骨頭のアーチに陥凹を認める。

　治療は整容的改善が主な目的であり，骨延長手術を行う。

絞扼輪症候群
constriction band syndrome

Profile 四肢に環状絞扼から組織欠損に至る一連の病態を生じる症候群で，発生頻度は2,000〜10,000出生に1人と比較的多い疾患である。

診断

　原因として皮下組織の形成不全，血管破綻，局所壊死によるという説があるが，胎生早期に生じた羊膜破裂により剥離した索状羊膜が体表に絡みつくことでさまざまな破壊性病変をきたす羊膜破裂シークエンスの部分症状とする説が有力である。絞扼輪，リンパ浮腫，尖端合指（指尖部が癒合し，近位に指間陥凹が存在する），切断が主な特徴である（図9）。また，大部分の症例では指基部からの皮膚性合指を認める。

> **POINT** 合短指症との鑑別に注意する。絞扼輪症候群では合短指症と異なり，絞扼輪や切断などの病変部位より中枢は基本的に正常像を呈する。

治療

　絞扼による血行障害や高度浮腫を認める場合は緊急手術や早期手術の対象となるが，基本的に初回手術は1歳前後で行う。手術は主に絞扼輪切除や合指分離を行う（図10）が，手指の機能再建や整容改善目的に二期的再建手術（骨切り術，指列移動術，仮骨延長術，足趾移植術，遊離指節骨移植術など）を行う場合がある。

> **POINT** リンパ浮腫は絞扼輪切除後も残存する場合が多く，長期の経過観察が必要となる。

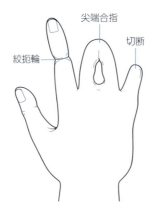

図9　絞扼輪症候群の4徴

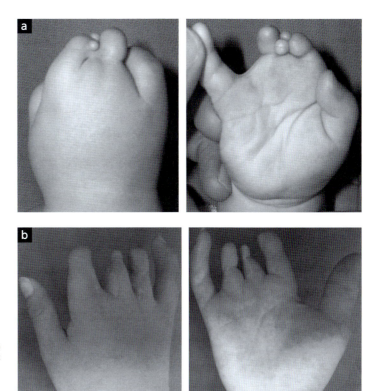

図10　絞扼輪症候群の術後
絞扼輪切除，尖端合指分離，指基部合指の指間形成，全層植皮を行い術後5年で良好な手指機能を認める。
a：術前
b：術後

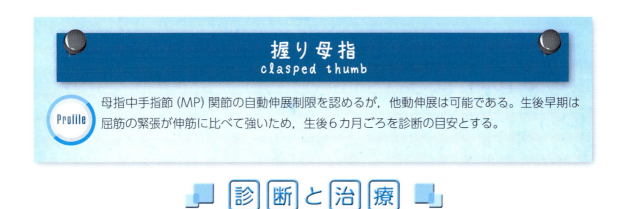

握り母指
clasped thumb

Profile　母指中手指節（MP）関節の自動伸展制限を認めるが，他動伸展は可能である。生後早期は屈筋の緊張が伸筋に比べて強いため，生後6カ月ごろを診断の目安とする。

診断と治療

　自動伸展が可能になるまでMP関節伸展装具を用いた保存療法を行う。装具治療が無効で掌側軟部組織の拘縮が強い場合には指間形成術を行う。伸筋の欠損や低形成を認める症例では再建を計画する。放置するとMP関節の屈曲・内転拘縮を呈する症例があることを留意する。

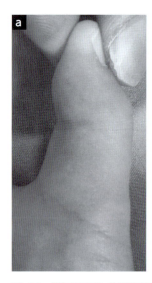 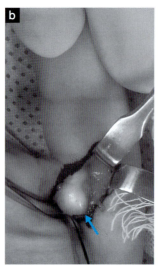 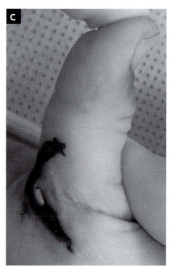

図 11 強剛母指（手術症例）
6 歳，女児。母指 IP 関節の他動伸展障害を認めた（a）。手術所見では長母指屈筋腱の腫瘤性肥厚（**矢印**）を認め（b），腱鞘切開術で IP 関節伸展制限の改善を認めた（c）。

トピックス－強剛母指（小児ばね指）

　2 歳以下に好発する。先天性疾患か否かについては議論がある。長母指屈筋腱の腫瘤状肥厚により，腱鞘部での相対的狭窄が生じる。IP 関節の伸展制限と弾発現象を認め，他動でも伸展不可の症例が多い。半数以上は自然軽快するため，6～7 歳までは経過観察のみで改善が期待できる。装具治療の有効性については一定の見解がない。握りやつまみの障害を認める症例や，就学時で改善のない症例では腱鞘切開手術を行う（**図11**）。

POINT　強剛母指との鑑別に注意する。握り母指は，MP 関節の伸展制限を認めるが，他動伸展可能である。強剛母指は，IP 関節の屈曲位を呈し，他動伸展不可である。

（射場浩介）

文献

1) 金谷文則．先天異常．茨木邦夫，齋藤英彦，吉津孝衛，編．手の外科診療ハンドブック．南江堂；東京：2004. p285-306.
2) 日本手外科学会先天異常委員会編 手の先天異常分類マニュアル．日手会誌 2003；20：795-807.
3) Oberg KC, Feenstra JM, Manske PR, et al. Developmental biology and classification of congenital anomalies of the hand and upper extremity. J Hand Surg Am 2010；35：2066-76.
4) 荻野利彦．先天異常．石井清一編，図説 手の臨床．メジカルビュー社；東京：1998. p216-25.

Ⅱ 疾患別治療法

手関節・手
骨端症・骨壊死

骨端症は主として骨端に発生し，骨の不整像や硬化などの所見を呈する疾患群の総称である。骨壊死のみならず，外力による障害や成長期における正常変異も含まれている。本項では手における骨壊死の診断と治療について述べる。

Preiser病
Preiser disease

Profile 1910年にPreiserによって報告されたが，Preiserの報告は，外傷後に生じた舟状骨壊死である。一般的に外傷歴のない無腐性壊死をPreiser病とよび，舟状骨骨折後の骨壊死とは区別される。

診断

身体所見

骨壊死は，圧痛や運動時痛が主訴であることが多く，嗅ぎタバコ窩（snuff box）や舟状骨結節を触診して圧痛の部位を確認する。またステロイドの投与や繰り返す外傷によって発症することもあるため，既往歴や職業歴，スポーツ歴，飲酒，喫煙歴，家族歴の聴取は必須である。

画像検査

・単純X線

初期の段階では，単純X線では所見を認めず，骨硬化像のみを認めることがある。進行すると，舟状骨の骨折像，掌屈変形，隣接関節の関節症変化を認める。

・MRI

MRIは骨壊死の早期診断や壊死の進行度の評価に有用である。壊死に陥った部位の信号強度は，脂肪髄の残存の程度や出血の有無により左右され，さまざまである。初期の病変で，正常な脂肪髄が残存している時期は，周囲骨髄と同様な信号強度，すなわちT1強調像で高信号，T2強調像で中等度の信号強度を呈する。病変が進行した亜急性期の出血ではT1，T2強調像ともに高信号，液体貯留を反映した所見ではT1強調像で低信号，T2強調像で高信号を呈する。終末期の病態で病巣が線維化あるいは硬化性変化をきたした状態ではT1，T2強調像ともに低信号となる（**図1a**）。

・CT

CTは骨壊死による骨硬化，骨折や分節化の描出に優れる（**図1b**）。骨壊死の早期診断には不適であるが，手術施行前には施行すべき検査である。

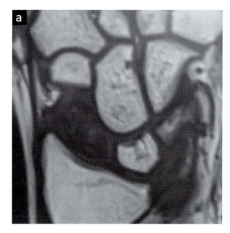
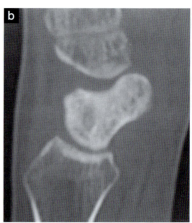

図1　Preiser病
a：MRI T1強調像。低信号を認める。
b：CT。舟状骨の骨硬化を認める。

> **これで確定診断！** 骨硬化像や骨折像を認める症例は，通常単純X線のみで診断可能であるが，骨壊死の状態を確認するためにもMRIは施行すべきである。

治療

STEP 1　治療戦略

　持続する疼痛を認めたら，骨端症の存在を疑い，単純X線，MRIを施行し，診断を確定する。保存療法を施行するが，疼痛が改善しない場合や病期の進行を認めれば手術療法を考慮する。高齢者においては，病期が進行していても疼痛が軽度であれば，保存療法を継続する。

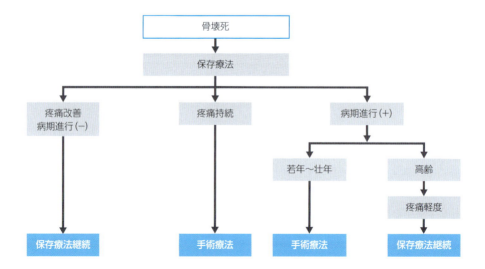

STEP 2 保存療法

手関節固定装具やキャスト固定を用いて，手関節の安静を図る．スポーツによる発症が明らかな場合にはスポーツも中止して定期的に評価を行う．

STEP 3 手術療法

初期の症例に対しては，壊死部のドリリングや滑膜切除が行われることもあるが，最も行われているのは血管柄付骨移植術である．従来の腸骨移植が行われることもある．進行した症例に対してはsalvage手術として，舟状骨（部分）切除＋部分手関節固定術や近位手根列切除術が行われる．

Kienböck病
Kienböck disease

Profile 1910年にKienböckによって報告された月状骨壊死であり，手の骨壊死では最も頻度が高い．尺骨のminus variantや骨への血行障害が原因と考えられている（**図2**）．

診断

身体所見

月状骨を中心とした疼痛の部位を丁寧に診察することが重要である．またステロイドの投与や繰り返す外傷によって発症することもあるため，既往歴や職業歴，スポーツ歴，飲酒，喫煙歴，家族歴の聴取は必須である．

画像検査

Kienböck病においては尺骨のminus variantを認める症例もある．Kienböck病は2010年に改変された単純X線上の病期分類Lichtman分類（**表1**）が病期の評価に有用である[1]．

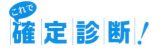
月状骨の圧潰や硬化像を認める症例は，単純X線のみで診断可能であるが，骨壊死の状態や分節化を確認するためにもMRIおよびCT検査は施行すべきである．

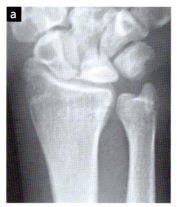
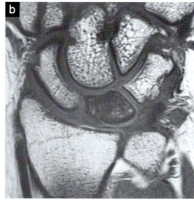
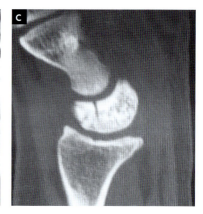

図2 Kienböck 病
a：単純X線像。月状骨の圧潰および尺骨のminus variantを認める。
b：MRI T1強調像。低信号。
c：CT。月状骨の骨硬化および分節化を認める。

表1 Lichtman 分類

Stage 0	手関節痛を認めるが，X線やMRIは正常
Stage I	単純X線異常なし。単純MRIで診断可能
Stage II	月状骨に骨硬化像を認める
Stage IIIA	月状骨の圧潰＋舟状骨掌屈変形（−）
IIIB	月状骨の圧潰＋舟状骨掌屈変形（＋）
IIIC	月状骨や舟状骨の形態にかかわらず月状骨の冠状面での分節化を認める
Stage IV	隣接関節の変形性関節症を伴う

治療

STEP 1 治療戦略

　手関節の安静といった保存療法に抵抗性で，疼痛が持続する場合には手術療法を考慮する。進行期における手術は成績も低下する。軟骨の変性や月状骨の圧潰は不可逆性であるため，特に若年者においては病状が進行する前に適切なタイミングで手術を施行する。

STEP 2 保存療法

　Preiser病と同様に手関節固定装具やキャスト固定を用いて，手関節の安静を図る。

STEP 3 手術療法

血管柄付骨移植術，骨釘移植といった月状骨の再血行化や骨長調整手術として橈骨短縮術，橈骨楔状骨切り術，有頭骨短縮術などがある。近年，橈骨を開窓するcore depressionや人工月状骨置換術も良好な成績が報告されている[3,4]。Preiser病と同様にsalvage手術としては，部分手関節固定術や近位手根列切除術がある。

トピックス
その他の骨端症・骨壊死
・Dieterich病

1927年にMauclaireが初めて報告し，その後1932年にDieterichが詳細に報告した中手骨の骨頭壊死である。60〜70歳にも発症するが，多くは若年者に発症する。利き手の中指が最も多く，次いで環指，示指に罹患する。これは中指の中手骨頭を栄養する血流が欠損する頻度が他指に比べて多いためと考えられている。中手骨頭の疼痛や腫脹を主訴とする。

単純X線やCTで中手骨頭の扁平化や陥没を認め，MRIで中手骨頭の壊死を認める(図3)。

・Thiemann病

1909年にThiemannが報告したPIP関節の骨端症である。遺伝性が認められるのが他の骨壊死と異なる点である。思春期に発症し，両側性で複数のPIP関節の腫脹や疼痛を主訴とすることが多いため，若年性関節リウマチとの鑑別が重要となる。中指から発症することが多い。疼痛を認めないことも多く，関節の腫脹が主訴となる。

PIP関節の骨端の不整像や基節骨頭の扁平化や変形を認める。

・有頭骨壊死

1942年にJönssonが初めて報告した有頭骨の骨壊死である。有頭骨近位への血流は，舟状骨と同様に遠位からの逆行性の骨内血行に依存していることが指摘されている。10〜40歳代と比較的若年者に発症し，外傷や繰り返す微小外傷が原因のことが多い。手関節背側の疼痛を主訴とする。

有頭骨近位部が壊死するタイプ，遠位部が壊死するタイプ，全体が壊死するタイプがあり，近位部が壊死するタイプが最も多い。進行すると骨片の分節化を認める(図4)。

・Burns病

1931年にBurnsが報告した尺骨遠位端の骨壊死であり，非常にまれな疾患である。

尺骨遠位の骨端の不整像やMRIによる骨壊死像を認める(図5)。尺骨のみならず橈骨や他の関節にも同時に壊死が生じることがある。

画像診断上の注意

病期が初期の症例は，単純X線では有意な所見を認めないことがあり，捻挫や関節炎と診断され見逃されることがある。骨壊死は比較的頻度が少ない疾患であるが，疼痛が持続する場合は本疾患の存在を疑い，MRIを撮影する。

治療

　これらはまれな疾患であるため治療法は確立していない。原則，患部の安静といった保存療法を行い，保存療法に抵抗する場合は手術療法を行う。Thiemann病は，基本経過観察で自然軽快することが多い。

　手術療法として，初期の症例に対してはドリリングや血管柄付骨移植術，変性した軟骨に対しては骨軟骨柱移植術，肋骨肋軟骨移植術，部分関節固定術などの報告があるが，いずれも症例報告のため，治療法は確立していない。

（鈴木　拓）

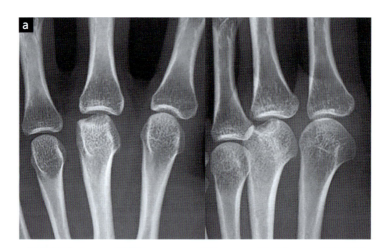
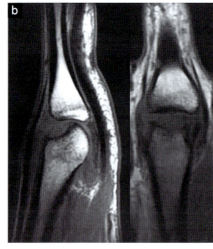
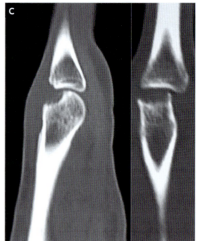

図3　Dieterich病
a：単純X線像。中手骨頭の骨頭の扁平化や陥没を認める。
b：MRI T1強調像。骨頭の低信号域を認める。
c：CT。骨頭の扁平化や陥没を認める。

（荻窪病院　岡﨑真人先生よりご提供）

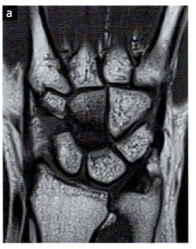
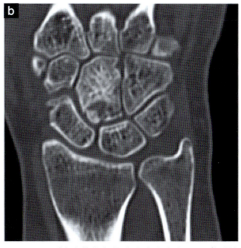

図4　有頭骨壊死
a：MRI T1強調像。低信号～等信号領域を認める。
b：CT。有頭骨近位の分節化を認める。

（慶應義塾大学 岩本卓士先生よりご提供）

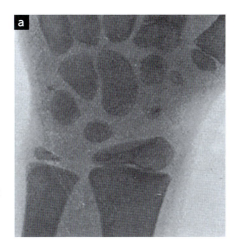
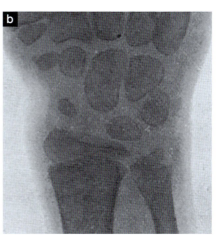

図5　Burns病
尺骨遠位の骨端の不整像を認める。
a：健側
b：患側

（文献2より）

文献

1) Lichtman DM, Lesley NE, Simmons SP. The classification and treatment of Kienbock's disease：the state of the art and a look at the future. J Hand Surg Eur 2010；35：549-54.
2) Burns BH. Osteochondritis Juvenilis of the Lower Ulna Epiphysis. Proc R Soc Med 1931；24：912-4.
3) De Carli P, Zaidenberg EE, Alfie V, et al. Radius core decompression for Kienböck disease stage IIIA：outcomes at 13 years follow-up. J Hand Surg Am 2017；42：752.e1-752.e6.
4) 鈴木　拓, 鈴木克侍, 黒岩　宇, ほか. Kienböck病に対する規格化した人工月状骨置換術の成績. 日手会誌 2017；34：91-4.

Ⅱ 疾患別治療法

手関節・手

手関節・手のスポーツ障害

スポーツにおける反復動作，競技中の転倒，球技でボールがぶつかるなどで，しばしば手関節，手指に障害・外傷が生じる。手関節の安定性，荷重伝達に関与する三角線維軟骨複合体（triangular fibrocartilage complex；TFCC）の損傷は，代表的なスポーツによる手関節痛の原因である。また腱性および骨性槌指は若年者から成人まで幅広い年齢層でみられるスポーツ外傷である。

本項では，TFCC損傷および腱性・骨性槌指の診断と治療について述べる。

三角線維軟骨複合体損傷
triangular fibrocartilage complex injury

Profile TFCC損傷は手関節尺側部痛の原因となる。ラケットスポーツの反復動作や転倒による受傷が多い。装具を使用した保存療法で対応可能である場合が多いが，疼痛が残ることもある。MRI，関節造影などで診断するが，確定診断は関節鏡所見［橈骨手根関節（radiocarpal joint；RCJ），遠位橈尺関節（distal radioulnar joint；DRUJ）］による。手術は，関節鏡所見を基に，部分切除術，鏡視下・直視下縫合，再建術，尺骨短縮術を検討する。

診 断

身体所見

　TFCCは手関節尺側に存在する靱帯・線維軟骨複合体で，尺骨手根骨間・DRUJの支持性，尺骨手根骨間の荷重伝達・分散・吸収に関与する（図1）[1]。競技により受傷の特徴がある。反復動作による受傷では，テニス，卓球では利き手に多く，ゴルフ，野球（バッティング），剣道では非利き手に多い[2]。単発受傷では，スノーボード，ボクシング，空手，バレーボール，バスケットボールなどの転倒が多く，利き手・非利き手の差は認めない。ドアノブや蛇口やペットボトルの蓋をひねる，タオルを絞るなどのねじり操作，腕立て伏せなどのプッシュアップ時の手関節尺側部痛が特徴的である。回内・外可動域および尺屈に制限が出ることが多い。DRUJ不安定性が強いときは，クリック感や軋音を伴うこと，抜ける感じと訴えることもある。

徒手検査

　尺骨頭のすぐ遠位の窪み，茎状突起の掌側に圧痛を認めることが多い（fovea sign）。誘発テスト

としては，手関節を尺屈した状態で回内・外を強制し，疼痛の有無をみるulnocarpal stress test（図2）があり，陽性率は高いが，尺骨突き上げ症候群でも陽性になり特異度には劣る。DRUJの不安定性を調べるのにBallottement test（図3）があるが，麻酔下の筋弛緩したときでないと正確な評価は難しい。また回内位での尺骨頭の背側亜脱臼と掌側方向への沈み込みをみるpiano key signも不安定性の検査である。

画像検査

・MRI，関節造影

脂肪抑制T1強調像，グラディエントエコー法T2*強調像がTFCCの描出に優れている。関節造影は，RCJから造影し，必要な症例では中央手根関節も造影し，最後にDRUJを造影し動態撮像を施行する。典型的な辺縁部損傷はMRIで尺側の高輝度を，関節造影では同部へのpoolingを認め

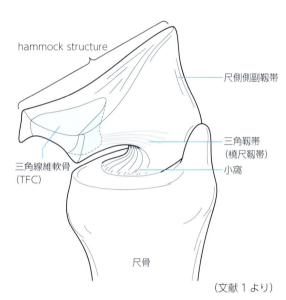

図1　TFCCの構造
TFCCは三角線維軟骨（TFC），三角靱帯（橈尺靱帯），機能的尺側側副靱帯（尺側手根伸筋腱腱鞘床）で構成される。

（文献1より）

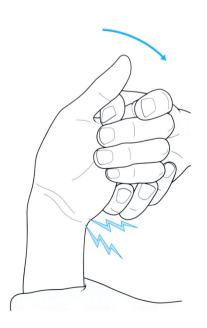

図2　Ulnocarpal stress test
手関節を尺屈強制，回内・外強制させることで，手関節尺側部痛が誘発されるかをみる。

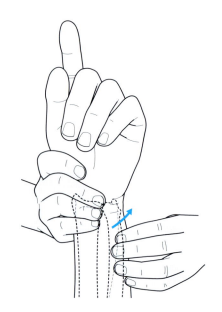

図3 Ballottement test
橈骨から手にかけてしっかりと保持して，尺骨頭を掌背側方向に動かし緩みをみる．中間位・回内位・回外位それぞれで左右を比較する．

る．典型的な小窩部損傷はMRIで小窩部の高輝度を，関節造影では同部への侵入を認める（**図4，5**）．著者らの調査では，辺縁部損傷に関しては，MRIは特異度が高く，感度が低かった．逆に，関節造影では，感度が高く，特異度が低かった[3]．

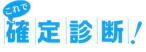
MRI，関節造影の診断能力は高いが，確定には至らない．確定診断には関節鏡が必須である（**図6**）．関節鏡分類であるPalmerの分類が広く用いられているが，RCJ鏡視のみの分類であり，DRUJ鏡視で確認できる小窩部損傷も含めた新たな分類が提唱，検討されている．損傷部位によって治療方針が変わるので技術的に高度になるが，DRUJの鏡視は施行するべきである．

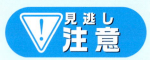
尺側手根伸筋（extensor carpi ulnaris；ECU）腱鞘炎との鑑別には注意を要する．ECU腱鞘炎の場合は，ECU腱に沿った腫脹・圧痛を認めることが多い．しかしTFCC損傷との合併例もあるので注意を要する．

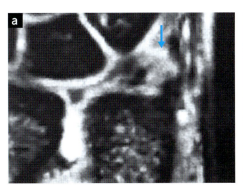
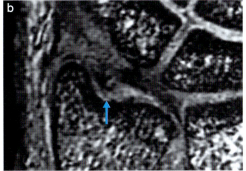

図4　TFCC損傷のMRI所見
a：56歳，女性。辺縁部での損傷（矢印）を認める。
b：56歳，女性。小窩部での断裂（矢印）が疑われる。

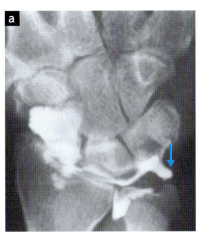
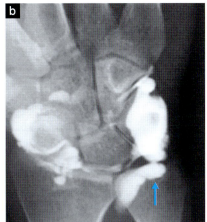

図5　TFCC損傷の関節造影所見
a：67歳，男性。造影剤が辺縁部に侵入（矢印）しており，同部の損傷が疑われる。
b：45歳，男性。三角靱帯の尺骨小窩付着部への造影剤侵入（矢印）があり，小窩部での損傷が疑われる。

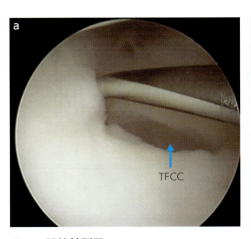
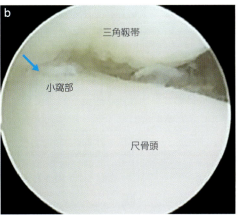

図6　関節鏡所見
a：56歳，女性。RCJ鏡視で，TFCC辺縁部に断裂（矢印）を認める。
b：67歳，男性。DRUJ鏡視で，尺骨小窩部から三角靱帯が剥離している（矢印）。

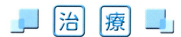

STEP 1 治療戦略

　徒手検査，MRI撮像，関節造影検査を施行し，TFCC損傷が疑われたら装具療法を開始する。保存療法で十分な除痛が得られない際には，確定診断を兼ね手関節鏡を行い，その所見により，術式を選択する。

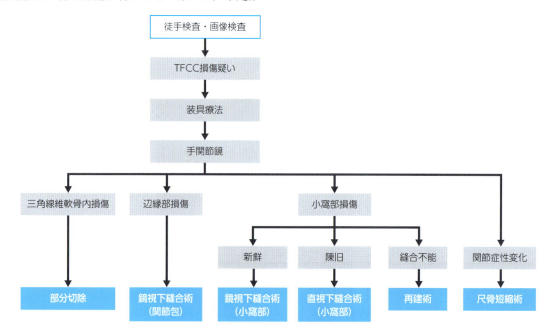

STEP 2 保存療法

　TFCC損傷が疑われた際は，まず保存療法を行う。装具（図7）などで手関節を固定し，局所の安静を図る。新鮮例で強い疼痛やDRUJ不安定性を認める症例は，sugar tong splint固定を3週間施行することもある。受傷から装具療法開始までの期間が短いほうが良好な成績が得られており，徒手検査で疑わしい際は画像検査を待たずに装具装着を指示することを検討するべきである。DRUJ不安定性を認める症例は，不安定性のない症例よりも保存療法による改善率が低いものの，試してみる価値はある。

保存療法→手術療法のターニングポイント

　保存療法に反応する症例は約70％で，そのほとんどが3カ月以内に症状の改善が得られている。よって3カ月以上保存療法を行っても改善が得られない場合は，確定診断も兼ねて手術療法を検討するべきである。

STEP 3 手術療法

　関節鏡でまず確定診断をする．RCJ鏡視だけでなく，DRUJ鏡視も行うことが重要である．損傷部位がどこか，鏡視下で新鮮化・縫合ができるか，直視下で縫合できるか，関節症性変化が生じているかなどで，部分切除術，鏡視下縫合術（関節包・小窩部，図8），直視下縫合術，再建術，尺骨短縮術もしくはそれらを組み合わせることを選択する．術後は肘上・肘下合わせて約5週間の外固定をする．スポーツ完全復帰は，部分切除術では2〜4週間，縫合術・短縮術では4〜6カ月，再建術では9カ月程度とすることが多い．

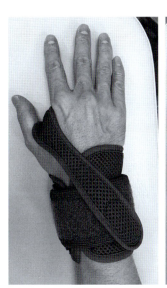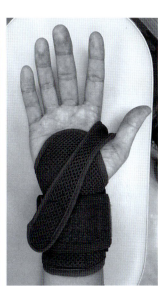

図7　手関節固定装具
アルミステーやマルチストラップを併用することで手関節背屈や尺屈に対する制動性を得ることができるリストケア・プロ®（アルケア社）．

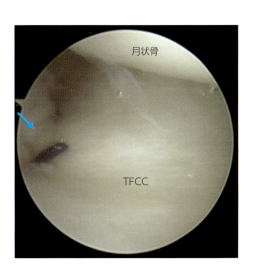

図8　関節包への鏡視下縫合術
辺縁部損傷に対して，TFCCを関節包へ縫合し損傷部位を閉じている（**矢印**）．

槌指（腱性，骨性）
soft tissue or bony mallet finger

Profile ボールが指尖からぶつかるなどで受傷する槌指は，若年者から成人までスポーツ愛好家にしばしば認める損傷で，身体所見，単純X線で診断は容易である．腱損傷による腱性槌指（以下腱性），末節骨基部背側の骨折を伴う骨性槌指（以下骨性）に大きく分けられ，それぞれ損傷形態，経過により，固定による保存療法や手術療法が選択される．

診断

身体所見

　DIP関節を伸展しているときの急な屈曲強制や指尖からの軸圧が原因といわれており，ボールが指尖からぶつかる，他の選手と接触した，などが契機となる．利き手の環・中・小指に多く認める．10歳以下の若年者では，腱性はほとんど認めない．受傷時に気付かないことも多く，腱性では腫脹・疼痛があまりないときもある．他動的には伸展できるが，自動ではできない．PIP関節の過伸展が生じることもある（swan neck変形，図9）．

画像検査

　骨性か腱性かを区別するのに，単純X線は必須である．骨性であれば，骨片の大きさ，末節骨の掌側亜脱臼の有無を確認する（図10）．

これで確定診断！ DIP関節の所見，単純X線のみで診断は容易である．

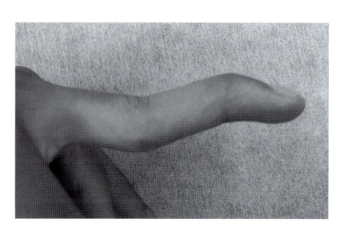

図9　Swan neck 変形
DIP関節は屈曲しており，PIP関節は過伸展している．

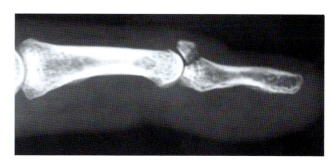

図10　骨性槌指
末節骨基部背側に骨片を認める。本症例は掌側亜脱臼はきたしていない。

STEP 1　治療戦略

　腱性は副子固定などの保存療法が選択されることが多い。受傷から時間が経っていても試してみる価値がある。高度の伸展制限が残存した際は，手術療法が考慮される。骨性は，新鮮例で転位がなければ副子固定で対応可能で，転位があれば手術療法が選択される。陳旧例では，骨折部を新鮮化したうえでの手術療法が行われることが多い。

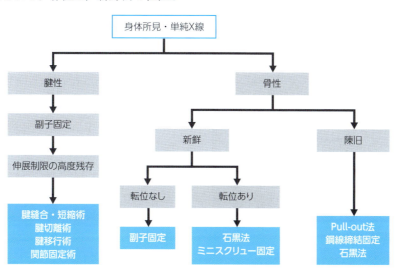

STEP 2　保存療法

　アルミニウム副子，熱可塑性プラスチックを用いた副子固定などが用いられる（**図11**）。腱性では8週間ほど軽度過伸展で固定し，その後数週間かけて徐々にはずしていく。皮膚トラブルを定期的にチェックする必要がある。軽度の伸展制限を残すことがある。骨性では5～6週間の副子固定をすることが多い。

STEP 3 手術療法

　腱性で，高度の伸展制限をきたした際は，その程度により腱縫合術・短縮術，腱切離術，腱移行術，関節固定術などが選択される．骨性では，転位のある新鮮例に対してKirschner鋼線（K-wire）を用いた石黒法，ミニスクリューによる固定で良好な成績が得られている（図12）．Kirschner鋼線は4～5週間で抜去することが多い．陳旧例では，瘢痕組織が介在するため骨折部の新鮮化が必要となり，その後の固定は石黒法，pull-out法，鋼線締結固定法などが用いられている．

（阿部耕治）

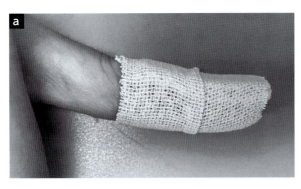
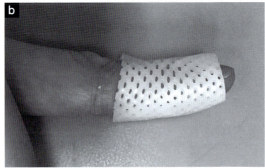

図11　副子固定
いずれもDIP関節を軽度過伸展で固定して，PIP関節は固定していない．
a：アルミニウム副子を背側に用いた固定．
b：熱可塑性プラスチックを用いた固定．

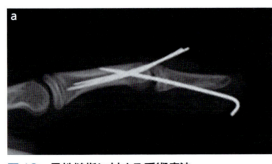
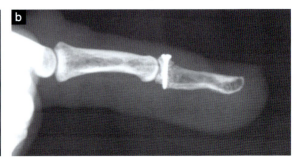

図12　骨性槌指に対する手術療法
a：Kirschner鋼線を用いた石黒法による固定．
b：ミニスクリューを用いた固定．

文献

1) 中村俊康．スポーツによる手関節・肘関節障害の治療 TFCC障害の治療法．関節外科 2011；30：337-43．
2) 中村俊康．TFCC損傷の症状・診断・治療．臨床スポーツ医学 2009；26：547-52．
3) 阿部耕治，中村俊康．TFCC損傷に対する関節造影，MRI，関節鏡の比較．M B Orthop 2018；31：33-9．
4) Wolfe S, Pederson W, et al. Extensor Tendon Injury. Green's Operative Hand Surgery 6th ed. Churchill Livingstone；2010. p159-88．
5) 阿部耕治，吉川泰弘．Double extension block first techniqueによる陳旧性骨性mallet fingerの治療経験．日手会誌 2016；32：983-6．

Ⅱ 疾患別治療法

手関節・手
手の変形

　手の変形をきたす疾患には，Heberden結節など，主に関節由来の変形を生じる変形性関節症（osteoarthritis；OA）と，軟部由来の変形を生じるDupuytren拘縮が代表とされる。いずれも発生には年齢の要素が関与し，高齢社会を迎え今後重要性を増すものと考えられる。しかし残念ながら手指の変形を有する多くの患者は，外見上の変形や疼痛による障害が認められるものの，わが国では手指のOAはあまり積極的な研究対象とはなってきていない。現状では母指CM（carpometacarpal）関節症以外，あまり整形外科的な決定的治療の対象とならず，患者は慢性痛に悩まされているのが現状である。なお，Dupuytren拘縮に関しては近年認可されたコラーゲン分解酵素注射療法により，治療戦略の変遷が認められている。

変形性関節症
（Heberden結節／Bouchard結節／母指CM関節症など）
osteoarthritis（Heberden nodes, Bouchard node, thumb basal joint osteoarthritis）

　手に発生するOAの原因は今のところ不詳であるが，関節の変形による外見上の変形をきたす。現状では各種炎症性疾患など他の要因で生じた変形でないことを確認のうえ，変形が生じた部分に対しての治療が行われている。治療は基本的には生命に影響しない疾患であることを理解し，疾患によるADL障害に対して適切に対処する必要がある。

身体所見

　手指に生じるOAの代表は，Heberden結節（distal interphalangeal；DIP関節），Bouchard結節（proximal interphalangeal；PIP関節）とよばれ，関節の変形や疼痛などの症状を引き起こす。これら以外にもCM関節・STT（scaphotrapezial trapezoid）関節，頻度は低いがMP（metacarpophalangeal）関節にもOAは認められる。手・手指の変形は美容的なものとして，積極的な治療対象とみなされない場合もあり，またわが国では現時点まで診断法や治療法は明確なものがない状況にある[1]。これは外見や単純X線上の変形と患者の症状（疼痛）などが一致しないことも多く，研究が進んでいない状況の一因となっている。一方，近年になり欧米を中心に手指のOAに対しての研究が進み，妥

当性・信頼性の確認された診断基準・評価基準などが作成されてきている[2]。

手のOAの誘因としては複数の要因が関与しているとされ，特発性と外傷や感染などによる変形を契機に発生する二次性のものがある。リスクファクターとしては40歳以上，女性，家族歴あり，職業上での手の使用，肥満，手指の外傷などが挙げられている。また，OAの各種のsubtypeがあることが示唆されており[3]，erosive OA（EOA）とよばれる群は関節症状，予後ともに関節リウマチ（rheumatoid arthritis；RA）に匹敵するほど不良とされている。ちなみに米国リウマチ学会（American College of Rheumatology；ACR）の分類が多く用いられているが，項目は臨床症状のみで画像所見は含まれていない[4]。一般的には関節部の膨隆，屈曲拘縮および側方への偏位，ときに発赤，腫脹，疼痛，嚢腫形成をみる（図1）。OAの主たる症状は鋭く間欠的な痛みであり，負荷をかけると疼痛が悪化することが認められ，精神的な背景をもつ患者や糖尿病のある患者では疼痛が強くなるといった報告もある[5]。

DIPではしばしば粘液嚢腫（mucous cyst）の形成を認める。Mucous cystは爪の基部で爪母に影響し爪の変形を認めることもあり（図2），また開放創となって化膿性関節炎となることもあるので注意が必要である。単純X線像では一般的なOAが関節裂隙狭小化と骨棘形成・軟骨下骨の骨硬化やcyst形成といった特徴をきたすことに対し，

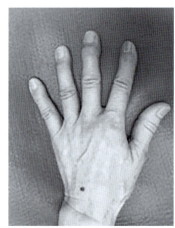
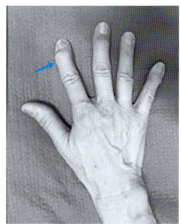

図1　手指変形性関節症の外観
関節部の膨隆や変形を認める。特に右示指DIP関節の側方への偏位・腫脹を認める（矢印）。

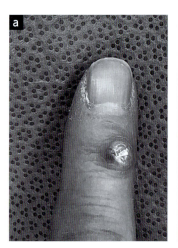
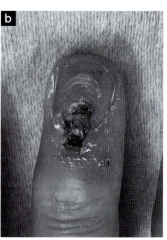

図2　Mucous cyst
a：DIP関節背側に生じた病変。
b：爪母周辺に生じると爪の変形を引き起こす。

EOAではDIP関節に特徴的なcentral erosionsのseagull wing pattern(図3a)を示し，PIP関節には別のびらんの形態としてsaw toothのpatternと表現されるものがある(図3b)[6]。

画像検査

EOAでは単純X線像によるerosiveな変化の前に軟骨欠損が生じ，biomechanicalな要因が関節中央部erosion形成に作用しているとされる[7]。なお，実際にはOAは多くの関節が冒されるものであり，近年MRIや超音波といった手段が有効とされてきている。関節近傍／辺縁のerosive changeを明らかにでき，骨棘／erosionsの描出に優れ有用であるとしている[8, 9]。なお，これらの変化は以前よりも高頻度に生じていることが明らかとなってきている[10]。

鑑別診断

鑑別診断としてリウマチ性疾患など炎症性疾患／感染症の否定が必要であり，血算，赤血球沈降速度，CRP(C-reactive protein)，尿酸，抗核抗体，リウマチ因子などを確認する。炎症性疾患では特に乾癬性関節炎(psoriatic arthritis；PsA)はOAとの鑑別がしばしば困難であり，皮膚症状のないPsAも存在することから注意が必要である[11]。PsAは同一指に2つ以上の関節が罹患することが多く，足趾含め爪の変形を認め，指趾炎(指趾全体の一様な腫脹)が認められるといった特徴がある。

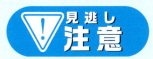
前述の関節疾患のほか，狭窄性屈筋腱鞘炎は手指のこわばりといった症状で受診し，またBouchard結節の前段階としての症状であることも知られているので注意が必要である[12]。

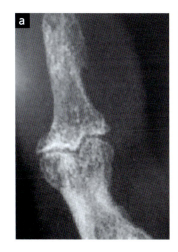
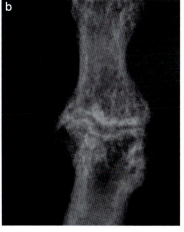

図3　変形性関節症の単純X線像
a：Seagull wing pattern
b：Saw tooth pattern

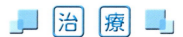

STEP 1 治療戦略

　手指のOAに関してはDupuytren拘縮同様，生命に関与しないことを念頭にして治療にあたる必要がある。現状では治療ガイドラインにあたるものはわが国には存在していない。

STEP 2 保存療法

　鎮痛薬，ステロイド注射，装具療法などを行う。非薬物的治療としては患者教育，運動療法，装具・物理療法などが中心となる。

> **保存療法 → 手術療法 のターニングポイント**
> 　これらの保存療法で症状の改善が得られず，ADL制限が強い場合には手術療法が考慮される[13]。

STEP 3 手術療法

・Heberden結節

　基本的には対症療法となり，併存するmucous cystに対し，切除して局所皮弁を行う報告，骨棘を切除する報告などがみられる[14]。著者らも近年では，囊腫はそのままとして骨棘を切除する方法での良好な成績を得ている。本項ではmucous cystおよびそれによる爪母圧排による爪変形の一例を示す。骨棘のみ切除することで囊腫の縮小が得られ，また爪の変形も改善していた（図4）。また，疼痛が強いものに対してはDIP関節固定が選択されることもある（図5）。

・Bouchard結節

　Heberden結節よりまれであるが，PIP関節の可動域制限が生じてADL障害につながる。自発痛は少ないが運動時痛が強く，あまり発赤・腫脹は認められず，可動域制限に対して保存療法は有効でなく，人工関節などの手術が行われている。近年はPIP関節掌側から進入して人工関節に置換する方法で良好な成績が得られている[15]。

・STT関節症

　STT固定術や舟状骨遠位部切除などの方法が行われている（図6）。

・母指CM関節症

　関節形成手術，関節固定術，大菱形骨切除などさまざまな方法が報告されており，近年新規機器の使用が可能となったことで治療の選択肢は広がってきている。ただし，母指CM関節症に限らないが，高いレベルのエビデンスに基づいた報告に乏しく，治療戦略としての結論は得られておらず今後の課題となっている。

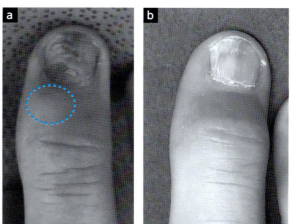
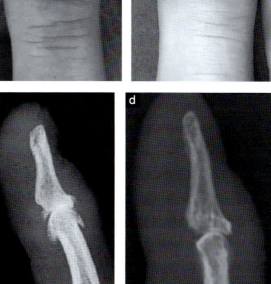

図4 Mucous cystによる爪変形の一例
a：術前外観。破線部分に囊腫を生じ，爪の変形を生じている。
b：術後外観で爪の変形の修復を認める。
c：術前単純X線像で骨棘形成がみられる。
d：術後単純X線像で骨棘は切除されている。

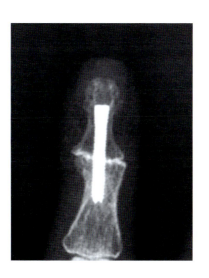

図5 関節固定術
Interference screwを用いた一例。

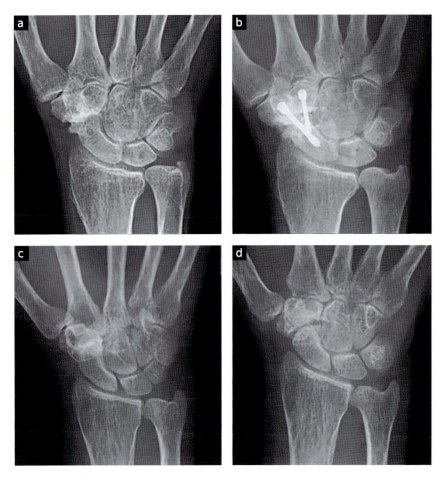

図6 STT 関節症
a, b：関節固定術の一例（a：術前，b：術後）。
c, d：切除関節形成術の一例（c：術前，d：術後）。

Dupuytren拘縮
Dupuytren contracture

Profile 原因は今のところ不詳であるが，手掌腱膜の肥厚による外見上の変形をきたす。OA同様，現状では各種炎症性疾患など他の要因で生じた変形でないことを確認のうえ，変形が生じた部分に対しての治療が行われている。治療は基本的には生命に影響しない疾患であることを理解し，疾患によるADL障害に対して適切に対処する必要がある。

診断

身体所見

Dupuytren拘縮は手掌腱膜に生じる3型コラーゲンの異常により肥厚・硬結が生じ，指の伸展制限から典型的な手指の変形をきたす（**図7**）[16]。北部ヨーロッパ地域の男性（男女比7～15対1）に多く発生するとされ，50歳以降に発生率が上昇する[17]。部位としては尺側指が冒されることが多いが，すべての指に発生しうる。原因は不明であるが，何らかの遺伝背景が示唆されている。合併症として足底腱膜（Ledderhose disease）や陰茎（Peyronie's disease）に同様の拘縮が生じることが知られている。診断は触診で特徴的な索状物（拘縮索）/硬結と皮膚の引きつれを触れ，手指の伸展障害の進行により平らな部分に手掌が置けなくなる（table tap test）ことを確認する。痛みや伸展制限/外見上の変形以外の症状をきたすことはほぼない。

画像検査

画像診断は特に勧められないが，鑑別診断としての拘縮（異常角化症，狭窄性腱鞘炎，平滑筋腫）が挙げられ，まれな状況として，関節症などによる変形の鑑別には単純X線およびMRIを施行する[18]。

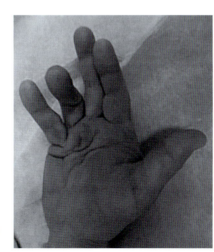
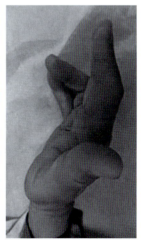

図7 Dupuytren拘縮の外観
特徴的な皮膚の肥厚と硬結，指の伸展制限を認める。

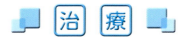

STEP 1 治療戦略

　両側例，家族歴，他部位の拘縮，若年発症，男性，民族性が進行する要因とされるが，再発には家族歴（遺伝性）が関与するとされている[16]。そのことを患者には情報として伝え，進行し，日常生活に支障が生じてくる場合には治療介入を行う[19]。さまざまな治療法が存在するが，発生原因を改善するものは存在しておらず，治療体系として合意の得られたものはない[19]。

STEP 2 保存療法

　変形の進行を止めるものが理想である。ステロイド注射や放射線療法で効果があったとの報告もあるが，エビデンスとしては不十分であり，残念ながら現状で有効な保存療法は見当たらない[20]。

保存療法 → 手術療法 のターニングポイント

　洗顔が困難など，日常生活に支障が生じてきた場合には，手術療法や後述する酵素注射療法を考慮する。

STEP 3 手術療法

　Dupuytren拘縮の手術療法には，①拘縮索を切離（経皮的／観血的）する方法，②拘縮索を切除する方法，そして，③酵素を注射して拘縮索を分解する方法に分けられる。いずれの治療法にも長所／短所（手術侵襲や費用面など）が存在する。経皮的拘縮索切離術は侵襲が小さく，患者満足度も高く，費用も少なくて済むが再発率は高い。酵素注射療法は有効であるが，経皮切除よりは費用がかかる。手術加療は侵襲が大きくなる問題がある。近年，経皮切除と酵素注射療法は大きく差はないとの報告もあり[21]，さらなる詳細は成書に譲るが，各方法の特徴をよく理解して治療にあたる必要がある。

〈建部将広〉

文献

1) Maheu E, Cadet C, Gueneugues S, et al. Reproducibility and sensitivity to change of four scoring methods for the radiological assessment of osteoarthritis of the hand. Ann Rheum Dis 2007；66：464-9.
2) http://fihoa.net
3) Zhang W, Doherty M, Leeb BF, et al. EULAR evidence-based recommendations for the diagnosis of hand osteoarthritis: report of a task force of ESCISIT. Ann Rheum Dis 2009；68：8-17.
4) Altman R, Alarcón G, Appelrouth D, et al. The American College of Rheumatology criteria for the classification and reporting of osteoarthritis of the hand. Arthritis Rheum 1990：33：1601-10.
5) Magnusson K, Hagen KB, Østerås N, et al. Diabetes is associated with increased hand pain in erosive hand osteoarthritis: data from a population-based study. Arthritis Care Res (Hoboken) 2015；67：187-95.
6) Ter Borg EJ, Bijlsma JW. Spontaneous ankylosis in erosive osteoarthritis of the finger joints: a case series of eight postmenopausal women. Clin Rheumatol 2014；33：1015-17.
7) Haugen IK, Bøyesen P, Slatkowsky-Christensen B, et al. Comparison of features by MRI and radiographs of the interphalangeal finger joints in patients with hand osteoarthritis. Ann Rheum Dis 2012；71：345-50.
8) Haugen IK, Bøyesen P. Imaging modalities in hand osteoarthritis--and perspectives of conventional radiography, magnetic resonance imaging, and ultrasonography. Arthritis Res Ther 2011；13：248.
9) Mathiessen A, Haugen IK, Slatkowsky-Christensen B, et al. Ultrasonographic assessment of osteophytes in 127 patients with hand osteoarthritis: exploring reliability and associations with MRI, radiographs and clinical joint findings. Ann Rheum Dis 2013；72：51-6.
10) van der Kraan PM, van den Berg WB. Osteophytes：relevance and biology. Osteoarthritis Cartilage 2007；15：237-44.
11) Scarpa R, Cosentini E, Manguso F, et al. Clinical and genetic aspects of psoriatic arthritis "sine psoriasis". J Rheumatol 2003；30：2638-40.
12) 戸張佳子，平瀬雄一，桑原眞人，ほか．PIP関節症症例の検討 第1報：当科での臨床像．日手会誌（J Jpn Soc Surg Hand）2015；31：461-5.
13) Hammond A, Jones V, Prior Y. The effects of compression gloves on hand symptoms and hand function in rheumatoid arthritis and hand osteoarthritis: a systematic review. Clinical Rehabilitation 2016；30：213-24.
14) Lee HJ, Kim PT, Jeon IH, et al. Osteophyte excision without cyst excision for a mucous cyst of the finger. J Hand Surg Eur 2014；39：258-61.
15) Lautenbach M, Kim S, Berndsen M, et al. The palmar approach for PIP-arthroplasty according to Simmen：results after 8 years follow-up. J Orthop Sci 2014；19：722-8.
16) Hindocha S. Risk Factors, Disease Associations, and Dupuytren Diathesis. Hand Clin 2018；34：307-14.
17) Gudmundsson KG, Arngrimsson R, Sigfusson N, et al. Increased total mortality and cancer mortality in men with Dupuytren's disease. A 15 year follow-up study. J Clin Epidemiol 2002；55：5-10.
18) Wagner P, Roman JA, Vergara J. Dupuytren disease. Rev Med Chil 2012；140：1185-90.
19) Mella JR, Guo L, Hung V. Dupuytren's Contracture：An Evidence Based Review. Ann Plast Surg 2018；81：S97-S101.
20) Ball C, Izadi D, Verjee LS, et al. Systematic review of non-surgical treatments for early dupuytren's disease. BMC Musculoskeletal Disorders 2016；17：345.
21) Soreide E, Murad MH, Denbeigh JM, et al. Treatment of Dupuytren's contracture. Bone Joint J 2018；100B：1138-45.

II 疾患別治療法

手関節・手
橈骨遠位端骨折

　橈骨遠位端骨折は日常診療において最も頻繁に遭遇する骨折の1つであるが，スポーツ中や交通事故などの高エネルギーで受傷する若年者と，転倒・転落などで受傷する高齢者とでは骨折型，合併損傷なども異なってくる．高齢者においては脊椎圧迫骨折，大腿骨近位部骨折とともに代表的な脆弱性骨折の1つであるが，前二者の骨折に比べ生命予後に影響しないこと，また発症年齢も比較的活動性の高い前期高齢者に好発することから脆弱性骨折の初発骨折となることが多く，骨粗鬆症を含めた治療介入のきっかけになる．本項では高齢者の骨折を中心に一連の診断，治療の流れについて述べる．

橈骨遠位端骨折
distal radius fractures

Profile　橈骨遠位端骨折は日常診療において最も頻繁に遭遇する骨折の1つであるが，特に高齢者においては超高齢社会の到来により症例数の急増が予想されるため，本骨折に対して診断および治療法の正しい理解が必要とされる．保存療法が優先される場合がほとんどであるが，近年は高齢者でもスポーツ参加など活動性の増加，また患者背景から手術などの積極的治療も増えつつある．

診断

身体所見

　手関節部の腫脹，変形から骨折の有無の診断は比較的容易なことが多い．いわゆる「フォーク状変形」(図1)などがみられれば診断は明らかであるが，転位のわずかな骨折，関節内骨折では腫脹が軽度なことがあり，受傷部の腫脹，圧痛の有無を視診，触診で確認することが重要である．

画像診断

・**単純X線(図2)**
　第1選択の画像検査であり，関節内骨折の場合はCT検査を行うべきである．
・**CT検査**
　多断面再構成CT像(MPR，図3a)では骨折型(骨折線)の詳細な把握に有用で，三次元CT像(図3b)は骨折型の立体的なイメージが把握しやすいという特徴がある．特に後者では手根骨を除外し

た像を作成することにより，橈骨手根関節面の骨折型の把握が容易となる（**図3c**）。

・MRI

本骨折に合併する軟部組織損傷［舟状月状骨靱帯損傷や三角線維軟骨複合体（triangular fibrocartilage complex；TFCC）損傷など］の有無や単純X線ではわからない不全骨折の存在を明らかにする場合にMRIを用いることもある。

画像検査

・単純X線

骨折の存在の有無は比較的容易に判断できるが，骨折型，特に骨折線の方向，関節面の粉砕の程度を把握するのは経験を要する。その際は前述のようにCT検査を追加することが望ましい。

> **POINT** 骨折の確定診断は比較的容易であるが，本骨折は骨折型により治療法，特に使用するインプラントの選択が変わってくるので，悩ましい場合は上級医に相談すべきである。

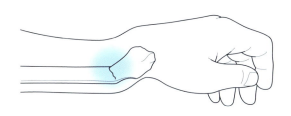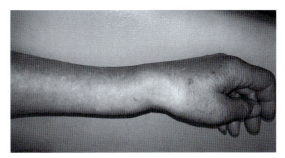

図1 フォーク状変形

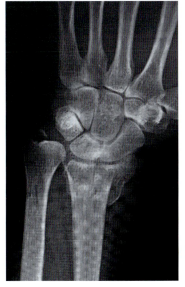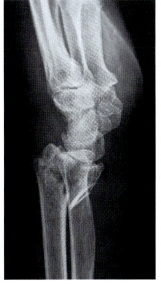

図2 単純X線像
掌側転位型の橈骨遠位端関節内骨折，いわゆる「掌側Barton型骨折」である。

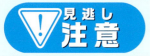 単純X線およびCT検査において，つい橈骨遠位端骨折のみに目をうばわれてしまいがちだが，本骨折は合併損傷（舟状骨骨折をはじめとした手根骨骨折や骨間靱帯損傷，Galeazzi骨折における遠位橈尺関節脱臼やTFCC損傷など）を伴うことが多いので注意が必要である。

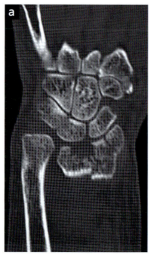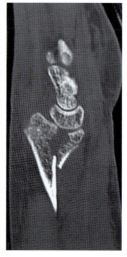
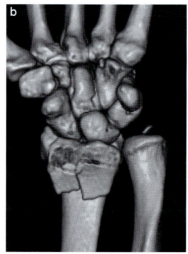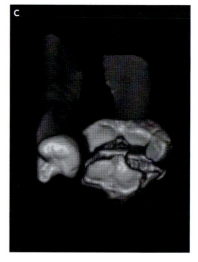

図3 CT像（図2と同一症例）
a：多断面再構成CT像。単純X線像では判読困難な細かい骨折の状態把握が可能となる。
b：三次元CT像。骨折の形態の概要が理解しやすい。
c：関節面内骨折の場合，手根骨をはずして作成すると，より関節面の状態把握が容易となる。

治療

STEP 1 治療戦略

　橈骨遠位端骨折を生じているという診断がついたら，まずは転位の程度，骨折型について把握する．骨折を生じているがほぼ転位がない場合は保存療法が優先される．また転位の方向にも注意することが必要である．骨折の大多数を占める背側転位型骨折，いわゆる「Colles型骨折」における治療の原則は保存療法である．しかし整復操作によって十分な整復位が獲得できない場合，もしくは直後は整復位が良好であってもその維持ができない「不安定型」の症例では手術療法が適応となりうる．掌側転位型のいわゆる「Smith型骨折」の場合は橈骨遠位関節面が掌側へ傾斜しているため容易に掌側へ転位しやすいため，基本的には不安定型骨折であり，転位がまったくない症例以外は手術療法（掌側からのbuttress plate固定）の適応となる．

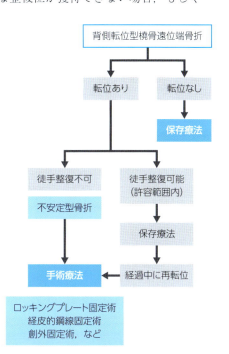
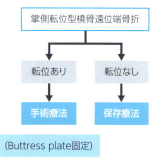

- **安定型骨折**

　基本的には骨折部に転位を認めないか，あるいは徒手整復後に外固定で良好な整復位を保つことが可能な骨折であるが，受傷直後に判定することはなかなか困難であり，明確な判定基準はない．

- **不安定型骨折**

　安定型骨折の逆で，徒手整復で十分な整復位が得られないか，外固定で整復位を保持することが困難な骨折であり，これも明確な判定基準はないが，わが国ではColles骨折においては佐々木[1]の「不安定型Colles骨折の判定基準」を用いた報告が多いため**表1**に示す．また単純X線評価の際に必要な指標についても理解しておく必要がある（**図4**）．

> **POINT** 近年，手術療法，特に掌側ロッキングプレート固定による短期の治療成績が良好であることから，手術療法が選択される傾向にあり，それと相まって骨折の診断がつき次第，徒手整復が試みられずに簡易な固定のみ行われ，紹介されることが多い。しかし変形が残ったままでは腫脹，疼痛が長く続き，循環障害や神経麻痺を生じる可能性があることから，転位があって「不安定型骨折」であっても，まずは徒手整復を行うことが望ましい。特に受傷直後に整復操作を行うと直後から疼痛が軽減するので，可能な限り行うべきである。

表1 不安定型Colles骨折の判定基準

a. 粉砕型で転位があり，本来不安定な骨折
 ・整復時に整復位を保つには十分な安定性がない。
 ・関節内に及ぶ高度な粉砕がある。
 ・高度の転位（dorsal tilt ≧ 20° radial shortening ≧ 10 mm）があり，ギプス固定では整復位の保持困難が予想される。

b. 粉砕型でギプス固定後，dorsal tilt ≧ 20° radial shortening ≧ 5 mmの再転位を生じたもの。

(文献1より)

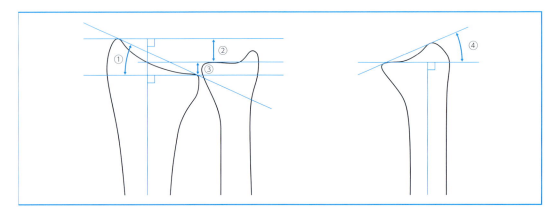

① Radial inclination（ulnar tilt）：13〜30°（平均23°）
② Radial length：11〜12 mm
③ Ulnar variance：−2〜2 mm
④ Palmar tilt（volar tilt, dorsal tilt）：1〜21°（平均11°）

図4 X線学的指標（パラメーター）

STEP 2 保存療法

患者の年齢，活動性，社会的背景などを考慮し，適宜保存療法を選択する。

保存療法は徒手整復直後にキャストシーネ固定を行う。

徒手整復の方法は各種あるが，基本的には牽引の後に愛護的な整復を行う。麻酔は骨折部の血腫内麻酔で行う報告もあるが，腋窩での伝達麻酔のほうが筋弛緩も得られ整復操作が行いやすい。麻酔後はフィンガートラップなどを装着し，上腕に2kg程度の重錘を吊るし10〜15分程度持続的に牽引（図5a）の後に遠位骨片を押し込むように整復操作を行う（図5b）。その状態でsugar tong型キャストシーネ固定（図5c）を行うが，肘関節を含めて固定することで回内・外を制限することに

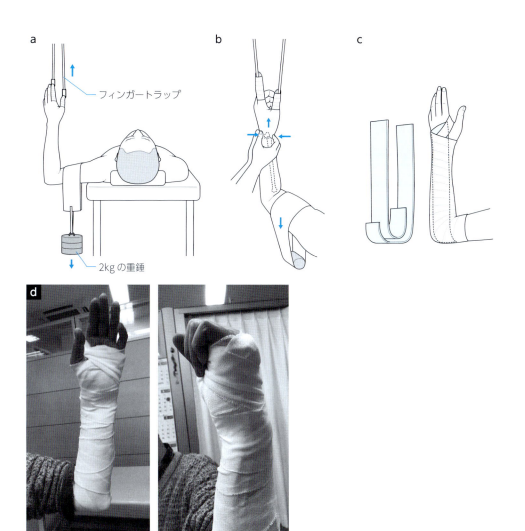

図5 牽引による整復操作および固定法
a：フィンガートラップで牽引のうえ，肘を直角とし水平となった上腕に2kg程度の重錘を吊るし，10〜15分程度持続的に対向牽引を行う。
b：変形が残存している場合，両側の母指を遠位骨片の背側に置き，他の指を近位骨片の掌側に添えて両側の母指で遠位骨片を掌側に愛護的に押し込み整復する。
c：牽引したまま，3インチのキャストシーネを用いて肘の後方まで回してsugar tong型シーネ固定を行う。
d：実際の装着。シーネの掌側遠位端は遠位手掌皮線までとし，MP関節が屈曲可能なことを確認する。

より回旋転位を予防することが可能となる。転位のほぼない症例や徒手整復後手術までの待機期間の局所安静の目的に固定をする場合は，前腕から手掌までの掌側キャストシーネ固定でも可能だが，重要なのはキャストシーネの先端が掌側では遠位手掌皮線より遠位に越えないようにし，MP関節の屈曲を妨げないことである（図5d）。MP関節が伸展位のままだと容易に伸展拘縮を生じ，治療が困難となる。

保存療法→手術療法のターニングポイント

キャストシーネ固定後は外来での定期的な観察が必要となるが，固定直後の単純X線で満足のいく整復位が十分に得られていない場合，経過観察中に再転位を生じた場合は「不安定型」骨折と判断し，手術療法を考慮してもよい。再度整復を試みてもよいが，最大でも2回の整復とし2度目の整復後でも転位が生じた場合は，患者との信頼関係の観点からも手術療法を考慮すべきである（活動性の高くない高齢者の場合は多少の変形治癒は臨床成績と相関しないので保存療法を継続することもある）。

STEP 3 手術療法

手術療法は掌側ロッキングプレート固定法が代表的であるが，症例に応じて経皮的鋼線固定法，創外固定法，背側ロッキングプレート固定法，髄内釘固定法なども選択される。掌側ロッキングプレート固定法（図6）は適切に軟骨下骨支持ができれば初期固定性に優れ，術後早期から手関節を動かすことが可能で機能回復が早いことから，従来までの手術療法に代わって現在では本骨折の手術療法のgold standardである。しかし活動性の高くない高齢者などでは中・長期的な成績は保存療法とほぼ同等であること，また合併症発生率は他の治療法に比べむしろ高いこと[2]を考慮すべきで

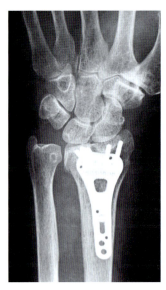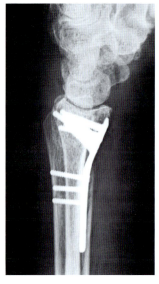

図6 掌側ロッキングプレート固定法

ある。他の治療法の特徴としては経皮的鋼線固定は安価な鋼線とドリルのみで特殊な機材が不要なことから，多発外傷例など短時間での治療が要求される場合や他の手術機材が用意できない場合などに選択される。創外固定法も開放骨折や骨折部の軟部組織の状態が不良な場合などに選択される。

最後に

橈骨遠位端骨折の治療体系の概要について述べたが，本骨折は生命予後には直接影響しないものの脆弱性骨折の初発骨折となることが多く，今後予想される「ドミノ骨折」を阻止するための骨粗鬆症治療介入のきっかけになりやすいため，整形外科医としてこの好機を見逃さないことが望まれる。

高齢者も健康増進意識の高まりから以前に比べ活動性の高い症例もいれば，低いままの症例もいることから，本骨折の治療方針の決定にあたってはこの治療体系を基に年齢，骨折型，活動性，並存疾患，個々のニーズに応じて総合的に判断していくべきである。

（森田晃造）

文献

1) 佐々木 孝，ほか：橈骨遠位部骨折に対する創外固定．日手会誌 1986；3：515-9．
2) 日本整形外科学会診療ガイドライン委員会，橈骨遠位端骨折診療ガイドライン策定委員会編．橈骨遠位端診療ガイドライン2017．南江堂；東京：2017．p77-80．

II 疾患別治療法

手関節・手
手根骨の外傷

　手関節は手根骨が靱帯性に結合し，相互に協調して動くことで多方向への動きと強い力の伝達が可能となっている．舟状骨骨折や舟状月状骨解離によって，この手関節内の協調運動がくずれた状態が放置されると二次性変形性関節症に至るため，初期に適切な診断，治療を開始することが大切である．手関節の外傷は種類が多いが，体表解剖を理解し圧痛点を確認することで鑑別する疾患は絞られる．手関節尺側の外傷では三角線維軟骨複合体（triangular fibrocartilage complex；TFCC）損傷，三角骨骨折，有鈎骨骨折などの鑑別が必要である．

舟状骨骨折
scaphoid fracture

Profile　手根骨骨折の7割を占め，最も頻度が高い．手関節背屈位で手をついて受傷する機序が多いが，パンチ動作での軸圧によっても生じる．受傷直後の単純X線像では見逃しやすいため注意を要する．治療を行わないと偽関節が必発であり，10年程度の経過で二次性手関節症（scaphoid nonunion advanced collapse；SNAC）へと進行する．受傷後1カ月以内に治療を開始することが重要である．

診断

身体所見

　手関節橈側に疼痛，腫脹が生じる．長母指伸筋腱と短母指伸筋腱の間に生じる陥凹である嗅ぎタバコ窩（snuff box）や，掌側の舟状骨結節部の圧痛を確認する．症状から舟状骨骨折を疑った際には入念な画像検査が必要である．

画像検査

・**単純X線**

　通常の手関節2方向に加えて斜位や舟状骨撮影（尺屈位での正面像，**図1**）を追加する．骨折部位は腰部（中央部）が多いが，1〜2割は近位部に生じる．長期経過の偽関節では舟状骨周囲の関節裂隙に狭小化など関節症性変化が生じていないか確認する（**図2**）．

・CT，MRI
　症状から骨折を疑うが，単純X線で骨折が明らかにならない場合，CTやMRIを行う。MRIは近位骨片の壊死の評価に有用であるが，骨挫傷による信号変化と区別する必要がある。

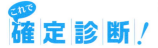
症状から骨折を疑った場合には舟状骨撮影，CT，MRIを含めた入念な画像検査を行うことが必要である。

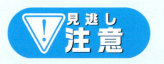
初期の単純X線検査で骨折が判明しないこともある。しかし，見逃した場合の経過は不良であるため，症状から骨折を疑った場合には外固定を行いながら画像検査を進める。

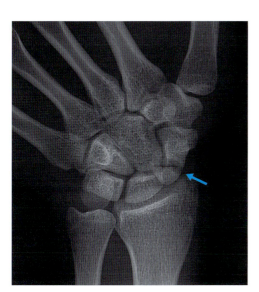

図1　舟状骨撮影
尺屈位での単純X線正面像では舟状骨の掌屈が減じ，骨折線が判明しやすくなる。本症例では近位部に骨折がある（**矢印**）。

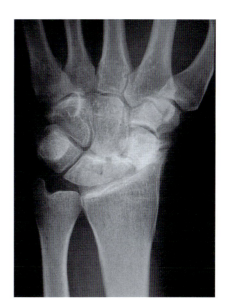

図2　SNAC
舟状骨骨折を放置した場合，自然に骨癒合することはない。長期の経過で橈骨-舟状骨間，舟状骨-有頭骨間，月状骨-有頭骨間の関節症変化が進行する。

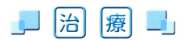

STEP 1 治療戦略

新鮮例では保存療法，手術療法ともに適応となる。転位のある骨折，陳旧例では手術を選択する。

STEP 2 保存療法

受傷後1カ月以内で転位が小さい（1mm以内）場合，保存療法で十分骨癒合が期待できる。手関節のみでなく母指MP（metacarpalphalangeal）関節まで含めたthumb spica castで6～8週固定を行う。舟状骨では遠位から近位へ向かう血流が主体のため，結節部（遠位）の骨折では骨癒合しやすい。逆に骨折部位が近位の場合には骨癒合しにくく，固定期間を長めにする。

保存療法 → 手術療法 のターニングポイント

受傷後1カ月を超える場合や転位が大きい場合には，まず手術療法を検討する。新鮮例でも固定期間短縮が必要な場合も手術を考慮する。転位がなければ小皮切でスクリュー固定を行うことが可能である。

STEP 3 手術療法

Headless compression screwを用いて固定する。骨折部位により遠位掌側から刺入する場合と，近位背側から刺入する場合がある。遷延治癒，偽関節では，骨折部が背側凸となる円背変形（humpback deformity）を伴う。骨欠損が大きい場合には骨移植も併用する。

舟状月状骨解離
scapholunate dissociation

Profile 舟状月状骨 (scapholunate；SL) 靱帯は手関節の強い回外や過伸展強制により損傷する。SL靱帯が断裂すると舟状骨は屈曲・回内位をとり，舟状骨と月状骨間が開大する。SL靱帯完全損傷では手根骨全体のkinematicsがくずれ，SLAC (scaphoid-lunate advanced collapse) に至る。月状骨周囲脱臼の一部として生じることもある。

診断

身体所見

単独損傷では，腫脹を含め外観上の変化が軽微なこともある。圧痛がSL間に局在している場合には損傷を疑う必要がある。

徒手検査

Scaphoid shift test (Watson test) を行う (**図3**)。検者は母指を被検者の舟状骨結節に当て，背側方向へ圧をかける。被検者の手関節を尺屈位から橈屈させ掌屈した舟状骨が舟状骨窩から背側へ亜脱臼し，クリックと痛みが生じる場合に陽性となる。

画像検査

単純X線正面像では舟状骨と月状骨間が開大する (Terry-Thomas sign，**図4a**)。20°回内位の正面像は関節に対し接線方向の撮影となり，より正確に評価できる。舟状月状骨解離では舟状骨が屈曲位，月状骨が伸展位をとるため正面像では舟状骨結節が丸くみえ (scaphoid ring sign)，側面像ではdorsal intercalated segmental instability (DISI) 変形を呈し，SL角 (舟状骨掌側を結んだ線と月状骨軸とのなす角度。正常では45〜60°) が大きくなる (**図4b**)。

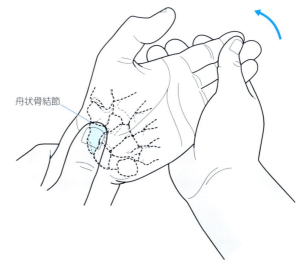

図3 Scaphoid shift test (Watson test)
検者は母指を被検者の舟状骨結節に当て，背側方向へ圧をかける。被検者の手関節を尺屈位から橈屈させ掌屈した舟状骨が舟状骨窩から背側へ亜脱臼し，クリックと痛みが生じる場合に陽性となる。

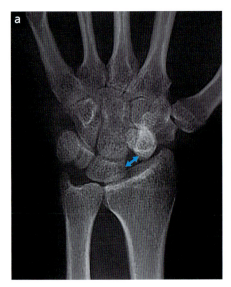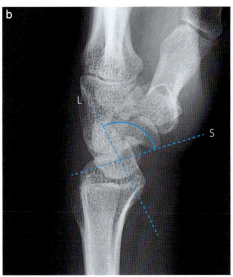

図4 SL解離
a：単純X線正面像。舟状骨と月状骨間が大きく解離している（Terry-Thomas sign）のみでなく，舟状骨が屈曲しているため舟状骨結節部が丸くみえている。
b：単純X線側面像。DISI変形を呈し，SL角が大きくなっている。

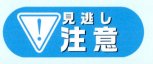 動的な不安定性は画像検査のみでは評価できない。Scaphoid shift testなどの徒手検査も併せて診断する。最終的には関節鏡で評価する。

例えば橈骨遠位端骨折においても，13〜48％でSL靱帯損傷を合併していると報告されており，実は頻繁に生じている外傷である。

 治 療

STEP 1 治療戦略

　SL損傷の治療は難しい。新鮮外傷か陳旧性か，解離やDISI変形の程度，二次性変形性関節症の有無を考慮して治療方針を決定する。

STEP 2 保存療法

　受傷6週程度までであれば，ある程度の治癒力が働くため外固定を行う。

保存療法 → 手術療法 のターニングポイント

軽度のSL靱帯損傷は保存療法で対応可能であるが，損傷が強い場合，治療が遅れると難治化する．SL解離が明らかで疼痛がある場合には急性期にピンニングを考慮する．

STEP 3 手術療法

新鮮例ではピンニングや靱帯縫合が行われるが，靱帯は非常に短く縫合しにくい．陳旧例で変形性関節症を生じていなければ靱帯再建術や部分手関節固定が行われる．SLAC（図5）では舟状骨切除と併せて部分手関節固定（4-corner fusion）などが行われる．

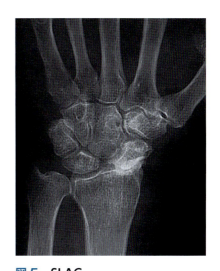

図5 SLAC
放置されたSL損傷はSLACへと進行する．SLACでは橈骨月状骨間関節を除き舟状骨周囲の関節が破壊される．

月状骨周囲脱臼
perilunate dislocation

Profile 手根骨の脱臼は，ほとんど月状骨周囲で生じる．Mayfieldによれば，脱臼のメカニズムは以下のように整理される．①手関節過伸展によるSL靱帯損傷または舟状骨骨折，②遠位手根列が背側に転位し有頭骨が月状骨に対して背側に脱臼，③月状三角骨間靱帯損傷または三角骨骨折によって月状骨周囲脱臼，④脱臼した有頭骨が月状骨を掌側に押して月状骨脱臼となる．

診断

身体所見

大きな外力による損傷であり，手関節の著明な腫脹と疼痛が生じる．

画像検査

正常手関節の単純X線正面像では，近位手根列と遠位手根列は滑らかなライン（Gilura line）で結

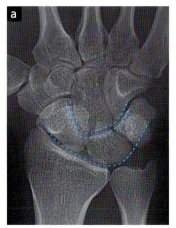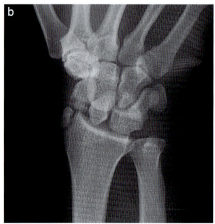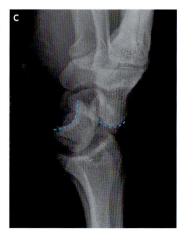

図6 月状骨周囲脱臼
a：Gilura line。正常手関節では遠位手根列，近位手根列は滑らかな線で結ばれる。
b：単純X線正面像。Gilura lineが描出されなくなっており，本症例では橈骨茎状突起，舟状骨骨折を伴っている。
c：単純X線側面像。月状骨と有頭骨が適合していない。

ばれる。手根骨の脱臼があるとGilura lineがきれいに描出されなくなる（図6）。単純X線側面像では月状骨と有頭骨が適合しない。舟状骨や三角骨の骨折の有無も確認する。

> 単純X線2方向で診断は可能である。

> 本損傷を認識していないと，単純X線像での異常所見を見逃しやすい。時間が経つと整復が困難になるので受傷時の診断が重要である。

治療

STEP 1 治療戦略

すぐに脱臼を整復する。徒手的に整復できなければ観血的整復を行う。整復後は外固定またはピンニングを行う。

STEP 2 保存療法

徒手整復可能であればキャスト固定も選択肢ではある。

保存療法 → 手術療法 のターニングポイント

大きな外力による損傷であり，保存療法のみでは限界があることが多い。新鮮例では徒手整復は可能ではあるが，その場合にもピンニングや靱帯縫合を考慮しておくほうがよい。

STEP 3 手術療法

整復後，靱帯縫合やピンニング，骨接合を行う。

三角骨骨折
triquetral fracture

Profile 三角骨骨折は手根骨のなかで舟状骨に次いで多い。骨折部位は背側縁が圧倒的に多く，ほかに体部，まれに掌側縁での骨折がある。背側縁の骨折は，手をついて転倒した際の尺骨茎状突起との衝突や手関節過屈曲・橈屈時の裂離骨折として生じる。体部骨折は直達外力や月状骨周囲脱臼に伴い生じる。

診断

身体所見

手関節尺側に腫脹と圧痛がある。背側縁の骨折では手関節掌背屈で疼痛が生じる。

画像検査

単純X線2方向ではわかりにくいことも多く，斜位やCTも確認する（図7）。

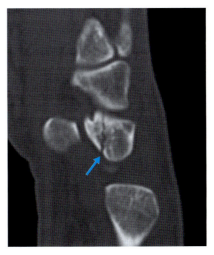

図7 三角骨体部骨折
デッドボールで受傷した野球選手。単純X線像では骨折は明瞭でなくCTで確定診断となった（**矢印**）。

これで確定診断！ 受傷機転や圧痛点から骨折を疑った場合，単純X線で骨折が判明しなければCT評価まで行う。

見逃し注意 単純X線ではわかりにくいこともあるが，比較的多い骨折である。手関節尺側で三角骨直上に圧痛がある場合には骨折を疑い精査する必要がある。

治療

STEP 1 治療戦略

ほとんどの場合，保存療法で治癒する。

STEP 2 保存療法

背側縁裂離骨折や転位の小さい体部骨折においては4〜6週の外固定を行う。背側縁の骨折では線維性癒合になっても症状が残らないことが多い。

保存療法 → 手術療法 のターニングポイント

ほとんどの単独損傷では保存療法可能である。月状骨周囲脱臼に合併する場合などで，転位が大きい場合には手術を考慮する。

STEP 3 手術療法

月状骨周囲脱臼に合併して生じたような，転位の大きい体部骨折では内固定を行うこともある。

有鉤骨骨折
hamate fracture

Profile 有鉤骨鉤と体部・背側縁の骨折がある。有鉤骨鉤骨折は野球、テニスなどのスポーツでグリップエンドによる衝撃で生じやすい。有鉤骨鉤骨折には屈筋腱断裂や尺骨神経障害を合併することがあるので注意する。体部や背側縁の骨折は第4・5CM関節の脱臼に伴って生じやすい。

診断

身体所見

有鉤骨鉤骨折では、手掌尺側に圧痛がある。診察時には手指、特に小指の屈曲が可能か、尺骨神経領域の症状がないかも確認しておく。第4・5CM関節脱臼骨折では手背尺側に圧痛と腫脹が生じる。

画像検査

有鉤骨鉤は単純X線正面像でリング状に描出されるが、転位した有鉤骨鉤骨折ではこのリングが不鮮明になる。確定診断は手根管撮影やCTで行う（図8）。第4・5CM関節脱臼骨折では同関節の正側面となる単純X線やCT（図9）を確認する。

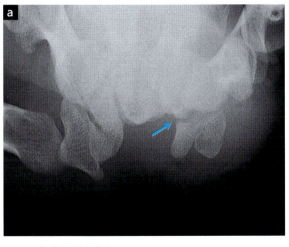
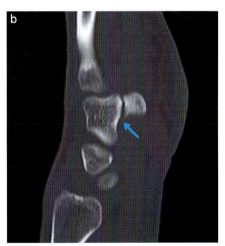

図8 有鉤骨鉤骨折
有鉤骨鉤基部での骨折が鮮明に描出されている（矢印）。
a：手根管撮影
b：CT

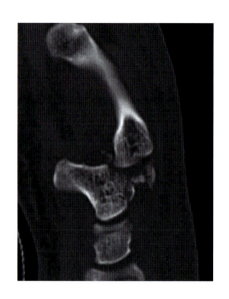

図9 第5CM関節脱臼骨折のCT
有鉤骨背側縁の骨折を伴っている。

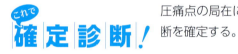
圧痛点の局在により疑うことが第一であり，画像検査で診断を確定する。

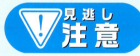
有鉤骨鉤骨折を放置すると偽関節となりやすく，骨折部で屈筋腱(特に小指)が摩耗し皮下断裂のリスクが高まる。

治療

STEP 1 治療戦略

有鉤骨鉤骨折新鮮例では保存療法と手術療法がある。第4・5CM関節脱臼骨折では関節面の転位が大きい場合は手術適応である。

STEP 2 保存療法

受傷後1週以内で転位がない有鉤骨鉤骨折では，キャスト固定でも良好な成績が報告されている。

→ のターニングポイント

有鉤骨鉤骨折は痛みが軽微で，屈筋腱断裂を生じて判明することもある。陳旧例や保存療法で骨癒合が得られなかった場合，スポーツ選手などで早期復帰を希望する場合は手術療法を第一選択とする。

STEP 3 手術療法

有鉤骨鉤骨折の手術には骨片切除と内固定がある。骨片切除では早期のスポーツ復帰が可能であり，有意な握力低下も生じない。第4・5CM関節脱臼骨折では整復後ピンニングや内固定を行う。

Bennett 骨折
Bennett fracture

Profile 母指CM関節の関節内骨折であり，関節外骨折である中手骨基部骨折と区別する。母指への軸圧で生じる。掌側の前斜走靱帯が停止する掌側骨片を残し，長母指外転筋の牽引力により背側に（亜）脱臼する。変形治癒は二次性変形性関節症のリスクが高くなるため近年は解剖学的な整復が好まれる。

診断

身体所見

母指基部の疼痛と腫脹がある場合には本骨折を疑う。

画像検査

単純X線像で診断は比較的容易であるが，母指の正確な側面像（図10）での評価が必須である。中手骨基部からCM関節面にかけてのT字/Y字の骨折や粉砕した骨折はRolando骨折とよばれる。関節面の段差やgap，背側亜脱臼の程度を評価する。

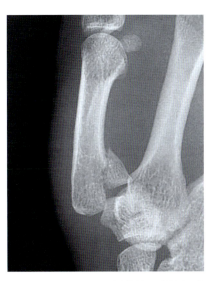

図10　Bennett骨折単純X線側面像
母指の正確な側面像での評価が重要である。

確定診断! 単純X線で十分診断可能であるが，CTで正確に関節面の評価をしてもよい。

見逃し注意 関節内骨折であるため変形治癒は二次性変形性関節症につながる。母指単純X線の正確な側面像での評価が重要である。

治療

STEP 1 治療戦略

転位が小さい場合には保存療法も可能であるが，不安定性や関節面に2mm以上の転位があれば手術が行われる。

STEP 2 保存療法

長母指外転筋の牽引力を弱めた外転位でキャスト固定を行う。

保存療法 → 手術療法 のターニングポイント

転位が大きい場合，徒手整復は容易であってもキャスト内で整復位維持が困難なことは多い。ピンニングで確実に整復位を維持することが勧められる。

STEP 3 手術療法

関節面の段差を1mm以下に整復しピンニングやスクリュー固定を行う。

三角線維軟骨複合体損傷
triangular fibrocartilage complex (TFCC) injury

Profile TFCCは，尺骨頭と手根骨の間で中心部の線維軟骨からなる関節円板と周囲の靱帯成分から構成される複合体である．手関節尺側の衝撃吸収や遠位橈尺関節 (distal radioulnar joint；DRUJ) の安定化に作用する．TFCCの損傷は手関節尺側痛の原因となる．TFCCへの負荷には尺骨変異も影響する．尺骨が長いことで尺骨頭と月状骨との間の衝突が生じている場合，尺骨突き上げ症候群ともよばれる．

診断

身体所見

手関節尺側痛を訴えDRUJや尺骨手根骨間に圧痛がある．DRUJに不安定性がある場合，回内位で尺骨頭が背側へ浮き上がる．尺骨突き上げ症候群では手回内・外で疼痛が出現しやすい．

徒手検査

Ulnar compression test (図11) を行う．尺屈位で軸圧をかけると疼痛が誘発される．DRUJの安定性を評価するには，検者が片手で橈骨と手根骨を把持し安定させた状態でもう一方の手で尺骨頭を持ち，掌背側方向へ押し出して掌背側方向への終末抵抗の有無，左右差を調べる．

画像検査

・単純X線

尺骨変異や尺骨茎状突起骨折の有無を確認する．尺骨変異を評価するには前腕回内・外中間位で手関節正面像が撮影されている必要がある．

・MRI

関節円板損傷，安定性に最も重要な三角靱帯の尺骨頭小窩への付着部の状態を評価する (図12a)．

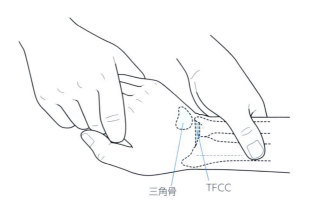

図11 Ulnar compression test
尺屈位で軸圧をかけると疼痛が誘発される．

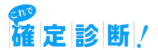
確定診断は関節鏡により行う。

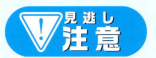
MRIで完全な評価ができるわけではない。症状が持続する場合，関節鏡視下での評価を考慮する（図12b）。

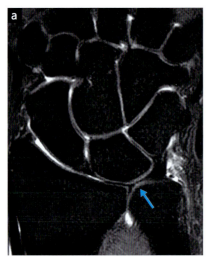
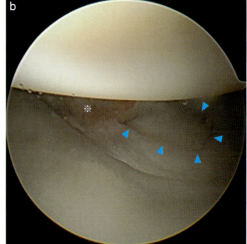

図12 関節円板中央での TFCC 損傷
a：MRI（T2強調画像）ではTFCCが菲薄化し損傷が疑われる（**矢印**）。
b：手関節鏡で関節円板中央での損傷（**矢頭**）と周囲の滑膜炎（**※**）を確認した。

治療

STEP 1 治療戦略

新鮮例の多くは保存療法で改善が十分期待できるが，3〜6カ月の保存療法に抵抗性の場合には，手術も検討する。

STEP 2 保存治療

装具やキャストによる外固定で回内・外や尺屈を制限する。

> **保存療法 → 手術療法のターニングポイント**
> 装具治療を行っても疼痛が持続する場合に手術も考慮する。手術法の選択にはDRUJ不安定性や尺骨変異を考慮する。

STEP 3 手術療法

DRUJの不安定性が強い場合，三角靱帯の修復や再建を行う。DRUJの不安定性がないTFCC損傷では関節鏡視下の縫合や尺骨短縮を行う。尺骨短縮ではTFCCへの負荷が減じるとともに，骨間膜の遠位斜走線維の緊張が強まりDRUJが安定する。

（三浦俊樹）

Ⅱ 疾患別治療法

手関節・手
手指の外傷

手指は露出部であり，老若男女を問わず外傷を受けやすいことから，手指の外傷は整形外科や救急の診察室で遭遇する頻度が高い。手指は構成する骨や靱帯などの各要素が小さくまた構造が複雑であるため，一口に外傷といっても起こりうる病態はさまざまであり，それぞれに対し的確な対応が求められる。特に保存療法でいいのか，あるいは手術療法を要するかの見極めが重要であるが，これは専門医であってもときに難しいことがある。本項では代表的な手指の外傷について概説し，それぞれに対する対処法を述べる。

手指部外創（切創・挫創）
cut and laceration of a thumb and fingers

Profile 救急外来などにおいて，手・指部の切創や挫創は遭遇する頻度が高い。皮膚の創に対し縫合を要すると考えられた場合，縫合する前に血管損傷，神経損傷，腱損傷の有無を十分に確認する必要がある。

診断と治療

血管損傷

固有指部を走る動脈は橈側・尺側のやや掌側にそれぞれ1本ずつあり，この2本とも損傷していなければ直ちに指部の血行障害が生じることはない。創の長さと位置をよく確認し，血管に到達しうる可能性があれば創部をよく観察する。動脈損傷を疑う場合は拍動性出血の有無と，橈尺側両方の損傷の可能性がないかをよく確認し，判断がつかなければ上級医または専門医への速やかなコンサルトを要する。

神経損傷

指神経は動脈・静脈に伴走し，やはり橈側・尺側にそれぞれ1本ずつ通っている。指神経損傷の有無は肉眼的に血管損傷より判別しやすいことが多いが，診断のうえでより重要なのは損傷部より遠位の感覚障害の有無の確認である。すなわち創部よりも遠位部に対し，アルコール綿を用いた温冷覚の確認，注射針を用いた痛覚の確認を行うことが臨床上有用であり，これらの感覚の鈍麻・脱失がみられる場合は，肉眼的に神経損傷が判別できないとしても神経損傷があると考え対処を行う。受傷当日は創部を入念に洗浄のうえ，必要が

あれば皮膚を一次縫合し，外固定を行ったうえで専門医へ紹介する必要がある。

腱損傷

腱損傷は血管・神経損傷よりもさらに肉眼で確認しやすいが，これも徒手検査が診断のうえで重要である。すなわち伸筋腱損傷を疑う場合は指の自動伸展が可能かどうか，屈筋腱損傷を疑う場合は指の自動屈曲が可能かどうか，さらに深指屈筋腱（flexor digitorum profundus；FDP）の単独損傷を疑う場合は，PIP（proximal interphalangeal）関節を固定させた状態でDIP（distal interphalangeal）関節の自動屈曲が可能かどうかをみる（FDP test，図1a）。また浅指屈筋腱（flexor digitorum superficialis；FDS）の単独損傷を疑う場合は，隣接指を完全に伸展させた状態で，該当指PIP関節の自動屈曲が可能かどうかを確認する（FDS test，図1b）。

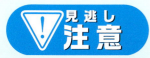
手指の切創・挫創は初療時，出血や組織汚染のため完全な診断ができないことが少なくない。ゆえにただの切創・挫創と診断し，皮膚を縫合したのみで治療を終了することのないように留意する必要がある。血管・神経・腱損傷については初療時判断がつかなければ患者に対して決して断定的な説明をすることなく，追って専門医の受診を勧めることが，患者とのトラブルを防ぐうえで重要である。

トピックス－血管・神経損傷
血管・神経損傷に対しては縫合手術が必要となる。通常手術用顕微鏡またはルーペを使用し縫合する。8-0以上の細い糸での縫合を行う。縫合後は再断裂を防ぐため2～3週間の外固定を行う。

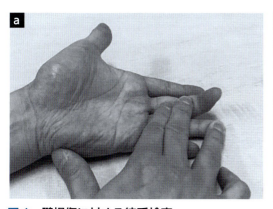
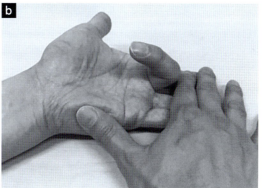

図1　腱損傷に対する徒手検査
a：FDP test。深指屈筋腱が損傷していなければ，PIP関節を固定させた状態でDIP関節が自動屈曲できる。
b：FDS test。浅指屈筋腱が損傷していなければ，隣接指を完全に伸展させた状態でもPIP関節の自動屈曲ができる。

屈筋腱・伸筋腱損傷
flexor and extensor tendon injury

Profile 腱損傷は原則として手術加療を要する。外来における診察で，損傷している腱をもれなく診断することが，きわめて重要である。画像診断が発達した今日においても，手指の腱損傷を画像で明らかにすることは容易でなく，身体所見を丁寧にとることが求められる。

診断

身体所見

屈筋腱は伸筋腱と比べ組織が分厚く，また深部に存在するため浅い創で損傷することはまれである。逆にいえば，屈筋腱が損傷する場合は一定以上の深い挫創や切創が存在することになり，血管や神経損傷を合併している頻度が高いので注意を要する。外創の部位により損傷しうる腱が異なるため，図2に示したようなzone区分は有用である[1]。例えばzone Iにおいては原則として深指屈筋腱のみが損傷を受ける。Zone IIにおいては深指屈筋腱・浅指屈筋腱がともに損傷を受けることが多く，その場合，治療に難渋することが多い。

伸筋腱は多くが皮膚の直下に存在し，皮膚の切創に伴い損傷を受ける可能性が屈筋腱に比べ高いといえる。診断は比較的容易であり，早期の手術療法を行う必要がある。画像検査については後述するように腱損傷に対する特異度が低く，腱損傷の診断のうえでは画像検査よりも身体所見や徒手検査が重要であることを知っておく必要がある。

徒手検査

「手指部外創（切創・挫創）」の項で述べたように，損傷が予想される腱が本来担う自動運動を行わせ，その可否をチェックする。特に屈筋腱損傷を疑う場合は外創の位置に注意し，さらにFDP test，FDS testを行い，損傷されている腱を正しく診断することが重要である。

画像検査

前述のように腱損傷の診断は原則として身体所見・徒手検査に基づいて行う。ただし以下のような画像検査が診断の助けとなる場合がある。

・超音波検査

近年の解像度が高い超音波機器であれば，腱の断裂部を同定することも可能である。ただし屈筋腱は断裂後，特に近位断端が退縮するため，断端を完全にとらえることが難しいケースも多い。さらに患部をうまく描出するためには習熟を要し，かつそもそも描出できる範囲が限られるため，超音波検査だけでは全体像がつかみにくいことが弱点である。

・CT

画像データを再構築することにより腱を立体画像化することが可能であるが，完全な再構築は難しく，特に損傷の診断に関して特異度は残念ながら高くはない。

・MRI

解像度が高いMRIであれば，特に屈筋腱の断裂部の同定が可能な場合があるが，屈筋腱よりさらに薄い伸筋腱の場合は同定できないことが多い。

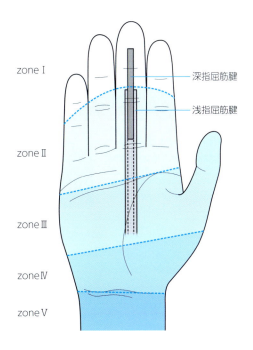

図2　手のzone分類
腱損傷の診断の際に有用であり，かつ治療法は損傷を受けた部位により異なるため，この図を頭に入れておく必要がある。

治療

STEP 1　治療戦略

　腱損傷に対しては手術が原則である。特に屈筋腱は断裂後速やかに近位断端が退縮することが多く，比較的早期の手術が望まれる。伸筋腱であっても断端部が新鮮なうちに手術をすることが望まれる。これは損傷後早期であれば断端を直接縫合できるが，それ以降は直接縫合が困難となり，腱移行や腱移植を要することが多くなるためである。

STEP 2　保存療法

　前述のように保存療法で治癒は望めないが，手術までの待機期間に患部の安静を保つためシーネなどで外固定を行う。

STEP 2　手術療法

　手術は断端の直接縫合を原則とする。さまざまな縫合法があるが，屈筋腱に対しては津下法[2]やKessler法がよく用いられる。伸筋腱に対してはKessler法や水平マットレス縫合がよく用いられる。いずれの場合にも術後癒着を予防するための後療法が重要であり，特に屈筋腱においては早期運動療法を可能とするKleinert法が有名であり，広く用いられている(図3)。

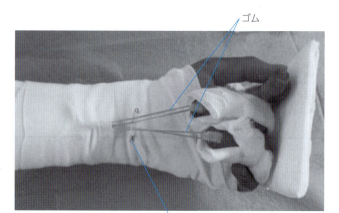

図3　屈筋腱縫合術後のKleinert法の例

屈筋腱縫合後に手関節軽度掌屈位かつ指の伸展制限をつけたシーネで外固定したうえで，患指にゴムを付ける。屈曲はゴムの力で行わせ，伸展を自動で行わせる。これにより術後早期から指の自動伸展と，縫合部に過度な張力がかからないように保護された他動屈曲が可能となる。

トピックスー伸筋腱脱臼

　転倒やボクシングに伴う外傷として知られる。本来伸筋腱は中手骨頭背側の中央部に位置し，指の屈曲伸展運動の際も中央部からはずれることはないが，外傷に伴い伸筋腱の腱帽に損傷が生じると，腱を常に中央に制動することができなくなり主に屈曲時に脱臼してしまう。尺側への脱臼が多い。外来で見逃されることが少なくない。新鮮例であれば保存的な治癒が期待できることがある。亜急性期から慢性期になると手術加療が必須である。受傷後早期は中手骨頭背側の疼痛・圧痛を認めるため，それらを認めた際は屈曲・伸展を行わせ，腱の動きを注意深く観察することで診断が可能である。

骨折・脱臼骨折（指節骨・中手骨骨折）
fracture and fracture-dislocation of proximal phalangeal and metacarpal

Profile　指節骨（末節骨・中節骨・基節骨）・中手骨の骨折に対しては，正しい診断と治療方針の決定がきわめて重要である。保存療法か手術療法かの見極めはときに困難であるが，身体所見と画像検査を丁寧に検討し決定する。また保存療法の経過のなかで手術療法に切り替えることもある。特に関節内・関節近傍の骨折においては可動域制限を残しやすく，保存療法，手術療法いずれにおいても，手指機能を保持するために早期運動療法を行う必要がある。

診断

身体所見

　骨折・脱臼については，ほとんどの場合，該当部の外観上の変形を呈する．変形がみられる部位，あるいは圧痛点のある部位の2方向以上の単純X線撮影を行い骨傷の有無を確認する．1方向では骨傷を見逃す可能性があるため，必ず2方向以上の撮影を行う．

徒手検査

　手術を選択するかどうかの決め手として，cross fingerの有無が重要となる．これは手を握らせていわゆるグーの姿勢をしたときに，罹患指が隣接指と交差してしまう現象である．本来健全な状態であればグーの状態で指同士が重なることはない．Cross fingerを認めた場合は罹患部の徒手整復を試み，それでも改善が認められない場合は手術加療を検討する．

画像検査

- **単純X線**

　前述のように，疼痛・圧痛のある部位を必ず2方向以上撮像し，見逃しのないように努める．

- **CT**

　特に関節内の細かい骨折は単純X線のみでは判別しにくいことがあるため，疑う場合はCTを行う．

- **MRI**

　X線では診断しにくい不全骨折・骨挫傷や，靱帯損傷の診断に有用なことがあるが，指の靱帯は小さいため損傷部の完全な描出は多くの場合困難であり，必ず身体所見と合わせて診断する．

治療

STEP 1 治療戦略

　指節骨・中手骨の骨折に対しては，保存療法が原則として適応になる．ただし，指節骨や中手骨に付着する屈筋腱，伸筋腱，虫様筋，骨間筋などの影響により，骨折部の転位の方向や程度は多岐にわたる．転位の状態によっては受傷時点で手術を考慮すべき場合があり，その見極めが重要である．一般的に手術を考慮すべき骨折とは，転位が強く徒手的な整復が困難または整復位の保持が困難な骨折，関節面に及ぶ骨折，脱臼を伴う骨折，開放骨折などが挙げられる．

STEP 2 保存療法

　保存療法においては徒手整復とシーネや装具などを用いた適切な外固定が必要となる．脱臼を伴わない骨折が認められる場合は骨折部の可及的整復をしたうえで，シーネなどで外固定を行う．関節の脱臼が認められる場合は特に注意して徒手整復を行い，やはり外固定を行う．基節骨・中手骨骨折に対する早期運動療法[3]など，優れた保存療法に関する報告がある．

> ### 保存療法 → 手術療法 のターニングポイント
>
> 初診時に転位が少ない場合，保存療法を選択する可能性が高くなるが，原則通りの外固定を行っても経過中に転位が進行することがあり，その結果手術を要することがある．特に重要な身体所見は徒手検査の項で述べたcross fingerである．

STEP 3 手術療法

転位が大きい骨折，関節の脱臼を伴う骨折に対しては，手術療法の適応となることが多い．手術療法においてはプレートなどの優れた内固定器具が多数存在するが（図4），もともと小さい骨がさらに折れていることから，結果的に鋼線固定以上の内固定法が困難なケースもある（図5）．特に関節の脱臼骨折は，骨折部における短縮が問題となるため，プレートや鋼線固定に加え創外固定を併用することがある（図6）．

> **POINT** 手術がうまくいっても後療法がきわめて重要であり，治療後の関節可動域制限を予防しなければならない．特にPIP関節はその構造上拘縮しやすく，注意する必要がある．少なくとも患者に対しては，今回の受傷により可動域制限が出現する可能性について診断時に言及しておく必要がある．

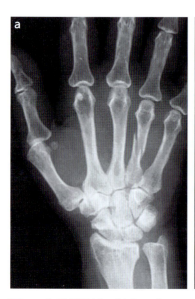 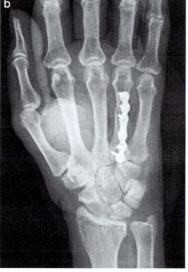

図4 中手骨骨折に対するプレート固定の1例
一見転位が小さく保存療法を考えてしまうが（a），徒手整復不能な環指のcross fingerを認めたため，手術を施行した（b）．

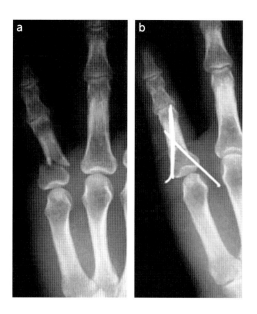

図5 小指基節骨に対するピンニングの1例
近位骨片が小さく関節面が近いため(a)，プレート固定が困難であり鋼線で固定した(b)。

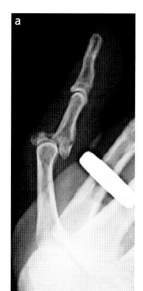 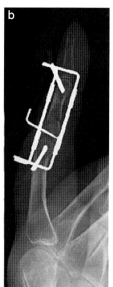 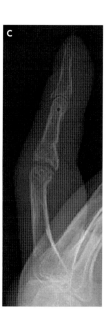

図6 PIP関節脱臼骨折
a：中節骨のPIP関節面が骨折し脱臼している。
b：創外固定とピンニングを併用し関節面の脱臼を整復した。
c：術後8週で創外固定とピンを抜去した。PIP関節の整復位が保たれている。

トピックス

指節間関節脱臼

脱臼の大部分は背側脱臼であり(**図7**)，患者自身により自己整復された後に来院されることも少なくない。脱臼に伴い側副靱帯や掌側板の損傷を合併することがあるため，整復後必ず圧痛部位と側方の不安定性を確認する。比較的若年者で活動性が高い患者については，関節の不安定性が強い場合，特に背側の亜脱臼が整復後も強い場合は損傷している靱帯・掌側板を縫合するのが望ましい。受傷後早期であれば断端の直接縫合が可能であることが多い。靱帯が骨との結合部から完全に剥離している場合はアンカーを用いて縫着する。

靱帯損傷

前述のように脱臼に伴い靱帯損傷を生じることがあるが，脱臼に至らない場合でも転倒やスポーツなどによる外傷性の靱帯損傷が生じることがある。単なる捻挫や突き指という自己診断の下，受傷からかなり時間が経過した後に受診するケースも少なくないため見逃さないように注意する。特に母指MP関節尺側側副靱帯の損傷は頻度が高く，スキーヤーに多くみられることから skier's thumb ともいわれる。さらにこの靱帯の近傍にある母指内転筋腱膜の損傷を伴い，靱帯の断端が腱膜に挟まれてしまうケースを特に Stener lesion といい，これは断端同士が自然に寄ることがないため保存的に治癒しにくく，手術療法を原則とする。外来での見逃しを防ぐためにストレスX線撮影(**図8**)が診断に有用である。

（中山政憲）

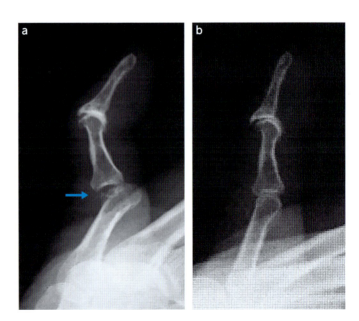

図7　PIP関節脱臼の1例
a：受診時。矢印部が脱臼している。
b：整復後。外来で徒手整復を行った。

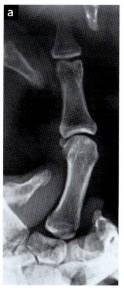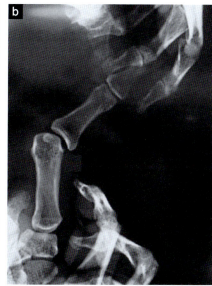

図8 いわゆる Stener lesion に対する
　　　ストレス撮影
a：通常の母指正面像。
b：用手的に母指尺側にストレスをかけている。
不安定性が確認できる。

文献

1) Verdan CE. Primary repair of flexor tendons. J Bone Joint Surg Am 1960；42：647-57.
2) 津下健哉. 私の手の外科 手術アトラス 改訂第4版. 東京：南江堂；2006. p301-43.
3) 石黒 隆, ほか. 指基節骨および中手骨骨折に対する保存的治療-MP関節屈曲位での早期運動療法 日手会誌1991；8：704-8.

II 疾患別治療法

手関節・手
末梢神経損傷

手関節・手における末梢神経損傷として代表的なものに，手根管症候群とGuyon管症候群がある．両者ともに手の診療をする際には覚えておくべき代表的な疾患であり，また特徴的な症状を有しているので，その診断と治療について述べる．

手根管症候群
carpal tunnel syndrome

Profile 手関節部における正中神経の絞扼性症候群である．神経絞扼性障害のなかでは頻度が最も多く，外来でも遭遇する可能性は高い疾患である．疫学的には男女比は1：5で女性に多いとされる．

診断

解剖

正中神経は手関節の近位で掌側枝（感覚神経）を分枝した後，手根管とよばれる骨線維性トンネルのなかを9本の屈筋腱とともに走行する．手根管の背側は手根骨・掌側手根靱帯・掌側関節包，橈側は舟状骨と大菱形骨，尺側は有鉤骨鉤，掌側は横手根靱帯（屈筋支帯）で構成されている．

病態

手根管部で正中神経に何らかの要因で圧迫が加わることが本態である．大きく分けて，①手根管内容物が増加するもの，②手根管内が狭窄するもの，がある．①は外傷後（特に橈骨遠位端骨折），関節リウマチ（リウマチ滑膜により），透析（アミロイド滑膜により），②は変形性関節症，橈骨遠位端骨折後変形治癒，Kienböck病などがある．

また，女性では妊娠出産期・更年期に発症することがあり，女性ホルモンの動態変化とも関係があるとされている．

身体所見

典型的な症状として母指〜環指橈側にかけてのしびれがある．特徴的なのは急性期にみられる夜間痛で，明け方に手指のしびれや痛みで目が覚め，手を強く振ることで軽減する．これは夜間睡眠中には手が動かないことで手根管内圧が上昇するためと考えられる．さらに増悪すると猿手（ape hand）といわれる母指球筋が萎縮した手（図1）となり，指先つまみができなくなり，対立運動・巧

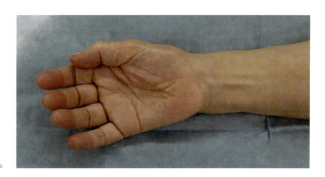

図1 増悪した手根管症候群症例
母指球筋が萎縮しており，猿手とよばれる。

緻運動（細かいものをつまむ，特に財布からコインを出す，衣服のボタンを留める，裁縫など）の困難を訴える。

徒手検査

・Tinel like sign（Tinel様徴候）

手関節部中央（橈側手根屈筋腱と長掌筋腱の間の正中神経の直上）を叩打すると，指先（正中神経支配領域）にしびれが放散する。

・Phalen test

両手関節を掌屈位に保ち，1分以内に症状が増悪したものを陽性とする。

画像検査

単純X線像（手関節正面・側面に加えて手根管撮影）を施行する。手根管内に石灰などの占拠性病変があるか確認する。さらに手のしびれのみでなく，指の拘縮（伸展制限あるいは屈曲制限）も伴っている場合はMRIを施行し，手根管内および屈筋腱周囲の滑膜増生を確認する。超音波検査でも腱の動きおよび周囲の滑膜増生も確認可能である。

補助検査

・電気生理学的検査

特に神経伝導速度の測定が有用である（終末潜時：運動神経4.5msec以上，感覚神経3.5msec以上）。これにより手根管での神経の圧迫の有無を確認できる。鑑別疾患としては神経内科疾患，頚椎病変（脊髄症，神経根症），糖尿病性神経障害などが挙げられる。術後の経時的な症状の改善は個人差があるため，可能であれば術前に施行し，改善の指標にすると患者への説明がしやすい。施行困難な施設の場合，一度はステロイド注射を手根管内に施行し，効果を確認することでしびれに手根管症候群の関与があることを確認できる。

鑑別診断

頚椎神経根症，神経内科疾患との鑑別を行う。しびれの神経支配領域，電気生理学的検査で鑑別可能なことが多い。

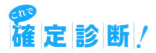
正中神経領域のしびれ，上記徒手検査陽性，電気生理学的検査で手根管症候群と診断されれば確定である。

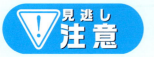
ときに，高齢者や重症化している場合はしびれや痛みの愁訴は少なく，主訴は手指巧緻運動障害のみの場合がある。

STEP 1 治療戦略

手根管症候群と診断されたら，まずは保存療法とする。

STEP 2 保存療法

手の過度の使用を避ける。メコバラミン（メチコバール®），プレガバリン（リリカ®）の内服，夜間タオル固定（タオルで手関節部をまたいでくるみ，手関節が掌屈しないようにする），装具（手関節固定型），トリアムシノロン（ケナコルト®）10 mg＋1％リドカイン（キシロカイン®）1 ccのステロイド注射がある。ステロイド注射は副作用もあるので，数回注射して改善がないようであれば手術を検討する。

3カ月程度の保存療法に抵抗性の場合，手術を検討する。

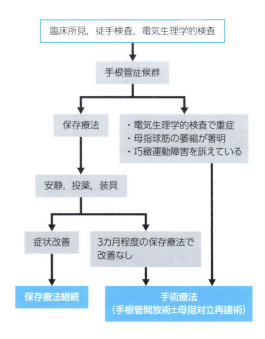

初診時に，すでに母指球筋の萎縮が著明で巧緻運動障害を訴えている症例では手術を検討する。

保存療法 → 手術療法 のターニングポイント

保存療法でみている患者がしびれや夜間痛の頻度・程度の増悪を訴えた場合，また，しびれのみの訴えであった患者が小さい物がつまみにくい，物を落とすなどの手指巧緻運動障害の症状を訴えた場合は手術を考えたほうがいい。可能であれば，再度電気生理学的検査をして以前のものと比較すると増悪の程度も把握できる。

STEP 3 手術療法

大きく分けて，正中神経を絞扼している屈筋支帯を切離して神経の除圧を目的とする手根管開放術と，それに加えて腱を用いて母指対立機能を再建する腱移行術（母指対立再建術）がある。

著者はしびれのみの症例，比較的若年，筋電図で軽度〜中等度の症例には手根管開放術を，高齢，主訴に手指巧緻運動障害がある，筋電図で重症の症例には腱移行術を施行している。

・手根管開放術

直視下と鏡視下がある。

正中神経母指球筋枝の走行は多くの場合，横手根靱帯の橈側に位置しているが，破格として尺側や中央，横手根靱帯を貫通するものもある[1]。頻度として非常に少なく，著者は横手根靱帯尺側で切離することで母指球筋枝損傷を可能な限り回避しうると考えている。

直視下手根管開放術[2]

手掌内小皮切で行うのが一般的である（図2）。

手関節をまたぐ皮切は，術後に創部の疼痛が遺残することがあり，屈筋腱の癒着による手指の屈曲拘縮があり腱剥離を併施する症例や再発例などに適応を限定している。

鏡視下手根管開放術（図3）

One-portalとtwo-portalがある。直視下との比較では，利点は手掌腱膜上に存在するとされる手掌皮神経の損傷が少ない，欠点はportal作製時の神経損傷，至適位置にportalが挿入されなかった場合の医原性神経損傷が挙げられる。

Two-portalのChow法では5.5mmのカニューラを挿入する必要があり，内山ら[3]は42％で術中に何らかの手技困難に遭遇したとしている。年齢が比較的若く手根管断面積が小さい場合や男性の症例でその傾向が強く，7％で皮切の延長あるいは直視下に変更を余儀なくされたと述べている。

> **POINT** 鏡視下は適応を選ぶことが重要であると同時に，術中に直視下に切り替えられるようにできるような準備をしておくべきである。
>
> 鏡視下は直視下の解剖に十分に習熟した後に行うべきである。

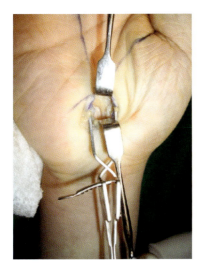

図2 直視下手根管開放術
Kaplanのcardinal lineと中環指間の縦の交点に約1.5cmの縦皮切を入れる[2]。

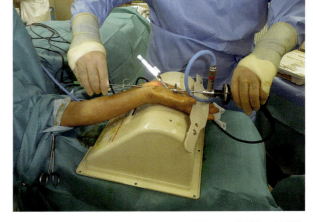

図3 Chow法（Two-portalの鏡視下手根管開放術）

・母指対立再建（腱移行）術

　種々の方法が報告されているが，著者ら[4]は長掌筋腱（palmaris longus muscle；PL）を用いて対立再建を行っている。まれにPLが欠損あるいは低形成で力源として明らかに不足な場合，中指浅指屈筋腱（flexor digitorum superficialis muscle；FDS Ⅲ）を用いている。

　以前は環指浅指屈筋腱（FDS Ⅳ）を用いていたが，握力低下などの合併症も考慮してFDS Ⅲを用いる報告[5]もあり，最近では著者もPLが低形成の場合はFDS Ⅲを用いている。

　Camitzが報告したPLを用いる方法（以下，Camitz法）は皮下を通して，母指MP関節橈側に付着している短母指外転筋腱（abductor pollicis brevis muscle；APB）に縫着する。しかし，これでは母指は掌側外転はするが回内しないため，良好な対立位を得られにくい。また，皮下を通すことで移行腱の浮き上がりもあり美容的にも劣る。そこで，著者ら[4]はPLを，切離した横手根靱帯橈側に通し，さらにAPB腱内，伸筋腱（短母指伸筋腱，長母指伸筋腱）の掌側を通し，母指MP関節尺側関節包に縫着している。これによって良好な対立位（外転と回内）が得られ，腱の浮き上がりがない。さらに横手根靱帯橈側も滑車にすることで開放した横手根靱帯の再閉鎖も防止できる（**図4**）。

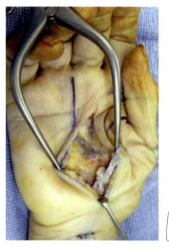
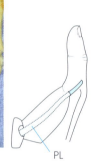
PL
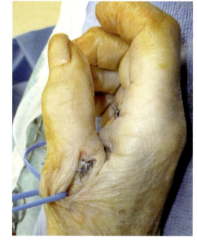
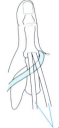
母指伸筋腱

図4　母指対立再建術
手根管を開放後，PLを横手根靱帯の橈側，APBの腱内，母指伸筋腱の掌側を通し，母指MP関節尺側関節包に縫合する。

Guyon管症候群
Guyon's canal syndrome

Profile 別名尺骨管症候群（ulnar tunnel syndrome）ともいう。低位尺骨神経麻痺である。手関節部遠位掌尺側に存在するGuyon管部で尺骨神経が絞扼される疾患である。神経の障害される部位，程度により多様な症状となる。

診断

解剖

Guyon管は尺側手根部に存在し，手根管との位置関係は**図5**のようである。すなわち，背側に横手根靱帯，掌側に掌側手根靱帯，中枢尺側は豆状骨，末梢橈側は有鉤骨の鉤である。尺骨神経は尺骨管内で浅枝（感覚神経）と深枝（運動神経）に分かれ，深枝は小指外転筋に筋枝を出した後，短小指屈筋起始部が豆状骨と有鉤骨間に形成している腱弓［筋腱性アーチ（musculotendinous arch；M-Tアーチ）］の下を通過して手掌の深層を走行する（**図6**）。

病態

Guyon管において尺骨神経が絞扼することで症状が発症する。原因は大きく分けるとガングリオンなどの占拠性病変と，外傷に起因する外因性のものがほとんどである[6~8]。その他頻度は少ないが，先天異常と血管奇形がある。

身体所見

典型的な症状は環指尺側掌側・小指掌側の感覚障害，握力低下，環指，小指の鉤爪変形である。Sheaの分類[9]，津下・山河らの分類が一般に使われる（**表1**）。津下・山河らの分類は小指外転筋枝の分岐の部位の近位遠位の圧迫にまで言及しており，より解剖学的に理解しやすい。症状は尺骨神経浅枝，深枝，小指外転筋枝のどれが圧迫されるかにより多彩である。

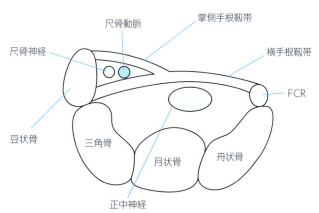

図5　Guyon管の矢状断面
横手根靱帯と掌側手根靱帯の位置関係が重要である。

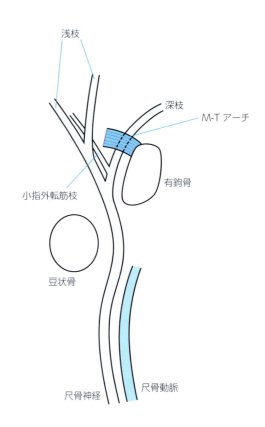

図6 Guyon管周辺の尺骨神経の走行
深枝, 小指外転筋枝, M-Tアーチの位置関係に注意する。

表1 Guyon管症候群の分類

圧迫部位	圧迫されている枝	津下・山河らの分類	Sheaの分類
尺骨神経管の中枢部	浅枝（感覚枝） 深枝（運動枝）	I	I
尺骨神経管部	深枝のみ		II
尺骨神経管部	浅枝のみ	II	III
小指外転筋筋枝分岐部より中枢	深枝のみ	III	
小指外転筋筋枝分岐部より末梢	小指外転筋枝を除く深枝	IV	

徒手検査

・Tinel like sign（Tinel様徴候）
　Guyon管部を叩打すると尺骨神経支配領域に放散痛がある。

・Froment徴候
　母指と示指のつまみ動作で, 母指内転筋の筋萎縮を代償して長母指屈筋腱が作用するため母指IP関節が屈曲する。

画像検査

　単純X線像（手関節正面側面）を施行する。石灰沈着などがあるか確認する。まれにガングリオンによる圧迫症例もあり, 可能ならMRIを施行する。超音波検査でも確認可能なことがある。

補助検査

電気生理学的検査(特に神経伝導速度測定)は有用である。

鑑別診断

肘部管症候群，胸郭出口症候群，頚椎症性神経根症，神経内科疾患(多発単ニューロパチー)などがあるが，合併している場合にも気を付ける。

肘部管症候群ではTinel like signの部位が肘内側にあること，環指尺側背側小指の背側にも感覚障害があることで鑑別可能である。頚椎症性神経根症はC8神経根症では環指橈側にも感覚障害があること，Jackson test，Spurling test，画像検査で鑑別可能である。多発単ニューロパチーは一般に対称性である。

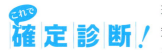
環指尺側掌側，小指掌側のしびれ，上記徒手検査陽性，電気生理学的検査でGuyon管症候群と診断されれば確定である。

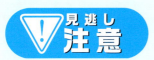
主訴が環指と小指のしびれの場合，頚椎疾患，肘部管症候群を考えがちであるが，必ずGuyon管症候群の存在も念頭に置き，Guyon管部位のTinel like signと環指・小指背側のしびれの有無を確かめるべきである。

治療

STEP 1 治療戦略

Guyon管症候群を疑った場合，頚椎疾患，肘部管症候群の鑑別を行う。その際，単独のGuyon管症候群あるいは上記の合併も念頭に置いて診察する。特に重要なのは，しびれの部位とTinel like signの有無・部位，電気生理学的検査である。

STEP 2 保存治療

手の過度の使用，尺骨管部への圧迫を避ける。メコバラミン(メチコバール®)，プレガバリン(リリカ®)などの内服，トリアムシノロン(ケナコルト®)10mg＋1%リドカイン(キシロカイン®)1ccのステロイド注射も有効なことがある。

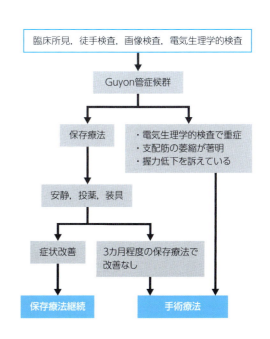

> ### 保存療法 → 手術療法 のターニングポイント
>
> 保存療法でみている患者がしびれの増悪，握力低下を訴えた場合は手術を考えたほうがいい。可能であれば，再度電気生理学的検査をして以前のものと比較すると増悪の程度も把握できる。

STEP 3 手術療法

　保存療法が無効な場合，ガングリオンなどの占拠性病変がある場合は手術療法とする。

　手術はGuyon管部での神経の圧迫を改善させることである。

　図7のように豆状骨と有鉤骨の間を通る手関節近位までのzigzag皮切とする。尺骨神経は手掌より手関節近位の尺側手根屈筋腱橈側でみつけるほうが容易である。尺骨神経をみつけたら末梢にGuyon管の掌側を切離しながら神経剥離を進める。浅枝，深枝，小指外転筋への枝を確認し，M-Tアーチを切離する（図8）。術前にMRIでガングリオンがあることがわかっている場合は，前述の処置に加えてガングリオンを摘出して，併せて神経剥離を行う。

　予後は神経の絞扼部位と支配筋肉が近いため，肘部管症候群に比べて麻痺の改善は速やかなことが多く，腱移行に至ることはまれである。

（森澤　妥）

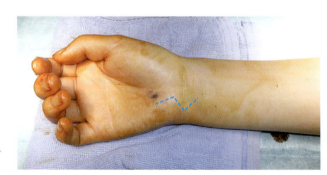

図7　皮切
尺骨神経は手関節近位でみつけるほうが容易であるので，このようなzigzag皮切を用いる。

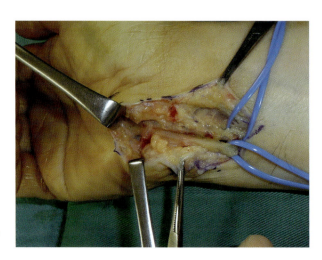

図8　Guyon管の展開
本症例ではGuyon管中枢部で神経は圧迫されており，津下・山河分類Ⅰである。

文献

1) Tountas CP, Bihrle DM, MacDonald CJ, et al. Variation of the median nerve in carpal canal. J Hand Surg 1987；12-A：708-12.
2) 森澤 妥. 手根管症候群の手術法解説－小皮切手根管開放術. Surgical technique 2014；4：421-8.
3) 内山茂晴, 伊坪敏郎, 中村恒一, ほか. 手根管症候群の治療. MB orthop 2009；22：43-50.
4) 森澤 妥, 林 俊吉, 松村崇史, ほか. 手根管症候群重症例に対する母指対立再建術－Camitz法の移行腱の縫着位置による比較検討. Peripheral nerve 2014；25：72-5.
5) Davis TRC. Median and ulnar nerve palsy. Green's operative hand surgery 6th edition. Elsevier；2011；p1093-139.
6) 大西信樹. 尺骨神経管（ギオン管）症候群. 手・肘の外科. 東京：中外医学社；2007. p379-81.
7) 堀内行雄. 尺骨管症候群, ギヨン管症候群. 手の外科学. 東京：南山堂；1995；p299-302.
8) 池上博泰. 尺骨管症候群. MB orthop 2009；22：51-7.
9) Shea JD. Ulnar-nerve compression syndrome at and below the wrist. J Bone Joint Surg 1969；51-A：1095-102.

索引

和文

あ

悪性腫瘍	4, 73, 104
悪性肉腫	104
握力低下	193
亜脱臼	132
圧痛	6, 238, 282
―一点	57
アトピー性皮膚炎	156
アミロイド滑膜	364

い

異型脂肪腫	105
遺残骨片	238
遺伝性骨軟骨腫	111
遺伝性疾患	104
易疲労感	153

う

烏口上腕靱帯	16
烏口突起骨折	186
うつ	193
運動神経伝導速度	279

え

腋窩神経損傷	**199**
腋窩神経麻痺	95, 133
腋窩動脈損傷	176
腋窩嚢	17
遠位指節間関節	48
遠位手根列	44
遠位橈尺関節	44, 351
円回内筋	31, 282
円背変形	340

お

嘔気	193
横骨間靱帯	46
横手根靱帯	364
横走線維	29
オーバーヘッドスポーツ障害	**137**

か

回外筋	31
外旋位固定	173
回旋骨切り術	224
外側尺側側副靱帯	30
外側上顆炎	40
外側側副靱帯	30, 38
回内位強直	224
外反陥入骨折	183
外反射	34
外反ストレス	38
開放骨折	337
海綿状血管腫	108
過外転症候群	192
嗅ぎタバコ窩	58, 305, 338
鉤爪変形	57, 276, 369
下垂指	285
肩関節前方不安定症手術	199
肩関節脱臼	**132, 172**
肩関節注射	156
肩関節痛	146
滑膜炎	78, 161
滑膜切除術	82, 161, 274
滑膜肉腫	110
滑膜ひだ障害	36
可動域制限	26, 146, 271
可動域測定	19, 59
可動域疼痛	146
化膿性関節炎	81, 155
感覚検査	8, 58
感覚障害	354
感覚神経伝導速度	279
ガングリオン	4, 199, 370,
肝硬変	156
関節安静時痛	156
関節外膿瘍	125
関節窩骨吸収	156
関節窩骨欠損	150
関節窩骨折	186
関節可動時痛	156
関節形成術	274
関節拘縮	156
関節腫脹	78, 153
関節上腕靱帯	16
関節唇	16
―損傷	132, 192
関節水腫	147
関節内滑膜炎	150
関節内血腫	160
関節内注射	273
関節破壊	158
関節包	16
関節リウマチ	3, 36, **78**, 150, **268**
関節裂隙開大	156
乾癬性関節炎	81
感染性関節炎	271
感染性肩関節炎	**155**
感染性肘関節炎	**268**
関連痛	121

き

偽関節	131, 162, 256
偽性麻痺	123, 154
偽痛風	5, **268**
キメラ遺伝子	110
キャストシーネ固定	335
急性塑性変形	253
急速破壊型関節症	159
胸郭運動機能低下	142
胸郭出口症候群	4, 95, 120, 129, **142, 192**, 233, 279, 371
胸筋欠損	131
強剛母指	304
胸鎖関節脱臼	**171**
狭心症	121
強直肢位	224
棘下筋	16
棘上筋	15
―テスト	20
挙上位整復法	173
挙上制限	123
亀裂骨折	41, 66
近位指節間関節	48
筋萎縮	6, 55
近位手根列	44
筋腱性アーチ	369
筋拘縮	59
筋挫傷	84
筋ジストロフィー	213
筋腫大	85
筋損傷	84
筋電義手	297
筋肉内血管腫	108
緊満腫脹	193
筋力検査	7
筋力測定	19
筋力評価	59

く

屈筋腱	51
―腱鞘炎	4
―損傷	**356**
―断裂	347
屈筋支帯	364
屈指症	**301**

け

経腋窩第1肋骨切除術	197
頚椎後縦靱帯骨化症	**117**
頚椎症性筋萎縮症	95, 154
頚椎症性神経根症	4, **115**, 371

頚椎症性脊髄症	116	広背筋腱症候群	192	―損傷	73,312,331,351
頚椎椎間板ヘルニア	4,118	高分化型脂肪肉腫	105	三角有鉤有頭骨靱帯	46
頚部骨折	186	後方脱臼	132	三頭筋裂孔症候群	192,220
頚部痛	115	絞扼性神経障害	31,92	**し**	
頚肋	142,192,233	絞扼輪症候群	302		
血液貯留性病変	108	五十肩	148	軸位断	72
結核性関節炎	81	骨壊死	123,305	指骨原発骨腫瘍	112
血管奇形	369	骨化性筋炎	84	しこり	104
血管腫	104	骨間靱帯損傷	332	視診	5,54,269,277
血管性腫瘍	4	骨棘障害	139	指節間関節	48
血気胸	186	骨腫瘍	66,111	―脱臼	362
血腫形成	161	骨髄炎	156	指節骨骨折	358
月状骨	44	骨髄浮腫	73,150	自動運動関節可動域	59
―周囲脱臼	343	骨性合指	295	自動運動制限	132
月状三角骨靱帯	46	骨性腫瘤	111	しびれ	3,142,192
血栓性静脈炎	108	骨性槌指	318	四辺形間隙症候群	192,233
血友病性関節症	160,268	骨粗鬆症	176	四辺形間隙部血腫	199
腱滑膜巨細胞腫	105	骨端核	26	脂肪腫	73,104
肩甲下筋	14	骨端線損傷	137	脂肪性腫瘍	105
肩甲胸郭関節機能訓練	196	骨端離解	167,184,249	脂肪肉腫	104
肩甲胸郭機能訓練	140	骨転移	113	斜角筋三角部圧痛	193
肩甲骨骨折	186	骨軟骨腫	112	尺側手根伸筋腱腱鞘炎	60,314
肩甲骨骨切り	128	骨肉腫	111	尺側偏位	57,83
腱交叉	51	骨嚢胞	160	灼熱痛	285
肩甲上神経損傷	205	―形成	150	尺骨管症候群	369
肩甲体	12	骨破壊	111	尺骨近位端	26
肩甲背部関連痛	139	骨皮質	111	尺骨茎状突起	345
肩鎖関節脱臼	169	―非薄化膨隆	112	尺骨月状骨靱帯	45
腱鞘巨細胞腫	109	骨膜反応	111	尺骨骨折	253
腱性槌指	318	骨溶解像	123	尺骨三角骨靱帯	45
腱損傷	84	コンタクトスポーツ外傷	132	尺骨神経	31,369
腱断裂	59,84	コンパートメント症候群	251	―絞扼性障害	238
原発性悪性骨腫瘍	104	**さ**		―障害	238,269,347
原発性悪性軟部腫瘍	104			―前方移動術	280
腱板	14	索状羊膜	302	―末梢神経損傷	193
―完全断裂	156	鎖骨運動機能低下	142	―麻痺	62,278
―機能訓練	140	鎖骨遠位端骨折	165	尺骨突き上げ症候群	60,351
―疎部	17	鎖骨近位端骨折	167	尺骨頭	44
―損傷	147,192	鎖骨骨幹部骨折	162	尺骨有頭骨靱帯	45
―断裂	95,132,213	鎖骨骨折	162,192	習慣性肩関節脱臼	127
肩峰下インピンジメント	137	鎖骨頭蓋異形成症	131	舟状月状骨解離	341
肩峰骨折	186	鎖骨内側骨端離開	171	舟状月状骨間靱帯損傷	60
腱癒着	59	鎖骨バンド固定	163	舟状月状骨靱帯	46
こ		鎖骨粉砕術	129	―損傷	331
		撮像視野	71	舟状骨	44,364
抗CCP抗体	79	猿手	364	―骨折	332,338
高エネルギー外傷	36,162,261	三角巾固定	87,166	舟状大菱形骨靱帯	46
後外側回旋不安定症	38	三角筋		舟状有頭骨靱帯	46
抗環状シトルリン化ペプチド抗体	79	―縦割進入	199	手根管開放術	367
後骨間神経麻痺	285	―部筋肉注射	199	手根管症候群	4,62,364
合指症	295	―部打撲	199	手根骨	364
後斜走線維	29	―麻痺	133,154	―骨折	332
鉤状突起骨片	27	三角形間隙症候群	220	手根中央関節	44
後上方関節唇損傷	73	三角骨	44	手指関節痛	78
後上方関節内インピンジメント	137	―骨折	345	手指屈筋腱腱鞘炎	4
合短指症	131,296	三角舟状大菱形小菱形骨靱帯	46	手指部外創	354
高熱	123	三角靱帯	351	主訴	2
更年期	364	三角線維軟骨複合体	46	腫脹	55,105,123

腫瘍	104, 192, 233
腫瘤	73, 104
シュワン細胞	106
上関節上腕靱帯	14
小胸筋腱部圧痛	193
上肢挙上障害	162
上肢蒼白	193
上肢脱力	193
上肢疼痛	192
掌側関節包	364
掌側手根靱帯	364
小児化膿性肩関節炎	**123**
小児上腕骨近位端骨折	184
小児ばね指	304
上方関節唇損傷	137
静脈石	108
静脈奇形	108
静脈怒張	105
小菱形骨	44
上腕筋	31
上腕骨遠位骨端離開	249
上腕骨遠位部骨折	**256**
上腕骨外側顆骨折	41, **248**, 259
上腕骨外側上顆炎	**243**
上腕骨顆上骨折	**250**
上腕骨滑車骨折	259
上腕骨近位端骨折	**176**
上腕骨小頭骨折	259
上腕骨頭壊死	159
上腕骨内側上顆下端障害	238
上腕三頭筋	31
上腕短縮	123
上腕動脈	31
上腕二頭筋	31
―腱遠位部皮下断裂	**84**
―長頭腱	14, 85
触診	6, 57
女性ホルモン	364
触覚検査	58
伸筋腱	52
―損傷	**356**
―脱臼	358
―皮下断裂	83
心筋梗塞	121
神経学的診察	7
神経原生腫瘍	104
神経根症	365
神経障害	251
神経鞘腫	104
神経線維腫	104
神経束管神経剝離	284
神経痛性筋萎縮症	5, 95, 199, 286
人工関節置換術	82
人工肩関節全置換術	146
人工上腕骨頭置換術	149
人工肘関節全置換術	268
人工橈骨頭置換術	263
深部感覚鈍麻	158

す

髄内釘法	163
水平マットレス縫合	357
水疱	265
頭蓋骨骨化障害	131
頭痛	193
ステロイド性関節症	**268**
ステロイド注射	365
スリング固定	87
スワンネック変形	56, 83

せ

脆弱性骨折	261, 330
正中神経	31
―絞扼性症候群	364
脊髄空洞症	158
脊髄腫瘍	**119**
脊髄症	365
脊髄神経変性疾患	158
赤沈	79
脊椎腫瘍	**118**
脊椎代償性側弯	127
石灰化病変	158
石灰沈着	370
―性関節炎	5
切迫骨折	112
ゼロポジション法	134
ゼロポジション保持機能	137
線維性骨異形成	113
遷延癒合	256
前下方関節唇損傷	73
前骨間神経麻痺	**282**
前索	16
浅指屈筋腱断裂	61
浅指屈筋腱テスト	61
前斜角筋症候群	192
前斜走靱帯	349
前斜走線維	27
前上方関節内インピンジメント	137
全身倦怠感	193
先天性鎖骨偽関節症	131
先天性僧帽筋欠損症	131
先天性多発性関節拘縮症	225
前方脱臼	132
前立腺がん	113
前腕筋	50
前腕コンパートメント症候群	229

そ

創外固定	267
―法	337
僧帽筋単独麻痺	210
足底腱膜拘縮	327
側副靱帯損傷	57
粗大運動	6

た

ターゲットサイン	106
大胸筋腱遠位部皮下断裂	**88**
大胸筋腱断裂	88
大胸筋実質部損傷	88
大胸筋損傷	88
体性感覚障害	158
大動脈解離	121
大菱形骨	44, 364
多血小板血漿療法	242
手綱靱帯	49
ダックネック変形	56
他動運動関節可動域	59
多発性関節炎	81
多発単ニューロパチー	371
短指症	**301**
単純X線撮影	64
単純性骨嚢腫	112
短橈骨月状骨靱帯	45
弾発現象	225
短母指外転筋	294

ち

遅発性後外側不安定性	252
遅発性尺骨神経麻痺	252, 278
肘外偏角	34
肘関節可動域	38
肘関節症性変化	238
中関節上腕靱帯	16
肘関節靱帯損傷	41
肘関節脱臼	41, **264**
肘関節不安定症	38
肘関節複合靱帯損傷	**264**
肘屈曲テスト	277
中手骨骨折	**358**
中手指節関節	48
肘頭骨端離開	240
肘頭脱臼骨折	264
肘頭疲労骨折	238
肘内障	162, 246
肘内側側副靱帯損傷	238
肘部管	31
―症候群	4, 95, **276**, 371
長胸神経障害	**215**
蝶番関節	49
長橈骨月状骨靱帯	45
重複神経障害	97
長母指外転筋	349
直達外力	192
直立脱臼	175

つ

槌指	**318**
痛覚検査	58
痛風	**268**

て

低位尺骨神経麻痺	369
テニス肘	**243**
手の先天異常分類	289
転移性腫瘍	104
転移性軟部腫瘍	104

と

投球障害	24,**137**,199
凍結肩	95
橈骨	44
―遠位端骨折	**330**,364
―近位端	26
―三角骨靱帯	45
―尺骨切痕	44
―舟状骨靱帯	45
―手根関節	44
―神経障害	**220**
―頭単独骨折	**261**
―動脈拍動減弱	193
―動脈拍動消失	193
―有頭骨靱帯	45
橈尺骨癒合症	**224**
豆状骨	44,369
豆状三角関節	44
透析	364
橈側側副靱帯	30
橈側列形成障害	**298**
橈側列形成不全	226
疼痛	104,271
動的腱固定効果	59
糖尿病	156,322
―性神経障害	365
動脈最大血流量	240
動脈瘤様骨嚢腫	113
特発性骨壊死	**268**
徒手筋力テスト	59
徒手検査	60
トリアムシノロン	366
トリガーポイントブロック	196

な

内在筋拘縮	62
内出血	176
内側前腕皮神経	280
内側側副靱帯	27,38
―損傷	**238**
内軟骨腫	112
内反後内側回旋不安定症	264
内反肘	34,252
内反ストレス	38
なで肩	192
軟骨下骨浮腫	147
軟骨変性	156
軟骨帽	112
軟部腫瘍	**104**
軟部腫瘤	4

に

握り母指	**303**
肉ばなれ	84
二次性軟骨肉腫	112
乳がん	113
妊娠出産期	364

ね

熱感	6,105
粘液嚢腫	322

の

脳神経変性疾患	158
嚢胞性病変	112

は

肺がん	113
背側ロッキングプレート固定法	336
破壊骨片	158
拍動性出血	354
剥離骨折	41,84
発疹	5
発赤	5
ばね指	51,**57**
反復性肩関節脱臼	132

ひ

ピアノキー現象	165
皮下出血	5
皮下腫瘍	105
非ステロイド性抗炎症薬	87
皮膚Z形成術	130
皮膚腫瘍	105
皮膚性合指	295
病的骨折	111
平山病	95

ふ

不安定感	4
フィンガートラップ	335
フォーク状変形	330
複合性絞扼神経障害	95
副神経損傷	**210**
不眠	193
プレート法	163
プレガバリン	366
フローマン徴候	62
粉砕骨折	263
分娩時骨折	162
分離授動術	224

へ

平滑筋肉腫	104
米国リウマチ学会	322
ペッコリ病	205
ヘモジデリン沈着	160
変形	5,56

変形性関節症	4,78,146,**321**
変形性肩関節症	**146**
変形性肘関節症	36,**268**,278

ほ

傍関節唇ガングリオン	205
方形回内筋	31,282
歩行障害	116
母指CM関節症	60,**321**
母指対立再建術	367
母指多指症	**293**
ポストスクリュー固定	179
ボタンホール(穴)変形	56,83

ま

末梢循環障害	62
末梢神経損傷	92
慢性炎症	160

み・む

未分化多型肉腫	104
無巨核球性血小板減少	226
むち打ち損傷	192
ムチランス変形	80

め・も

メコバラミン	366
めまい	193
免疫不全疾患	156
免疫抑制剤投与	156
問診	54

や

夜間痛	120,146
矢状断	72

ゆ

有鉤骨	44,369
―鉤骨折	347
―骨折	**347**
有痛弧症状	20
有頭骨	44
―壊死	309
遊離骨片	233
癒着性関節包炎	148
弓づる形成	51,61

よ

羊膜破裂	302
翼状頚	127
翼状肩甲	129,212
横軸形成障害	**296**

り

リウマチ滑膜	364
リウマチ性多発筋痛症	3
リウマトイド因子	79

離断性骨軟骨炎	**233**
リドカイン	366
リバース型人工肩関節全置換術	149
隆起性病変	112
輪状靱帯	30

る・れ

類骨骨腫	111
裂手症	**300**
裂離骨折	345
連続断層MR画像	74

ろ

肋鎖間隙部圧痛	193
肋鎖症候群	192
肋軟骨欠損	131
ロッキング	225
肋骨欠損	131
肋骨骨折	186

わ

鷲手変形	276
腕尺関節癒合症	226
腕神経叢	279
―炎	95
―牽引損傷	205
―損傷	132
―麻痺	129
腕神経損傷	199
腕頭関節癒合症	226
腕橈骨筋	31

欧文

A

Adson test	142, 193
Allen test	62
annular ligament (AL)	30
anterior apprehension test	23, 132
anterior interosseous nerve palsy	**282**
anterior oblique ligamen (AOL)	27
anterosuperior impingement (ASI)	138
AO分類	176
axillary pouch	17

B

ballottement test	313
Bankart-Bristow 変法	136
Bankart 損傷	73
Bankart 病変	133, 172
Bayne 分類	299
Bear hug test	22
Belly press test	22
Bennett 骨棘	138, 199
Bennett 骨折	**349**
Blauth 分類	299

Bouchard 結節	81, **321**
bowstringing	51, 61
Bunnell intrinsic tightness test	62
Burns 病	309

C

C-reactive protein (CRP)	79
carpometacarpal (CM) 関節	48
carrying angle	34
Chair test	40, 243
Charcot 関節	158, 268
chiasma tendinum	51
Chow 法	367
claw hand	276
cleft hand	**300**
Colles 型骨折	333
Combined abduction test (CAT)	25
comma sign	15
constriction band syndrome	**302**
coracohumeral ligament (CHL)	16
Craig-田久保分類	165
cross finger	359
cubital tunnel syndrome	**276**
C反応性蛋白	79

D

de Quervain 病	58
demage control orthopaedics (DCO)	267
Dieterich 病	309
dimple sign	38
distal interphalangeal (DIP) 関節	48
distal radioulnar joint (DRUJ)	44, 351
dorsal intercalated segmental instability (DISI) 変形	341
double arc sign	259
double crush syndrome	97
drop finger	285
Dubberley 分類	259
Dupuytren 拘縮	**327**
dynamic tenodesis effect	59

E

ECU synergy test	60
Eden test	193
empty can test	20
enchondroma	112
endosteal scalloping	112
entering and exiting nerve	106
Ewing 肉腫	111
extension stress test	240

F

Fanconi 貧血	299
fat pad sign	41
FDP test	355
FDS test	355
fibrous band	199

field of view (FOV)	71
finger escape sign	276
Finger floor distance (FFD)	24
Finkelstein test	61
fovea sign	312
Frohse's arcade	287
Froment 徴候	62, 277, 370
full can test	20

G

Galeazzi 骨折	332
Gilura line	343
glenoid track	133
Green 法	130
grind test	60
Guyon 管症候群	276, **369**

H

hamate fracture	**347**
Hanging arm test	41
Hawkins test	20, 137
headless compression screw	340
Heberden 結節	81, **321**
Heel buttock distance (HBD)	24
hemangioma	108
Hill-Sachs 病変	133, 172
Hippocrates 法	134
Holt-Oram 症候群	299
Horizontal flexion test (HFT)	25
Hornblower's sign	21
Hüter 三角	36
Hyper external rotation test (HERT)	137

I

Ideberg 分類	188
inferior glenohumeral ligament (IGHL)	16
interphalangeal (IP) 関節	48
interscalene distance (ISD)	240

J

Jackson test	115, 371
Jacob 骨折	183
Jerk test	24

K

Keegan 型頚髄症	95
Kessler 法	357
Kienböck 病	**307**, 364
Kleinert 法	357

L

lateral collateral ligament (LCL)	30, 38
lateral milking test	234
lateral pivot shift test	39, 265
lateral ulnar collateral ligament (LUCL)	30

LCL複合体	30
Ledderhose disease	327
Leibovic法	129
Lersen grade分類	80
lever test	60
LHB(long head of biceps)	85
Lichtman分類	307
Lift-off test	22
lipoma	106
Load and shift test	23
long head of biceps brachii muscle (LHB)	14
Luschka関節	95, 115

M

magic angle現象	73
Manske分類	300
manual muscle test(MMT)	59
Mason-Morrey分類	262
medial collateral ligament(MCL)	27, 38
metacarpophalangeal(MP)関節	48
midcarpal joint	44
middle finger extension test	243
middle finger test	40
middle glenohumeral ligament (MGHL)	16
milking test	40
Modified crank test	137
Monteggia骨折	**253**
Morley test	193, 240
morning stiffness	4
motor nerve conduction velocity (MCV)	279
moving valgus stress test	40, 238
MRI	70
mucous cyst	322
multiple crush syndrome	97
musculotendinous arch (M-Tアーチ)	369

N

Neer-Horwitz分類	184
Neer分類	176
neuralgic amyotrophy(NA)	5, 95, 283, 286
NSAIDs	87, 111

O

O'Driscoll CT分類	264
olecranon fracture-dislocation(OFD)	264
Osborne band	280
osteoarthritis(OA)	78, 146, **321**
osteochondritis dissecans(OCD)	**233**
osteochondroma	112

P

painful arc sign	20
Pancoast腫瘍	96, **120**
Pancoast症候群	**120**
Panner病	236
peak systolic velocity(PSV)	240
pencil-in-cup変形	81
Peyronie's disease	327
Phalen test	62, 365
physeal type	240
piano key sign	313
platelet rich plasma(PRP)療法	242
Poland症候群	131, 296
Popeye sign	85
posterior band(PB)	17
posterior oblique ligamen(POL)	29
posterolateral rotatory instability (PLRI)	38
posterosuperior impingement(PSI)	137
Preiser病	**305**
proximal interphalangeal(PIP)関節	48

R

radial collateral ligament(RCL)	30
radiocarpal joint	44
referred pain	**121**
Relocation test	23
rest, icing, compression, elevation (RICE)療法	87
reverse shoulder arthroplasty (RSA)	149
rheumatoid arthritis(RA)	**78**
rheumatoid factor(RF)	79
Robinson分類	163
Rockwood撮影	167
Rolando骨折	349
Roos test	143, 193, 240

S

Salter-Harris分類	184
scaphoid nonunion advanced collapse(SNAC)	338
scaphoid ring sign	341
scaphoid shift test	60, 341
seagull wing pattern	323
sensory nerve conduction velocity (SCV)	279
SLAP損傷	73
Smith型骨折	333
snapping triceps syndrome	238
snuff box	305, 338
split fat sign	106
sprengel変形	**127**
Spurling test	115, 371
Stener lesion	362
Stimson法	134
Straight leg raising(SLR)test	24
Struthers' arcade	238, 277
subacromial impingement	20
superior glenohumeral ligament (SGHL)	14
superior labrum anterior and posterior lesion(SLAP損傷)	137
swan neck変形	56, 318
symbrachydactyly	**296**
syndactyly	**295**
synovial sarcoma	110

T

T-view撮影法	138
table tap test	327
tear drop sign	282
tension band固定	166
terrible triad injury(TTI)	41, 264
Terry-Thomas sign	341
Thiemann病	309
Thomsen test	40, 243
thoracic outlet syndrome(TOS)	120, **142**, **192**, 233
Tinel徴候	8, 104, 238, 277, 365
Tommy John手術	242
transverse ligament(TL)	29
triangular fibrocartilage complex (TFCC)損傷	46, 73, **312**, 331, **351**

U

ulnar compression test	351
ulnar drift	57
ulnar fovea sign	58
ulnar tunnel syndrome	369
ulnocarpal stress test	60, 313

V

vacant glenoid sign	174
VACTERL連合	299
valgas extension overload syndrome	239
Volkmann拘縮	36, 108, 251

W

Wartenberg's sign	276
Wassel分類	293
Watson test	341
Wilkinson法	129
winking owl sign	118
Woodward法	129
Wright test	143, 193, 240
Wrinkle test	59

Y・Z

Y-osteotomy	129
zero外旋	137
zeroリリース	137

整形外科　日常診療のエッセンス　上肢

2019年7月1日　第1版第1刷発行

- 編　集　池上博泰　いけがみ　ひろやす
- 発行者　三澤　岳
- 発行所　株式会社メジカルビュー社
  〒162-0845 東京都新宿区市谷本村町2-30
  電話　03(5228)2050(代表)
  ホームページ http://www.medicalview.co.jp/

  営業部　FAX 03(5228)2059
  　　　　E-mail　eigyo@medicalview.co.jp

  編集部　FAX 03(5228)2062
  　　　　E-mail　ed@medicalview.co.jp

- 印刷所　シナノ印刷株式会社

ISBN978-4-7583-1865-5 C3347

©MEDICAL VIEW, 2019.　Printed in Japan

- 本書に掲載された著作物の複写・複製・転載・翻訳・データベースへの取り込みおよび送信（送信可能化権を含む）・上映・譲渡に関する許諾権は，(株)メジカルビュー社が保有しています．

  JCOPY〈出版者著作権管理機構　委託出版物〉
  本書の無断複製は著作権法上での例外を除き禁じられています．複製される場合は，そのつど事前に，出版者著作権管理機構（電話 03-5244-5088，FAX 03-5244-5089，e-mail：info@jcopy.or.jp）の許諾を得てください．

- 本書をコピー，スキャン，デジタルデータ化するなどの複製を無許諾で行う行為は，著作権法上での限られた例外（「私的使用のための複製」など）を除き禁じられています．大学，病院，企業などにおいて，研究活動，診察を含み業務上使用する目的で上記の行為を行うことは私的使用には該当せず違法です．また私的使用のためであっても，代行業者等の第三者に依頼して上記の行為を行うことは違法となります．